Knaur

utor:

an studierte Theologie und Medizin in Halle, Berlin und München.
eier Autor und Redakteur. Er hat u. a. das »Faktenlexikon Medizin«

Klaus Griephan

Gesundheitscheck

100 medizinische Tests
zur Selbstdiagnose

Knaur

Hinweis
Die Lektüre dieses Buches ersetzt nicht den sachkundigen Rat, die fachlich fundierte Diagnose und die individuell angemessene Behandlung von Krankheiten. Der Autor hält im Krankheitsfall eine fundierte Beratung und Behandlung durch einen Arzt oder Heilpraktiker für geboten. Eine Garantie für die Wirksamkeit und Unbedenklichkeit der in diesem Buch vorgestellten Informationen können im Einzelfall weder der Autor noch der Verlag übernehmen.

Besuchen Sie uns im Internet:
www.droemer-knaur.de

Originalausgabe August 1999

Redaktion: Ilse Wagner
Umschlaggestaltung: Agentur Zero, München
Satz: Ventura Publisher im Verlag
Druck und Bindung: Clausen & Bosse, Leck
Printed in Germany
ISBN 3-426-82266-0

5 4 3 2 1

Inhalt

Einführung

Es ist noch nicht einmal zweihundert Jahre her, da behaupteten französische Philosophen: »*Der Mensch ist eine Maschine*.«
Der Mensch ist lediglich *eine Maschine* – wollten sie damit wohl sagen; eine Maschine, die nach den gleichen Prinzipien funktioniert wie jede andere Maschine auch.
Aber selbst wenn sich in der Zwischenzeit dieses stark vereinfachte (und letztlich wohl falsche) Bild gewandelt hat, wird die Lesart *Der Mensch ist* auch *eine Maschine* noch heute von den meisten Menschen geteilt. Und das heißt in der Praxis, daß der Mensch eben auch *funktioniert* und daß sich (fast) alle Funktionen messen und vergleichen lassen.
Nun überlassen wir in den meisten Fällen dieses Messen und Vergleichen den Menschen, die dafür ausgebildet sind und dafür auch bezahlt werden – Ärzten, Heilpraktikern, Physiotherapeuten oder Vertretern anderer Heilberufe. Schließlich (so hoffen wir) haben diese Berufsgruppen die Ausbildung und Erfahrung, aus den festgestellten Befunden auch die richtigen Schlüsse zu ziehen.

Natürlich kann und will dieses Buch diese professionelle Untersuchung nicht ersetzen – ebensowenig wie es dazu ermuntern will, vorschnell eigene Diagnosen zu stellen und eventuell sogar eine Therapie auf eigene Faust zu starten.
Statt dessen möchte dieses Buch Sie dazu anregen, Ihren eigenen Körper besser kennenzulernen, die einzelnen Funktionen und Bewegungsabläufe (das »Funktionieren«) noch besser als bisher zu verstehen und damit auch das Vertrauen in Ihren Körper zu stärken.

Die Tests allgemein

Fast alle der hier vorgestellten Tests orientieren sich an bekannten und standardisierten medizinischen Untersuchungen. Die meisten dieser Untersuchungen sind irgendwann einmal von einem Mediziner aufgeschrieben und als Dank dafür nach ihm benannt worden.
Daß diese Eigennamen größtenteils auch in dieses Buch übernommen worden sind, hat vor allem einen Grund: Vielleicht hilft es Ihnen ein wenig, sich im medizinischen Fachkauderwelsch etwas besser zurechtzufinden. Ob im Krankenhaus oder beim Arztbesuch – nicht selten vergißt man in der Eile nachzufragen, was »*Rinne positiv*« oder »*Babinski negativ*« eigentlich bedeuten.
Wenn Sie also zu Hause einen ganz bestimmten Test nachlesen oder gar wiederholen wollen, schlagen Sie einfach im Stichwortverzeichnis dieses Buches nach, dort finden Sie alle beschriebenen Tests noch einmal nach ihren korrekten medizinischen Namen geordnet.

> *Übrigens:* Nahezu alle Tests lassen sich von *Mann und Frau* und an *Mann und Frau* durchführen. Wenn hier im Buch durchgehend die männliche Form (der Tester, der Helfer, der Untersuchte, der Partner usw.) gewählt wurde, dann nur um der besseren Lesbarkeit willen. Natürlich sind in diesen Fällen fast immer beide Geschlechter gemeint. (Falls einmal nicht, so ist dies besonders hervorgehoben.) Und auch ein anderes Problem ließ sich leider nicht völlig umgehen. Wie soll man die jeweilige Rollenverteilung der Testpartner (= PartnerInnen) benennen? In der Medizin ist diese Rollenverteilung klar: hier der Arzt – dort der Patient. Aber zu Hause?
> Als »Tester« und »Getesteter«, als »Untersucher« und »Untersuchter« oder gar als »Tester« und sein »Opfer«? Tja …

Seien Sie deshalb nicht allzu überrascht, daß Sie hier – der Abwechslung halber – so ziemlich alle Varianten antreffen werden.

Die »Auswertung« der Tests

Hoffentlich sind Sie jetzt nicht enttäuscht, wenn Sie bemerken, daß in diesem Testbuch keine »Gesundheitscheck-Punkte« verteilt werden, ebensowenig wie »Gesundheits-Noten« oder solche Spielereien wie »Gesundheits-Prozente« (*Sie sind zu 83% gesund …*).
Ganz abgesehen davon, daß solche Gesundheitszahlen und -angaben in den meisten Fällen sowieso auf sehr, sehr wackeligen Beinen stünden – fänden Sie es denn angenehm, wenn Sie auch hier schon wieder unter Druck gesetzt würden? (Etwa so: *Was denn, nur 57 von 68 Gesundheitspunkten …?)*
So müssen Sie auch nicht das gesamte Buch am Stück durcharbeiten (mit Betonung auf *arbeiten*), um am Ende wenigstens auf die und die Punktzahl zu kommen.
Blättern Sie statt dessen ein wenig in dem Buch, lesen Sie die Kapitel, die Sie interessieren, und machen Sie lieber nur ein, zwei Tests – und dann wieder zwei Tests – und dann wieder …

Der Begriff »normal« – oder: Bin ich überhaupt (noch) normal?

Haben Sie sich diese Frage auch schon einmal gestellt?
Um Ihnen diese Frage zu beantworten, vor allem aber, weil der Begriff »normal« in diesem Buch ziemlich häufig auftaucht, ein paar Anmerkungen dazu.
Wie in jedem Bereich des Lebens, gibt es auch in der Medizin zahlreiche Begriffe, die nur *subjektiv* erklärt werden können. Wie sonst soll man beispielsweise den Begriff *Gesundheit* erklären? Als Abwesenheit von Krankheit? Was aber ist dann Krankheit?
Selbst die Weltgesundheitsorganisation WHO – sonst um Definitionen nie verlegen – wußte hier keinen Ausweg und definierte Gesundheit als »*Zustand völligen körperlichen, geistigen, seelischen und sozialen Wohlbefindens*«.
(Legt man den Betonungsschwerpunkt auf *völlig*, dürfte es auf der

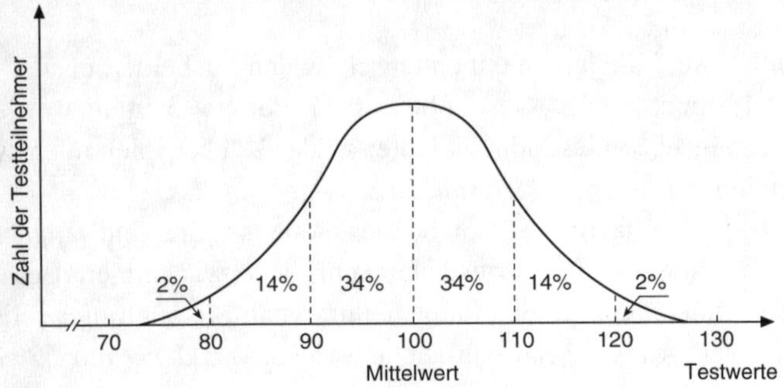

ganzen Welt keinen einzigen Gesunden geben – aber das nur nebenbei.)

Um dieses Dilemma, so gut es geht, zu umgehen, hat die Medizin wieder einmal Rat bei der Statistik gesucht – und den Begriff der »*Normalverteilung*« übernommen.

Normalverteilung ist ein Begriff, der vor knapp zweihundert Jahren vom deutschen Mathematiker Carl Gauß definiert wurde. Erklären läßt sich dieser Begriff am besten anhand der graphischen Darstellung – die bei einer Normalverteilung immer eine Glockenform bildet.

Die Abb. zeigt eine solche *Normalverteilungskurve* für die erreichten Ergebnisse bei Intelligenztests. Näheres dazu im Kap. *Die Intelligenz,* s. S. 63.

Das Problem mit dieser Art von *Normalverteilung* liegt auf der Hand: Es wird *immer* Menschen geben, die im unteren Bereich, und es wird *immer* Menschen geben, die im oberen Bereich der Normalvertei-

Und was hat das alles mit diesem Buch zu tun? Eine ganze Menge: Fast alle der hier beschriebenen Tests beziehen sich auf das berühmte *Normalkollektiv.*

Und damit sagen Ihnen diese Tests nur, ob Ihre Ergebnisse von denen der Mehrzahl der Bevölkerung abweichen. Ob Sie *gesund* sind oder nicht, das können Ihnen diese Tests leider nicht sagen.

lungskurve liegen, unabhängig davon, wie es ihnen wirklich geht und wie sie sich wirklich fühlen.

Fachausdrücke

Auch wenn in diesem Buch eigentlich alle medizinischen Fachausdrücke ins Deutsche übersetzt sind (bzw. sein sollten), so nützt Ihnen das doch relativ wenig, wenn Sie irgendwann einmal mit medizinischem »Originalton« konfrontiert sein sollten.
Natürlich können an dieser Stelle nicht alle medizinischen Fachausdrücke erklärt werden – aber doch wenigstens die Begriffe, die zur Orientierung am menschlichen Körper notwendig sind. Die einzelnen *Ebenen* und *Achsen*, die unterschiedlichen *Bewegungsrichtungen*, verschiedene (gedachte und reelle) *Linien* – für alles gibt es medizinische Fachausdrücke, die jahrhundertelang aus dem Lateinischen oder Griechischen und in letzter Zeit auch zunehmend aus dem Englischen übernommen wurden.

Die wichtigsten Begriffe zur Orientierung:

Selbstverständlich brauchen Sie die aufgezählten Begriffe nicht auswendig zu lernen, es reicht völlig, wenn Sie wissen, wo Sie *nachschlagen* können.
Etwas anderes ist das jedoch mit den nächsten (und an dieser Stelle letzten) beiden Begriffspaaren – die vor allem gerade im Umgang mit medizinischen Tests besonders wichtig sind.

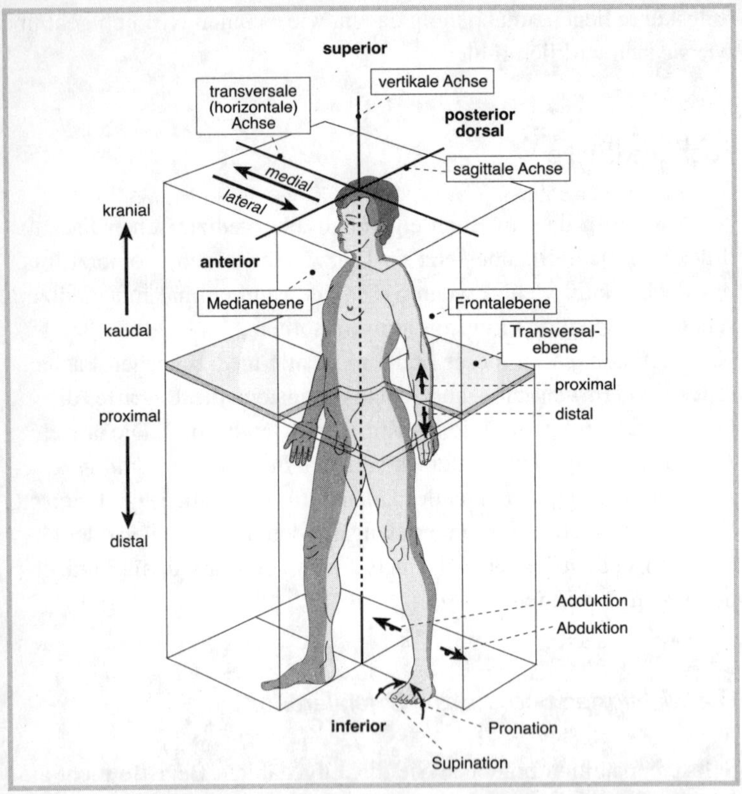

Links und rechts

Die Milz liegt links, die Leber rechts im Körper. Und damit das auch so bleibt, werden in der Medizin die Begriffe *links und rechts* immer aus der Sicht des Betroffenen (in diesem Fall: des Organbesitzers) beurteilt.

Tests, die Sie allein durchführen, benötigen diese Unterscheidung nicht – hier ist links in jedem Fall links und rechts in jedem Fall rechts. Ein wenig komplizierter ist das jedoch, wenn Sie Tests zu zweit durchführen. Dann müssen Sie sich als Tester bei der »Seitenvergabe«

Lexikon

Richtungen

anterior: vorn
superior: oben
kranial: zum Kopf hin
ventral: Bauchseite
medial: zur Mitte hin

posterior: hinten
inferior: unten
kaudal: zum (nicht mehr vorhandenen) Schwanz hin
dorsal: Rückseite
lateral: zur Seite hin (seitlich)

Gelenke (Bewegungen)

Flexion: Beugung
Adduktion: Heranführen

Extension: Streckung
Abduktion: Wegführen (»Abspreizen«)

Extremitäten

proximal: in Richtung des Körpers
Pronation: Einwärtsdrehung (Handfläche zeigt danach nach unten)

distal: vom Körper weg
Supination: Auswärtsdrehung (Handfläche zeigt danach gen Himmel)

Ebenen

Sagittalebene: schneidet den Körper »scheibchenweise« von links nach rechts
Medianebene: Sagittalebene, die genau durch die Mitte des Körpers verläuft – und den Körper in eine linke und eine rechte Hälfte teilt
Transversalebene: schneidet den Körper von unten nach oben in »Scheiben«
Frontalebene: schneidet den Körper scheibchenweise von vorn nach hinten

immer in die Person des Getesteten versetzen, egal, ob Sie hinter seinen Rücken oder ihm gegenüber stehen.

links und rechts – immer aus der Sicht des Getesteten

Negativ und positiv

Selbst wenn ein Test **negativ** ausfällt, kann das durchaus »positiv« für den Getesteten sein, z.B. immer dann, wenn nach Anzeichen für eine *Krankheit* gesucht wurde. Fehlen diese (bzw. werden diese nicht entdeckt), so ist der Befund *negativ*.
Auch der Begriff **positiv** bedeutet in der Medizin lediglich, daß eine Untersuchung das gewünschte Ergebnis erbracht hat. Der häufig verwendete Satz: *»Ihre Testergebnisse sind positiv«* heißt deshalb nur, daß der Untersucher gefunden hat, wonach er gesucht hat. Ob das nun wiederum für den Untersuchten »positive« oder »negative« Konsequenzen (im herkömmlichen Sinne) hat, ist eine ganz andere Frage ...

Testergebnisse:

positiv: ein Symptom oder Merkmal *ist* nachgewiesen worden
negativ: das gesuchte Merkmal ist *nicht* gefunden worden

Speziellere Fachbegriffe, die sich nur auf *wenige* Abschnitte im Buch beziehen, sind in den jeweiligen Kapiteln erklärt. Falls Sie darüber hinaus noch weitere medizinische Fachbegriffe nachschlagen wollen, dann werfen Sie einen Blick ins *»Faktenlexikon Medizin«*.

Die ärztlichen Untersuchungstechniken – oder: Wie machen's eigentlich die Profis?

Mittlerweile vergeht wohl kaum noch ein Monat, ohne daß wieder einmal eine neue und noch spektakulärere Untersuchungstechnik in der Medizin eingeführt wird. So ist es mit Hilfe der Computertechnik mittlerweile möglich geworden, selbst die verborgensten Winkel unseres Körpers darzustellen und/oder einzusehen.

Doch bevor all diese moderne (und teure) Technik zum Einsatz kommen kann, muß immer eine gründliche körperliche Untersuchung vorausgehen – und hier haben sich die Untersuchungstechniken in den letzten Jahrhunderten kaum geändert. Egal, ob beim Hausarzt oder im Krankenhaus, die körperliche Untersuchung läuft noch immer nach den gleichen (alten) »Spielregeln« ab: die Untersuchung beginnt mit der *Inspektion*, dann folgt die *Palpation*, dann die *Perkussion* und abschließend die *Auskultation*.

Inspektion	→	**Palpation**	→	**Perkussion**	→	**Auskultation**
Sehen	→	Tasten	→	Klopfen	→	Hören

(Natürlich geht der körperlichen Untersuchung eigentlich eine gründliche und ausführliche Anamnese, d. h. eine Erhebung der Krankengeschichte, voraus. Doch da sich unser Buch ausschließlich mit praktischen Untersuchungen beschäftigt, überlassen wir diesen theoretischen Abschnitt am besten den Ärzten.)

Die **Inspektion** *(Anschauen)* bildet die Basis jeder Untersuchung. Selbst wenn die alte Medizinerweisheit gelten sollte, wonach ein erfahrener Arzt die Diagnose bereits nach der (gründlichen!) Anamnese stellt, so können doch gerade die »alten Hasen« der Medizin durch die Inspektion wichtige Informationen dazugewinnen.

Das Betrachten des Körpers dient in erster Linie dazu, *Besonderheiten* festzustellen: etwa Verletzungen, Verformungen oder auch »nur« Verfärbungen.

Daß durch die Inspektion um so mehr entdeckt werden kann, je

»nackter« der Körper ist, versteht sich von selbst. (Wie heißt es dann auch immer: *Machen Sie sich doch schon mal frei …*)

Die **Palpation** *(Betasten)* ist der nächste Schritt der körperlichen Untersuchung. Allein durch das Betasten des Körpers lassen sich zahlreiche neue Informationen hinzugewinnen. So gibt bereits die Beschaffenheit (die *Konsistenz*) des untersuchten Gewebes Auskunft über mögliche, krankhafte Veränderungen. Je erfahrener der Untersucher, desto präziser lassen sich durch die Palpation auch Verspannungen, Verhärtungen oder sogar Geschwülste im Gewebe feststellen.

Die Palpation geschieht am genauesten mit den Finger(spitze)n, besitzt doch der Körper an keiner anderen Stelle so viele Tastkörperchen.

Die anschließende **Perkussion** *(Beklopfen)* nutzt die Schallübertragung aus, um die *Beschaffenheit* und *Ausdehnung* einzelner Gewebe und Organe abgrenzen zu können. So wird der Klopfschall in Hohlräumen beispielsweise ganz anders weitergeleitet als in flüssigkeitsgefüllten Räumen. Und noch anders wiederum klingt der Klopfschall über Muskelgewebe. Auch wenn diese Untersuchungstechnik genaue Kenntnisse der Anatomie voraussetzt, so eignet sich das Beklopfen gut, um es einmal an sich selbst oder am Partner auszuprobieren.

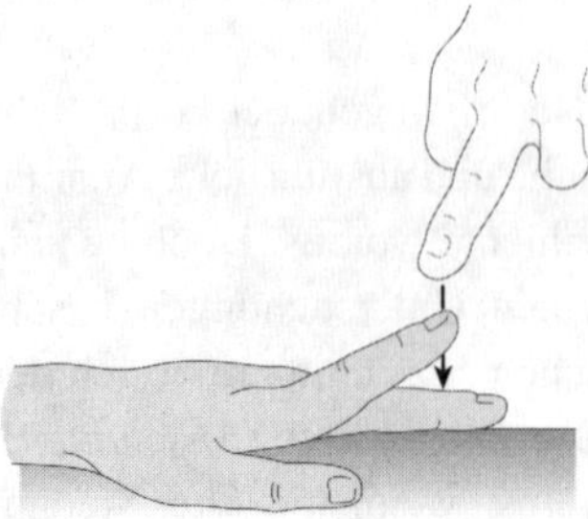

Noch *ein Tip zur Technik:* Natürlich kann man auch einfach mit den Fingerspitzen drauflosklopfen (das ist dann die sog. *direkte Perkussion*), ein gutes Ergebnis erreicht man mit dieser Methode aber kaum. Besser ist es, eine Klopfunterlage zu benutzen (die *indirekte Perkussion*). Das kann ein kleines Lineal oder – noch besser – ein aufgelegter Finger der anderen Hand sein. Als Rechtshänder legen Sie dazu einfach den Mittelfinger der linken Hand mit leichtem Druck der Länge nach auf den zu untersuchenden Körperabschnitt. Mit der Fingerkuppe der rechten Hand »hämmern« Sie dann auf das vordere Fingergelenk (kurz nach dem Fingernagel) Ihres linken Mittelfingers. Welchen Finger Sie letztlich nehmen, bleibt Ihnen überlassen – Hauptsache, es funktioniert. Auch hier gilt: *Probieren geht über studieren.*

Der letzte Untersuchungsgang, die **Auskultation** *(Abhören),* gewann vor allem durch die Erfindung des Stethoskops große Bedeutung. Zwar kannten bereits die Ärzte des Altertums die Methode des Abhörens (s. u.), jedoch haben diese dazu ihr Ohr noch direkt auf den zu untersuchenden Körper gelegt – eine Prozedur, die weder für den Untersuchten noch für den Untersucher immer ganz angenehm war. (Ganz abgesehen davon, daß der Erfolg dieser Methode nur sehr dürftig ausfiel.)
Erst das *Stethoskop* ermöglichte es den Ärzten, nahezu alle Regionen des Körpers abhören zu können. Zur Schallaufnahme (und gleichzeitigen Verstärkung) besitzen alle Stethoskope eine Membran und – umschaltbar – einen Trichter. Vom Trichter bis ans Ohr des Untersuchers werden die Töne dann – per »Luftweg« – durch simple Gummischläuche übertragen.

Das Stethoskop

Die Erfindung des Stethoskops zu Beginn des 19. Jahrhunderts ist dem bretonischen Arzt Laennec zu verdanken. Als dieser 1816 einen herzkranken Patienten untersuchte, konnte er – wegen dessen Körperfülle – die Herztöne mit dem bloßen Ohr nicht hören. Erst als er dem Patienten ein zusammengerolltes Blatt Papier auf die Brust hielt, waren die Herztöne – am anderen Ende der Rolle – deutlicher zu hören. Aus der Papierrolle entwickelte Laennec dann das *Hörrohr* aus Holz, das nach und nach auch von anderen Ärzten übernommen wurde. Aber erst im 20. Jahrhundert wurde aus dem Holzrohr das – noch heute gebräuchliche – Membranen-Stethoskop. (Am längsten hielten übrigens die Geburtshelfer am alten Hörrohr fest; so daß man es – mit etwas Glück – bei den Geburtshelfern der »alten Schule« auch heute noch besichtigen kann.)

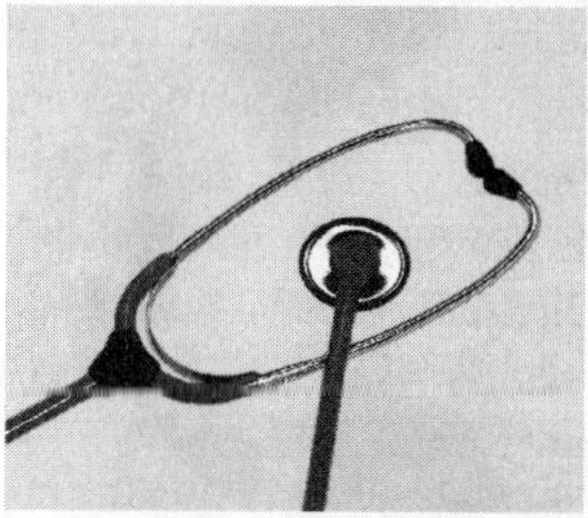

Ob Sie Spaß daran haben, Ihren eigenen Körper mit einem solchen Stethoskop zu untersuchen, müssen Sie natürlich selbst entscheiden. Einfache »Schwesternstethoskope« gibt es in medizinischen Fachhäusern schon ab etwa dreißig Mark, aufwendigere Modelle kosten ab siebzig (bis einige hundert) Mark.
(Oder anders gerechnet: Ein Stethoskop bekommen Sie schon für den Preis von zwei Kinokarten – und vielleicht hätte Ihnen der Film ja sowieso nicht gefallen …)

Es macht – soviel zur Motivierung – wirklich Spaß, seinen eigenen Körper (und den des Partners) mit dem Stethoskop abzuhorchen. Sie werden erstaunt sein, wieviel »Action« in Ihrem Körper passiert: das Herz *wummert*, die Atemwege *rauschen* und der Darm *blubbert* und *gurgelt*, daß es eine Freude ist.
Und da Sie das Stethoskop sowieso benötigen, wenn Sie auf die klassische (zuverlässige!) Art und Weise Ihren Blutdruck messen wollen, spricht eigentlich nichts gegen die Anschaffung.
(Übrigens: Ohne ein bestimmtes Stethoskop besonders hervorheben zu wollen, nur soviel: es muß wirklich nicht das teuerste sein …)

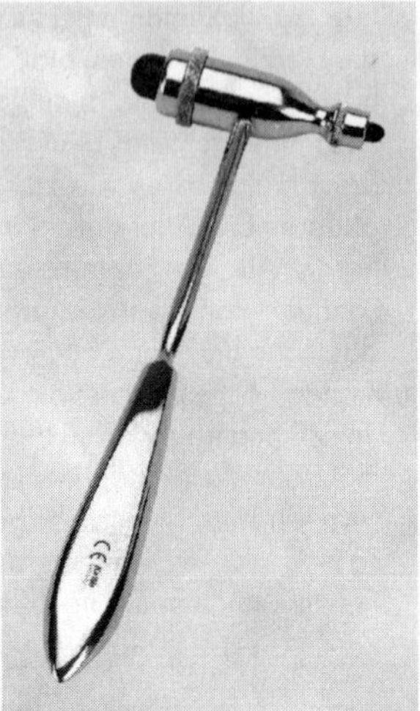

An diese Basisuntersuchungen schließen sich dann in den meisten Fällen (d. h. je nach Fragestellung) ausgefeiltere Untersuchungstechniken des Körpers an. Beispielsweise die neurologische Untersuchung mit dem sog. **Reflexhammer**. Auch wenn diese Untersuchung schon etwas spezieller ist (und einen Reflexhammer – Kostenpunkt um die dreißig Mark – voraussetzt), wurden einzelne Reflextests doch mit in dieses Buch aufgenommen.
Nicht nur, weil wohl jeder von uns schon einmal derart »beklopft« wurde, sondern vor allem, weil diese Untersuchung recht

beeindruckend ist – sowohl für den Untersucher als auch für den Untersuchten. (Erinnern Sie sich nur einmal an die unzähligen Filmsequenzen, in denen der Unterschenkel des Patienten nach einem Schlag auf die Patellarsehne – unterhalb der Kniescheibe – »ausschlägt« …)
Näheres zu den einzelnen Reflexen s. im Kap. *Die Nerven/Reflexe* S. 131 ff.

Übrigens: Da steht die Entscheidung schon wieder an, ob man sich ein solches »ärztliches« Gerät wirklich zulegen muß. Natürlich *muß* man nicht – aber man *kann*. Erst recht, wenn man Interesse und Spaß daran hat, seinen Körper selbst zu testen.

Und das war dann schon alles?

Zunächst einmal ja. Die eigentliche körperliche Untersuchung ist (endlich) beendet, und der Arzt überlegt sich in der Regel spätestens jetzt (s)eine erste Diagnose.
Ob diese Diagnose aber auch wirklich mit der tatsächlichen Krankheit des Patienten übereinstimmt, können häufig erst weitere (zeit- und kostenaufwendigere) Untersuchungen zeigen, so daß dann auch die bereits oben angesprochenen, modernen Techniken zum Einsatz kommen können. (Womit sich der Kreis wieder geschlossen hätte.)

> Viel wichtiger ist es, daß Sie sich aus den oben beschriebenen Untersuchungsmethoden jeweils die heraussuchen, die Sie gerade am meisten interessieren und die Ihnen im Moment am meisten Spaß bereiten.
> Ob die einzelnen Tests bereits beim ersten Mal handwerklich perfekt ausfallen oder nicht, ist dabei eher nebensächlich.
> (Vielleicht ist das ja ein kleiner Trost: Viele der im folgenden beschriebenen Untersuchungen kannten/konnten weder *Paracelsus* noch *Hippokrates*. Was nun wahrlich nicht heißen soll, daß sie deshalb schlechtere Ärzte gewesen wären …

Und was bedeutet das nun für Sie als Leser?

Zu verbissen sollten Sie die eben vorgestellte Anleitung nicht sehen, denn schließlich
a) wird kaum jemand Lust und Muße haben, zu Hause eine *komplette* (!) *ärztliche* (!!) Untersuchung durchzuführen, und
b) verlangt niemand eine *perfekte* Untersuchung.

DER KÖRPER GANZ ALLGEMEIN

Das Aussehen

Es gibt große Männer, kleine Männer, dicke Männer, dünne Männer, Männer mit Bart und ohne Bart, mit Bauch und ohne Bauch usw.
Es gibt große Frauen, kleine Frauen …

Und doch lassen sich aus all dieser Vielfalt leicht der »durchschnittliche« Mann und die »durchschnittliche« Frau herausfiltern. Weil aber Männer und Frauen nun einmal verschiedene (Geschlechts-)Hormone produzieren, gibt es die berühmten »kleinen Unterschiede«.
Die wichtigsten dieser »kleinen Unterschiede« zwischen Mann und Frau faßt der folgende »Steckbrief« kurz zusammen.

Einige sichtbare »kleine Unterschiede« – in alphabetischer Reihenfolge:

- Beckenform und -breite
- Behaarungsmuster
- Fettverteilung
- Geschlechtsorgane (primäre und sekundäre)
- Hautbeschaffenheit
- Muskelmasse und -ausprägung
- Proportionen
- Stimme

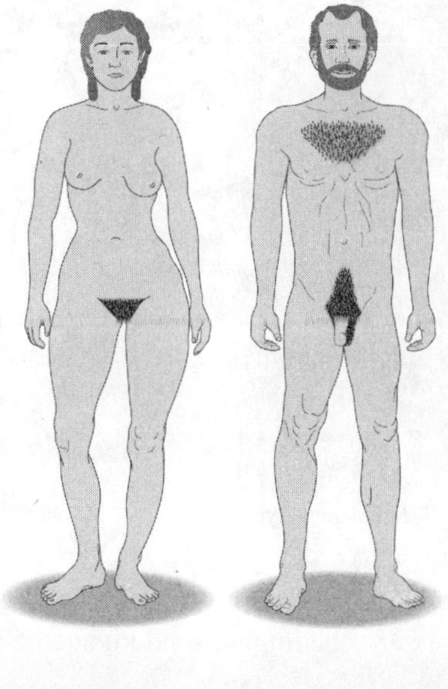

Die Konstitutionstypen

Die Menschen anhand ihrer äußeren (aber auch innerlichen) Erscheinung (= Konstitution) in verschiedene **Konstitutionstypen** einzuteilen ist seit Jahrhunderten ein beliebtes »Spiel«.
Am bekanntesten ist nach wie vor die Einteilung nach *Kretschmer*, die den Menschen in verschiedene Konstitutionstypen unterteilt – siehe dazu die Abbildung. Wenn man inzwischen auch die Anschauung aufgegeben hat, daß jeder einzelne Typ einen speziellen Charakter (oder etwa jeder Charakter einen Typ?) bedingen würde, so geistern diese Einteilungen doch immer noch durch den medizinischen Alltag und finden sich in nahezu jedem Medizinlexikon.
Wenn Sie also Spaß daran haben sollten, sich »schubladisieren« zu lassen, können Sie einmal überlegen, zu welchem Konstitutionstyp oder zu welchem Temperamentstyp (s.u.) Sie »passen«.

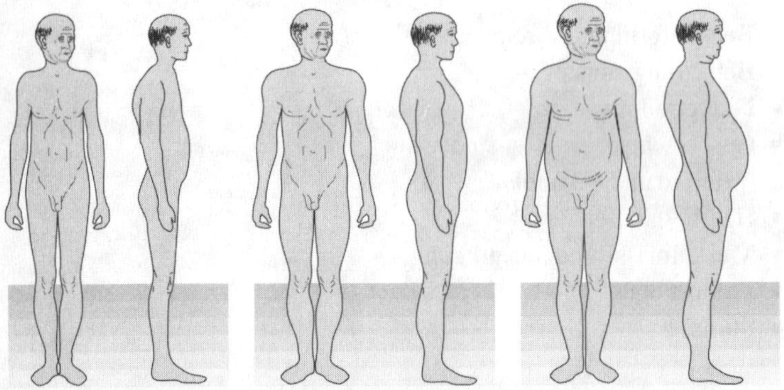

leptosomer Typ athletischer Typ pyknischer Typ

Die einzelnen Konstitutionstypen sollen aber nicht nur spezielle »Charaktere« bedingen, sondern auch diverse Krankheiten.

So sind (angeblich) besonders anfällig:

Pykniker für:
- Fettsucht
- Hochdruck
- Schlaganfall
- Gallengangserkrankungen

Leptosome für:
- Magen-Darmgeschwüre
- Kreislauflabilität
- Tuberkulose

Athleten für:
- Entzündungen
- Hauterkrankungen
- Rheuma

Die vier Temperamente

Die älteste Einteilung schlechthin wird dem berühmten *Hippokrates* zugeschrieben. Dieser stellte (angeblich) schon vor rund 2400 Jahren fest, daß die verschiedenen Menschen mit (genau) vier verschiedenen Temperamenten gesegnet sind. Und diese Temperamente sollten wiederum von den »vier Körpersäften« bestimmt werden. Als die vier *Körpersäfte* wurden im Altertum angesehen: *Blut, (gelbe) Galle, (schwarze) Galle, Schleim.*

Die Einteilung der vier Temperamente nach Hippokrates:
- **Sanguiniker** (lat.: sanguis = Blut): nimmt alles leicht, ist aber auch launisch und leicht erregbar
- **Choleriker** (griech.: chole = Galle): leicht erregbar, heftig, jähzornig (vgl. »Er *spritzt Gift und Galle.*«; »*Ihm kommt dio Gallo hoch.*«)
- **Melancholiker** (griech. für Schwarzgalligkeit): Schwermut, Trübsinn, »Weltschmerz« (*»Melancholie ist das Glück, traurig zu sein« – Victor Hugo*)
- **Phlegmatiker** (griech.: phlegma = Schleim): schwer erregbar, schwerfällig

Und, finden Sie sich dort irgendwo hundertprozentig wieder, oder müssen auch Sie – wie die meisten Menschen – »mischen«?

Das Körpergewicht

Das *genaue* Körpergewicht zu bestimmen dürfte im Zeitalter moderner Waagen eigentlich kein Problem mehr darstellen. Doch statt mit dem auf das Gramm angegebenen Wert glücklich zu sein, stellen wir uns auch heute immer noch die gleichen Fragen:
Habe ich abgenommen, zugenommen?
Diese lassen sich ja noch relativ eindeutig beantworten. Was aber ist mit: *Bin ich zu schwer? Zu leicht?* Hier ist die Antwort doch schon etwas schwieriger.
Also haben sich wieder einmal viele Menschen Gedanken gemacht und die verschiedensten »*Normalgewichte*« und »*Idealgewichte*« definiert.
Einige dieser »Berechnungswege« sollen hier vorgestellt werden.
(Wie ernst Sie diese Formeln nehmen, bleibt allerdings Ihnen überlassen.)

Körpergewicht nach Broca

Die wohl bekannteste »Berechnungsgrundlage« stammt von einem französischen Chirurgen und Anthropologen namens *Pierre Broca*. Dieser veröffentlichte Mitte des 19. Jahrhunderts die seitdem berühmt gewordene (und nach ihm benannte) Formel:

Normalgewicht = Körpergröße in cm – 100

Bei einer Körpergröße von 1,75 Meter wäre Ihr Idealgewicht demnach 75 kg – egal, ob Sie Mann oder Frau, athletisch oder pyknisch gebaut sind. *(Und natürlich auch unabhängig davon, ob Sie Choleriker oder Sanguiniker sind …)*

Normalgewicht heißt aber auch in diesem Fall nur, daß Sie mit diesem Gewicht dem Durchschnitt der (damaligen) Bevölkerung entsprechen. (*Wie* vage der Begriff »normal« ist, zeigt sich besonders dann, wenn man sich eine Bevölkerung vorstellt, in der die meisten Mitglieder übergewichtig wären ...)

Inzwischen ist die Broca-Formel bereits mehrfach aktualisiert worden, und dabei ist zunächst die Definition des »Idealgewichtes« herausgekommen. Für dieses Idealgewicht muß(te) »mann« vom Normalgewicht noch einmal 10% abziehen, »frau« sogar 15%.

Idealgewicht modifiziert nach Broca:
Männer: Körpergröße in cm – 100 – 10%
Frauen: Körpergröße in cm – 100 – 15%

Formel nach Bornhardt

Der Vollständigkeit halber soll auch noch diese Formel angegeben werden, obwohl sie sich im Alltag nie durchsetzen konnte:

Ausgangsbasis ist auch hier wieder die Körpergröße, die mit dem mittleren Brustumfang multipliziert und anschließend durch 240 dividiert werden muß. Als Ergebnis erhält man (bzw. soll man erhalten) dann sein persönliches Normalgewicht.

Normalgewicht nach Bornhardt:
Normalgewicht = Größe in cm x mittl. Brustumfang in cm/240

Auch hier gilt wieder:
Idealgewicht = Normalgewicht – 10% (Männer); bzw. *Normalgewicht – 15% (Frauen)*

Der Body-Mass-Index (BMI)

Zum absoluten »Renner« auf dem Gesundheitsmarkt hat sich jedoch inzwischen der Body-Mass-Index entwickelt. (Der unter dem Namen *Quetelet-Index* allerdings ein ziemlich alter Hut ist.)
Und so wird der Body-Mass-Index berechnet: Man teilt das Körpergewicht in kg durch das Quadrat der Körpergröße in Meter.
Ist das Ergebnis größer als 24 (bei Männern) oder 22 (bei Frauen), soll der/die Betreffende übergewichtig sein. (Bei Untergewicht wäre das Ergebnis entsprechend kleiner.)

Body-Mass-Index: Körpergewicht in kg/(Körpergröße in m)^2

Bewertung:	*BMI* Männer	*BMI* Frauen
Untergewicht	<20	<19
Normalgewicht	20–25	19–24
Übergewicht	25–30	24–30
»Fettsucht«	>30	>30

Werte modifiziert nach Kunsch

Der Körper und das Fett – oder: Äpfel und Birnen

Tagtäglich nimmt unser Körper Energie über die Nahrung auf, tagtäglich verbraucht unser Körper auch wieder Energie – sogar wenn wir den Winter schlafend im Bett verbringen würden. Wären Energieaufnahme und -verbrauch immer ausgeglichen, würde der Mensch bis ins hohe Alter sein (Ideal-?)Gewicht halten können – und dieses Kapitel wäre hier bereits zu Ende.

Apropos Energieverbrauch:
Haben Sie sich schon einmal die Mühe gemacht, einen lieben langen Tag alle Kalorien zu zählen, die Sie zu sich nehmen? Wenn ja, dann vergleichen Sie diesen Wert doch einmal mit der folgenden Grobeinteilung des täglichen Energiebedarfes.

Täglicher Energiebedarf in kcal:

leichte körperliche Arbeit:	Normalgewicht x 32
mittelschwere Arbeit:	Normalgewicht x 40
körperlich schwere Arbeit:	Normalgewicht x 48

»Dummerweise« nimmt aber ein großer Teil der Bevölkerung regelmäßig mehr Kalorien zu sich, als der Körper für seine täglichen Verrichtungen benötigt. Dieser Überschuß an Energie wird im Körper gespeichert – und zwar in den Fettzellen. (Fette haben einen sehr hohen Brennwert, d. h., sie eigen sich besonders gut als Speicherreserve für magere Zeiten.)

Die meisten Fettzellen »sitzen« beim Menschen im Unterhaut(fett)gewebe – kein Wunder also, daß die gespeicherten Energiereserven dort recht schnell augenfällig werden.

Beim Mann lagert sich dieses Speicherfett besonders gern am Unter-

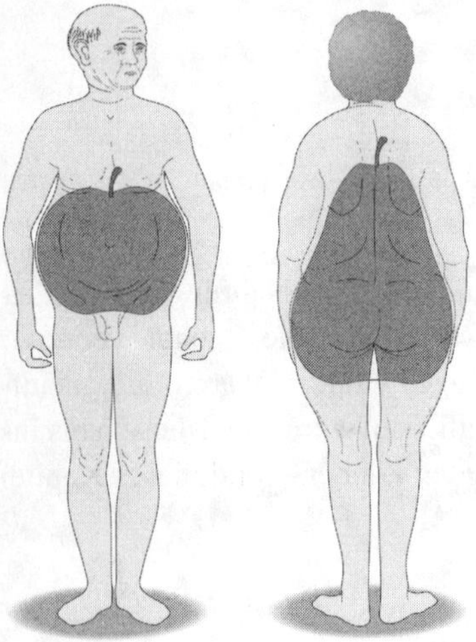

bauch ab – was dann irgendwann als typischer »Bierbauch« sichtbar wird.

Die Frauen haben ein etwas anderes Verteilungsmuster: hier lagert sich das Fett v. a. in den Hüften, am Gesäß und an der Brust ab. (Schuld an dieser unterschiedlichen Verteilung sind wieder einmal die Geschlechtshormone.)

Ob der eigene Körper schon auf dem Weg ist, sich der Obstform (s. Abbildung) zu nähern, verrät bereits ein (kritischer!) Blick in den Spiegel.

Um aber auch zu testen, wie weit diese »Umwandlung« bereits fortgeschritten ist, gibt es natürlich wieder jede Menge Tests, von denen einige nachfolgend beschrieben sind.

Adipositas (»Fettsucht«) fördert u.a. die Entstehung von:

- *Hypertonie* (Bluthochdruck)
- *Arteriosklerose* (»Arterienverkalkung«)
- *Hyperlipidämie* (erhöhte Blutfette)
- *Diabetes mellitus* (»Zucker«)
- *Gicht* (Stoffwechselstörung)
- *Arthrose* (»Gelenkverschleiß«)

Bestimmung des Körperfettanteils

Jeder Mensch schleppt naturgemäß mehr oder weniger Fett(gewebe) mit sich herum. Dieses Fett hat uns nicht nur (über Jahrmillionen) vor dem Erfrieren bewahrt, sondern diente (und dient auch heute noch) auch als wirkungsvoller Energiespeicher für magere Zeiten.
Leider läßt sich diese Energiespeicherfunktion nicht einfach abschalten, und so wandelt der Körper auch weiterhin jede Kalorie, die er nicht sofort verbraucht, erst einmal in Speicherfett um.
Da interessiert natürlich besonders die Frage, **wieviel** Speicherfett der eigene Körper über die Jahre bereits angesammelt hat. Am einfachsten läßt sich diese Frage durch die Messung der Dicke des Unterhautfettgewebes bestimmen – denn vor allem hier lagert sich das Fett bevorzugt ab.

Hautfaltenmessung

Achtung: Wenn Sie nicht gerade über eine artistische Beweglichkeit verfügen, sollten Sie sich auch für diese Messungen lieber die Hilfe eines Partners erbitten.
Ärzte, Fitneßtrainer u. a. messen die Dicke der Hautfalten mit einem sogenanntem Kaliper (umgangssprachlich auch »Speckzange« genannt) – s. Abb. Hier wird die Hautfalte wie mit einer Zange eingeklemmt und die jeweilige Dicke über eine integrierte Skala direkt abgelesen.
Da Sie ein solches Meßgerät vermutlich nicht zu Hause haben, müssen Sie sich wieder einmal im Improvisieren üben. Vielleicht haben Sie in Ihrem Werkzeugkasten statt dessen eine *Schublehre*? Damit können Sie die Dicke der Hautfalte zwar nicht sehr präzise, aber immerhin annäherungsweise bestimmen.

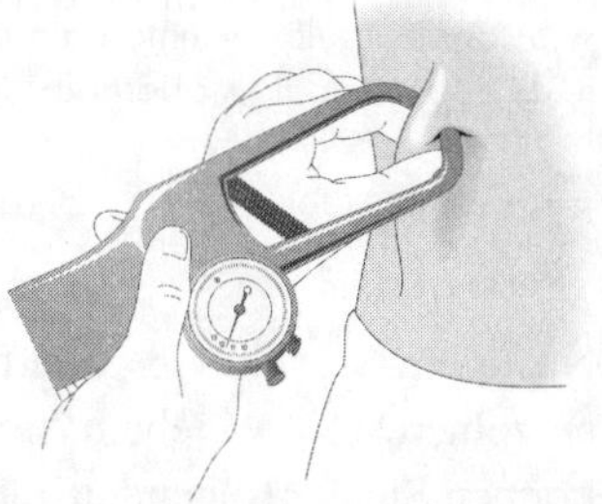

Noch besser eignet sich dazu aber eine – im Baumarkt erhältliche – *Drehlehre.* Diese mißt ähnlich wie der abgebildete Kaliper, nur eben mit einem Drehstift. (Doch Vorsicht: Wenn Sie die Drehlehre auf die richtige Dicke festgedreht haben, bitte nicht einfach von der Hautfalte herunterziehen, sondern vorsichtig wieder aufschrauben. (*Nachdem* Sie den Wert abgelesen haben, versteht sich.)
Und bitte drehen Sie nicht so stark zu, wie Sie *können* – hören Sie auf, wenn die Schmerzgrenze erreicht ist!

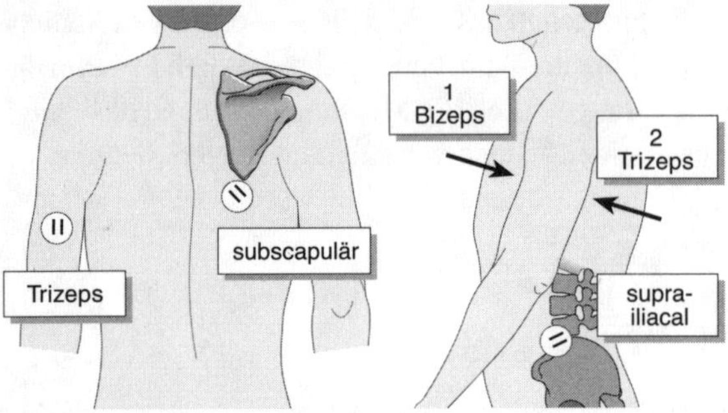

Um Ihren persönlichen Anteil an Körperfett zu bestimmen, müssen Sie jetzt die Dicke Ihrer Hautfalten an vier verschiedenen Körperstellen messen (lassen). Diese einzelnen Körperstellen sind:

gemessene Hautfalte	**Ihr Wert in cm**
1. direkt über dem Bizeps-Muskel	______
2. über dem Trizeps-Muskel (»gegenüber« von 1.)	______
3. Subscapulär (= unterhalb des Schulterblattes)	______
4. Suprailiacal (= oberhalb des Darmbeins)	______
Gesamtergebnis:	______

Nachdem Sie alle vier Hautfalten gemessen haben, addieren Sie die einzelnen Wert. Welchem Anteil Körperfett dieses Ergebnis entspricht, können Sie der folgenden Tabelle entnehmen.

Tabelle Fettanteil

Summe der Hautfaltendicke	Männer 17–29 Jahre	Männer 30–39 Jahre	Männer 40–49 Jahre	Männer 50 Jahre	Frauen 16–29 Jahre	Frauen 30–39 Jahre	Frauen 40–49 Jahre	Frauen 50 Jahre
	Fettanteil (% der Körpermasse)							
15 mm	4,8	–	–	–	10,5	–	–	–
20 mm	8,1	12,2	12,2	12,6	14,1	14,0	19,8	21,4
25 mm	10,5	14,2	15,0	15,6	16,8	19,4	22,2	24,0
30 mm	12,9	16,2	17,7	18,6	19,5	21,8	24,5	26,6
35 mm	14,7	17,7	19,6	20,8	21,5	23,7	26,4	28,5
40 mm	16,4	19,2	21,4	22,9	23,4	25,5	28,2	30,3
45 mm	17,7	20,4	23,0	24,7	25,0	26,9	29,6	31,9
50 mm	19,0	21,5	24,6	26,5	26,5	28,2	31,0	33,4
55 mm	20,1	22,5	25,9	27,9	27,8	29,4	32,1	34,6
60 mm	21,2	23,5	27,1	29,2	29,1	30,6	33,2	35,7
65 mm	22,2	24,3	28,2	30,4	30,2	31,6	34,1	36,7
70 mm	23,1	25,1	29,3	31,6	31,2	32,5	35,0	37,7
75 mm	24,0	25,9	30,3	32,7	32,2	33,4	35,9	38,7
80 mm	24,8	26,6	31,2	33,8	33,1	34,3	36,7	39,6
85 mm	25,5	27,2	32,1	34,8	34,0	35,1	37,5	40,4
90 mm	26,2	27,8	33,0	35,8	34,8	35,8	38,3	41,2
95 mm	26,9	28,4	33,7	36,6	35,6	36,5	39,0	41,9
100 mm	27,6	29,0	34,4	37,4	36,4	37,2	39,7	42,6
105 mm	28,2	29,6	35,1	38,2	37,1	37,9	40,4	43,3
110 mm	28,8	30,1	35,8	39,0	37,8	38,6	41,0	43,9
115 mm	29,4	30,6	36,4	39,7	38,4	39,1	41,5	44,5
120 mm	30,0	31,1	37,0	40,4	39,0	39,6	42,0	45,1
125 mm	30,5	31,5	37,6	41,1	39,6	40,1	42,5	45,7
130 mm	31,0	31,9	38,2	41,8	40,2	40,6	43,0	46,2
135 mm	31,5	32,3	38,7	42,4	40,8	41,1	43,5	46,7
140 mm	32,0	32,7	39,2	43,0	41,3	41,6	44,0	47,2

Summe der Hautfaltendicke	Männer				Frauen			
	17–29 Jahre	30–39 Jahre	40–49 Jahre	50 Jahre	16–29 Jahre	30–39 Jahre	40–49 Jahre	50 Jahre
	Fettanteil (% der Körpermasse)							
145 mm	32,5	33,1	39,7	43,6	41,8	42,1	44,5	47,7
150 mm	32,9	33,5	40,2	44,1	42,3	42,6	45,0	48,2
155 mm	33,3	33,9	40,7	44,6	42,8	43,1	45,4	48,7
160 mm	33,7	34,3	41,2	45,1	43,3	43,6	45,8	49,2
165 mm	34,1	34,6	41,6	45,6	43,7	44,0	46,2	49,6
170 mm	34,5	34,8	42,0	46,1	44,1	44,4	46,6	50,0
175 mm	34,9	–	–	–	–	44,8	47,0	50,4
180 mm	35,3	–	–	–	–	45,2	47,4	50,8
185 mm	35,6	–	–	–	–	45,6	47,8	51,2
190 mm	35,9	–	–	–	–	45,9	48,2	51,6
195 mm	–	–	–	–	–	46,2	48,5	52,0
200 mm	–	–	–	–	–	46,5	48,8	52,4
205 mm	–	–	–	–	–	–	49,1	52,7
210 mm	–	–	–	–	–	–	49,4	53,0

(Quelle: Ciba-Geigy)

Und damit Sie mit all diesen Meßwerten auch etwas anfangen können, hier noch die wichtige Auswertung. In der Tabelle finden Sie die von Sportmedizinern empfohlenen Fettprozentzahlen, die Sie auch dann nicht zu sehr überschreiten sollten, wenn Sie kein »Sportler« sind.

Empfohlener Fettanteil des Körpers
Angaben in %

Altersgruppe	*Männer* Max. (Min. = 6 %)	*Frauen* Max. (Min. = 9 %)
19–24	15	22
25–29	16,5	22,5
30–34	18	23
35–39	19,5	24
40–44	20,5	25,5
45–49	21,5	27,5
50–59	23	30
>60	23,5	31

(Quelle: modifiziert nach Badtke)

Und falls Sie jetzt noch Lust auf weitere mathematische Spielereien haben, können Sie anhand Ihres prozentualen Fettanteils auch noch zwei andere (wiederum besonders in der Sportmedizin beliebte) Werte ausrechnen.

Das absolute **Körperfettdepot** wird in kg angegeben und berechnet sich:

Absolutes Fettdepot (kg) =

$$\frac{\text{Körpergewicht (kg)} \times \text{Körperfettdepot in \%}}{100}$$

Eigener Wert:............kg

Die **aktive Körpersubstanz** ist dann das, was neben dem Fett noch übrigbleibt, und berechnet sich:

Aktive Körpersubstanz (kg)

= Körpergewicht (kg) – Körperfettdepot (kg)

Eigener Wert:............kg

Die Körperoberfläche

Die Angabe der Körperoberfläche wird in der Medizin immer dann verwendet, wenn das Körpergewicht als Maßeinheit zu ungenau erscheint. Beispielsweise bei hochwirksamen Medikamenten, deren Dosis genau dem Körper angepaßt werden muß.
Erinnern Sie sich an Ihren Mathematikunterricht? Daran, wie man die Oberfläche von Kugeln, Zylindern, Kegeln und anderen Gebilden berechnet? Und das waren noch die leichteren Formen. Eine *genaue* Berechnung der Körperoberfläche ist nahezu unmöglich. Ein ungefährer Wert für die Körperoberfläche läßt sich jedoch mit der Formel nach DuBois und DuBois berechnen:

Körperoberfläche in cm²

= *Körpergewicht* in kg $^{0{,}425}$ x *Körpergröße* in cm $^{0{,}725}$ x 71,84

(Quelle: Schmidt/Thews)

Obwohl sich das Ergebnis dieser Formel – mit Hilfe eines guten Taschenrechners – relativ problemlos ausrechnen läßt, wird in der Praxis zur Bestimmung der Körperoberfläche gewöhnlich ein *Nomogramm* herangezogen.
Ein solches Nomogramm ist hier abgebildet. Verbinden Sie einfach den Wert für Ihre Körpergröße mit dem Wert für Ihr Körpergewicht, und lesen Sie in der Schnittstelle mit der mittleren Linie die Größe Ihrer Körperoberfläche ab. *(Und, stimmt dieser Wert mit dem soeben berechneten überein*?)

Körperoberfläche Erwachsener

Nomogramm zur Bestimmung der Oberfläche aus Länge und Masse

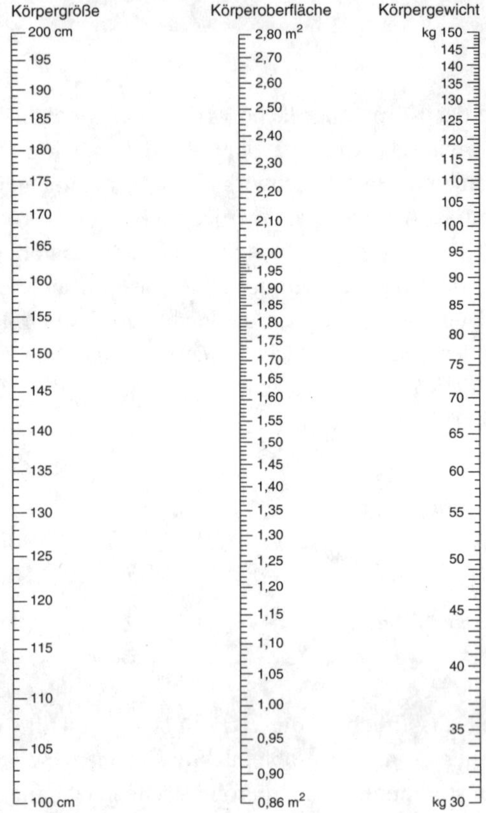

Ihre eigene Körperoberfläche beträgt demnach:

am ....(Datum) ≈ ....m^2.

...und einige Jahre später ...

am .... ≈ ....m^2.

am .... ≈ ....m^2.

DER KOPF

Das Gehirn

Die 12 Hirnnerven

Noch bevor das Gehirn in das Rückenmark übergeht, entspringen bereits 12 Nervenpaare (die sog. *Hirnnerven*) dem Hirnstamm. Hier eine kurze Übersicht der einzelnen Hirnnerven, einschließlich ihrer medizinischen Namen:

Hirnnerv I	(N. olfactorius, *Olfactorius* = Riechnerv)
Hirnnerv II	(N. opticus, *Opticus* = Sehnerv)
Hirnnerv III	(N. oculomotorius, *Oculomotorius* = Augenbewegungsnerv)
Hirnnerv IV	(N. trochlearis, *Trochlearis* = Augenrollnerv)
Hirnnerv V	(N. trigeminus, *Trigeminus* = Drillingsnerv)
Hirnnerv VI	(N. abducens, *Abducens* = Augenabziehnerv)
Hirnnerv VII	(N. facialis, *Facialis* = Gesichtsnerv)
Hirnnerv VIII	(N. vestibulocochlearis, *Vestibulocochlearis* = Hör- und Gleichgewichtsnerv)
Hirnnerv IX	(N. Glossopharyngeus, *Glossopharyngeus* = Zungen-Rachen-Nerv)
Hirnnerv X	(N. vagus, *Vagus* = vagabundierender, umherschweifender Nerv)
Hirnnerv XI	(N. accessorius, *Accessorius* = Beinerv)
Hirnnerv XII	(N. hypoglossus, *Hypoglossus* = Unterzungennerv)

Hauptaufgabengebiete dieser Hirnnerven sind Kopf und Hals – dort steuern sie unter anderem die Sinnesorgane. (Allerdings gibt es auch einen Hirnnerv, den *Vagusnerv*, der bis in Brust und Bauch hinein »vagabundiert«.)

Im schlimmsten Fall kann man durch den Ausfall nur eines Hirnnervs (einseitig) erblinden oder auch ertauben – meist sind die Folgen jedoch diskreter. Zu einer gründlichen körperlichen Untersuchung gehört deshalb auch immer die Funktionsprüfung jedes einzelnen Hirnnervs. Mit nur wenigen Hilfsmitteln und ohne viel Aufwand lassen sich die wichtigsten Funktionen dieser zwölf Nerven auch zu Hause relativ zuverlässig testen.

Probieren Sie es doch einfach einmal aus!

Hirnnerv I

Der *Olfactorius* verbindet die Riechzellen in der Nasenschleimhaut mit dem Gehirn. Um diesen Nerv zu überprüfen, testen Sie – bei geschlossenen Augen – am besten jedes Nasenloch einzeln auf seine Riechfähigkeit. Hierzu kann fast jeder Duftstoff verwendet werden (die klassischen Riechstoffe sind *Kaffeepulver* oder *Nelkenöl*), solange er die Schleimhaut nicht reizt.
Duftstoffe wie etwa *Ammoniak* oder *Essig* reizen hingegen auch die Nasenschleimhaut und werden dadurch zusätzlich über weitere Nervenbahnen (Hirnnerv V, Trigeminus – siehe auch dort) wahrgenommen. Diesen »Trick« nutzt man beispielsweise aus, um möglichen Simulierern (etwa bei Berentungsfragen) auf die Schliche zu kommen. Gibt der Simulant an, auch diese Stoffe nicht wahrnehmen zu können, dann ist meist etwas »faul« (Näheres dazu s. im Kap. *Nase*).

Hirnnerv II

Der Opticus verbindet die Netzhaut mit dem Zwischenhirn und leitet dadurch die aufgenommenen optischen Reize ans Gehirn weiter. »Sehstörungen« ganz allgemein müssen deshalb nicht in jedem Fall ihre Ursache im Auge selbst haben, sondern können beispielsweise auch in einer Läsion des Sehnervs begründet sein.
Die einzelnen Untersuchungsmethoden sind (trotzdem) unter dem Stichwort »Auge« zusammengefaßt – s. dort (S. 72).

Hirnnerven III, IV und VI

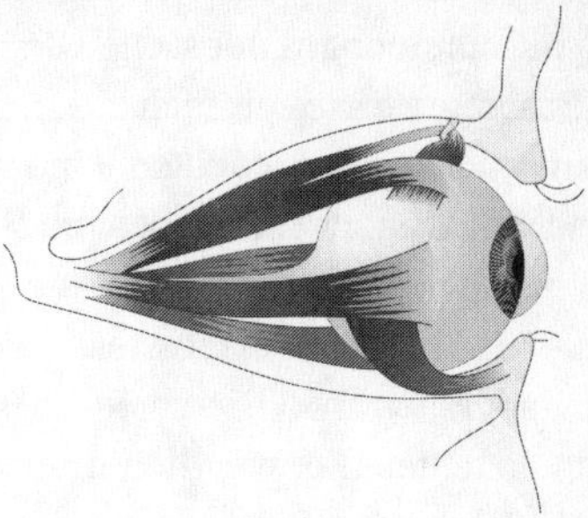

Alle hier zusammengefaßten Hirnnerven sind für die Beweglichkeit der Augäpfel zuständig. Damit die Augäpfel überhaupt in alle möglichen Richtungen »rollen« können, setzen an jedem Augapfel sechs verschiedene Muskeln an, die das Auge in alle acht möglichen Blickrichtungen drehen können (s. Abb. rechts).
Durch den Ausfall *eines* dieser Hirnnerven (und damit mindestens eines Augenmuskels) kann das betroffene Auge der Bewegung des anderen Auges nicht mehr folgen, und es beginnt zu schielen.

Der Fingerfolgetest
Um die Augenbeweglichkeit zu überprüfen, halten Sie Ihrem Partner ganz einfach Ihren Finger vors Gesicht – und bitten ihn, diesem mit seinen Augen zu folgen. Bei stillgehaltenem Kopf, versteht sich. Bewegen Sie den Finger nacheinander in alle acht möglichen Richtungen (s. Abb.), und beobachten Sie dabei, ob auch wirklich beide Augen dem Finger folgen können. Da diese drei Hirnnerven »nebenbei« aber auch noch für die Steuerung der Pupillengröße verantwortlich sind, lassen sie sich auch gut über diese Funktion testen.

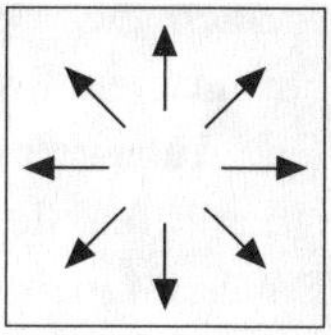

Test der Pupillenfunktion
Das normale Größer- und Kleinerwerden der Pupillen testen Sie am einfachsten mit einer Taschenlampe.
Im dunklen Raum sind die Pupillen weit geöffnet, um mehr Licht ins Auge eindringen zu lassen. Wird es heller – etwa durch den Strahl einer Taschenlampe –, verengen sich die Pupillen wieder. Dadurch wird zwar weniger Licht ins Auge gelassen, dafür erhöht sich jedoch die

Sehschärfe. (Wie bei einer Fotokamera: offene Blende = unscharfe Aufnahmen; geschlossene Blende = scharfe Aufnahmen.)
Probieren Sie es einfach aus, indem Sie Ihrem Partner oder sich selbst ins offene Auge leuchten. Und wenn Sie gerade keinem »in die Augen sehen« können, muß eben ein Spiegel die Selbstbeleuchtung ermöglichen.
Ist es im Zimmer sowieso schon hell, funktioniert der Test auch »andersherum«. Bieten Sie den Augen mit der Hand Schatten, und beobachten Sie, wie die Pupillen dabei sofort größer werden. Daß die Pupillen hierzu etwas länger brauchen als zum Zusammenziehen, ist normal.
Prüfen Sie bei diesen einfachen Tests immer *beide* Augen nacheinander, und vergleichen Sie die Reaktionszeiten. (Die bei beiden Augen/Pupillen natürlich gleich sein sollten.)

Test der konsensuellen Lichtreaktion
Warum komplizierter als notwendig, mag sich das Gehirn vor langer Zeit gedacht haben und steuert(e) deshalb beide Pupillen synchron. Diese gemeinsame Reaktion wird in der Medizin als *konsensuelle Lichtreaktion* (konsensuell = lat. für: übereinstimmend, gleichsinnig) bezeichnet.
Für unseren Test bedeutet das, daß sich auch das jeweils nicht betroffene Auge genau wie das untersuchte Auge verhalten sollte.
Überprüfen Sie das ganz einfach, indem Sie beide Augen »isolieren«. Das heißt nichts anderes, als daß Sie eine Hand zwischen die Augen halten – während Sie nur jeweils ein Auge anleuchten. Wenn Sie jetzt mit der Taschenlampe in eines der beiden Augen leuchten, werden Sie sehen, wie sich *beide* Pupillen gleichzeitig zusammenziehen – die angeleuchtete ebenso wie das durch die Hand beschattete.
Testen Sie auch hier wieder *beide* Augen nacheinander.

Hirnnerv V

Der *Trigeminusnerv* (übersetzt: Drillingsnerv) ist hauptsächlich für die Empfindungswahrnehmung (Sensibilität) eines Großteils des Gesichtes zuständig. Außerdem versorgen seine drei Hauptäste (daher der Name) auch noch die Kaumuskulatur und die Schleimhäute des Mundes, des Auges und der Nase.
Die Punkte, an denen die drei Trigeminus-Äste vom Gehirn kommend durch den Gesichtsschädel nach außen (also unter die Haut) treten, sind in der folgenden Abb. dargestellt. Normalerweise sollten diese Durchtrittstellen schmerzunempfindlich sein – probieren Sie es einmal aus, indem Sie mit dem Finger die abgebildeten Gebiete »absuchen«. Um sicher zu sein, die Punkte auch zu erwischen, kreiseln Sie einfach mit dem Finger über den jeweiligen Gebieten

Die Nervenaustrittspunkte der drei Trigeminus-Äste befinden sich:

- Am oberen Augenhöhlenrand – etwa fingerbreit vom mittleren Beginn der Augenbraue. Dieser Druckpunkt ist vor allem bei einer *Stirnhöhlenentzündung* druckschmerzhaft. (Näheres zu den Entzündungen der Nasennebenhöhlen s. im Kap. *Die Nase* S. 87 ff.)
- Am unteren Rand des Jochbogens, seitlich neben der Nase. Bei einer Entzündung der *Kieferhöhlen* ist besonders dieser Druckpunkt schmerzhaft.
- Am Unterkiefer, etwa 1 cm vom unteren Rand und 1,5 cm von der Mittellinie entfernt. Schmerzen an diesen Druckpunkt können zwar auch die Folge von Nasennebenhöhlen-Entzündungen sein, besonders heftig macht sich der (Druck-)Schmerz jedoch bei der sog. *Trigeminusneuralgie* – (s. Kasten) bemerkbar.

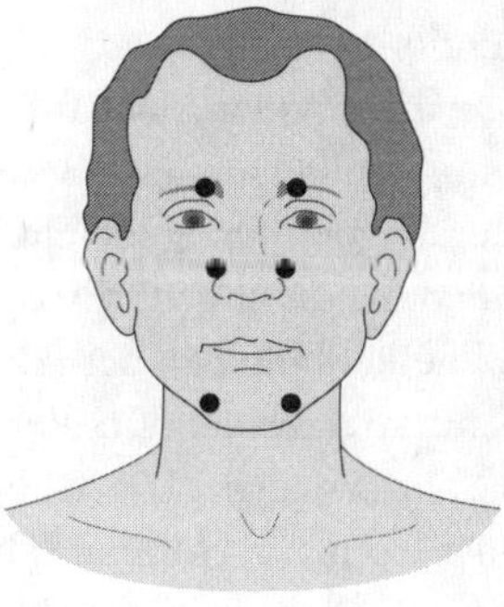

Trigeminusneuralgie:
Diese Erkrankung des Trigeminusnervs äußert sich durch attackenartige, stechende Schmerzen auf (meist nur) einer Gesichtsseite. Auslöser für die Schmerzattacken können u. a. Kältereize, aber auch Berührungen oder sogar Sprechen und Kauen sein. Die Ursache für diese quälende Erkrankung ist auch heute noch weitgehend unbekannt.

Die **Sensibilität** des Gesichtes testen Sie nacheinander auf *Berührung* (beispielsweise mit einem Wattebausch), auf *Schmerz-* und *Druckempfindlichkeit* (mit einer Nadel) und auf *Temperaturempfindlichkeit* (mit kalten/warmen Gegenständen).
Wirklich aussagekräftig sind diese Tests aber nur, wenn Sie sie an Ihrem Partner durchführen – während dieser die Augen geschlossen hat. (Am eigenen Gesicht ist die Gefahr/Versuchung kaum zu unterdrücken, sich selbst zu »beschummeln«.)
Ob die **Kaumuskulatur** funktioniert, wird eigentlich bei jeder (festen) Mahlzeit automatisch überprüft. Um aber auch einen richtigen »Beweis« zu bekommen, legen Sie einfach Ihre Hand an beide Seiten Ihres geschlossenen Unterkiefers und beißen kräftig zu (*auf die Zähne, nicht auf die Hand*). Dabei spüren Sie recht eindrucksvoll, wie sich der Kaumuskel zusammenzieht und dabei seitlich etwas »ausbeult«.
Die Versorgung der **Nasenschleimhaut** durch den Trigeminus ist bereits beim *Hirnnerv I* angesprochen worden. Geruchsstoffe wie *Ammoniak* oder *Essig* führen bei funktionierender Nervenversorgung zum wohlbekannten »Beißen« in der Nase.
Der Trigeminus überzieht auch die **Hornhaut des Auges** mit dünnen Nervenendigungen. Eine Berührung dieser Nerven löst das blitzschnelle Schließen der Augen aus – eine wirkungsvolle Methode der Natur, um das empfindliche Auge vor Verletzungen durch Fremdkörper zu schützen. Die Überprüfung dieses als *Kornealreflex* (Kornea oder Cornea = Hornhaut) bezeichneten Vorganges ist – obwohl völlig ungefährlich – eine etwas heikle Angelegenheit. (*Wer läßt sich schon freiwillig ins Auge »piksen«.*)
Für Leser mit starken Nerven hier die korrekte Durchführung:

Kornealreflex

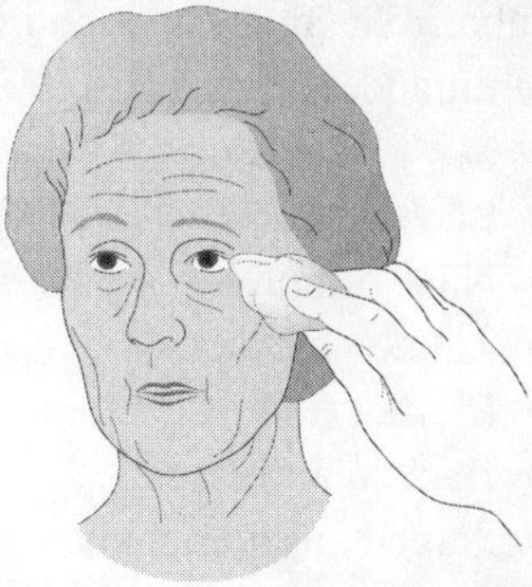

Am besten verwenden Sie für diesen Test einen kleinen Wattebausch, den Sie am Ende zu einer Spitze drehen. Mit dieser Spitze berühren Sie jetzt vorsichtig (aber auch nicht *zu* vorsichtig) die Hornhaut des geöffneten Auges Ihres »Freiwilligen«.

In dem Moment, in dem die Watte die Hornhaut berührt, werden die Lider sofort zusammengeklappt und das Auge dadurch geschlossen. Wie alle Reflexe geschieht auch das Zusammenziehen der Augenlider in diesem Fall völlig unwillkürlich und damit unabhängig von unseren Willen. Ehe uns überhaupt bewußt geworden ist, *daß* Gefahr fürs Auge droht, haben andere Bezirke im Gehirn bereits auf die Gefahr reagiert.

> *Übrigens:* Gerade dieser Test eignet sich hervorragend, um das Vertrauen zu testen, das Ihre Freunde zu Ihnen haben. Bitten Sie sie doch einfach bei Gelegenheit, sich als »Freiwillige« zur Verfügung zu stellen …

Hirnnerv VII

Der *Fazialis* ist vor allem für die Bewegung der Gesichtsmuskulatur und damit auch für die Mimik zuständig. Ausfälle einzelner Nervenäste – auch als *Fazialislähmung* bezeichnet –, führen zu unsymmetrischen Gesichtsbewegungen, d. h., die eine Seite des Gesichts arbeitet völlig normal, während die gegenüberliegende Seite »ausfällt«.

Hier gibt oft bereits das bloße Beobachten eine wichtigen Hinweis auf eine mögliche Erkrankung. So wird beispielsweise das Gesicht bei einer einseitigen Fazialislähmung zunehmend unsymmetrischer – was in der Regel Freunden und Kollegen bedeutend früher auffällt als einem selbst.

Um die Funktion der Gesichtsmuskulatur grob überprüfen zu können, führen Sie am besten mehrere »auffällige« Gesichtsbewegungen hintereinander aus. Dazu zählen beispielsweise:

- Lächeln
- Nase rümpfen
- Zähne »blecken«
- Pfeifen (mit gespitzten Lippen)
- Backen aufblasen
- Augen zusammenkneifen

Alle diese Tätigkeiten lassen sich *nur dann* vollständig ausführen, wenn die Nervenäste auf *beiden* Gesichtsseiten mitmachen. Ansonsten würde sich der Mund beim Versuch zu pfeifen beispielsweise zur gesunden Seite verziehen – und auf der kranken Seite herunterhängen. *(Vielleicht sollten Sie diesen Test nicht unbedingt in der vollen U-Bahn ausprobieren ...)*
Neben der Steuerung der Gesichtsmuskulatur hat der Fazialisnerv auch noch die Aufgabe, die Geschmacksempfindungen vom Mund ans Gehirn weiterzuleiten. Wie Sie Ihren Geschmack (den im Mund, versteht sich) am besten testen, wird im Kap. *Mund und Rachen* beschrieben – (s. S.105 ff).

Hirnnerv VIII

Der *Vestibulocochlearis* versorgt das gesamte Ohr und damit auch das im Ohr befindliche Gleichgewichtsorgan.
Wie Sie Ihr Gehör testen können, ist im Kap. *Das Ohr* beschrieben – (s. S. 92 ff). An dieser Stelle werden einige Gleichgewichtstests vorgestellt.

Zur Testvorbereitung:
Je mehr Informationen das Gehirn erhält, desto besser kann es auch mögliche Gleichgewichtsstörungen »überspielen«. So bieten bei-

spielsweise Lichtquellen (die Sie auch bei geschlossenen Augen wahrnehmen können) oder Schallquellen dem Gehirn gute Anhaltspunkte, evtl. auftretende Körperschwankungen wieder zu korrigieren. Suchen Sie sich deshalb für die Steh- und Gehtests einen ruhigen und gleichmäßig beleuchteten Raum.

> *Achtung*: Wenn Sie keine Probleme mit Ihrem Gleichgewicht haben, »passiert« Ihnen bei den folgenden Tests nichts. Falls Sie aber doch Gleichgewichtsprobleme haben, kann es sein, daß Sie schneller »zu Boden gehen« als gedacht. Suchen Sie sich also besser jemanden, der sich hinter Sie stellt – und der Sie im gegebenen Fall auch auffangen würde. (*Falls niemand da ist, legen Sie sich vorher genügend Matratzen auf den Boden …*)

Romberg-Test
Dieser Test bietet die einfachste Möglichkeit, das Gleichgewicht zu prüfen. Stellen Sie sich einfach aufrecht mit geschlossenen Beinen und nach vorn gestreckten Armen (Handflächen nach oben) mitten in den Raum (*Warnung*: s. o.). Schließen Sie nun die Augen, und versuchen Sie mindestens dreißig Sekunden ohne »Schwankungen« stehen zubleiben.

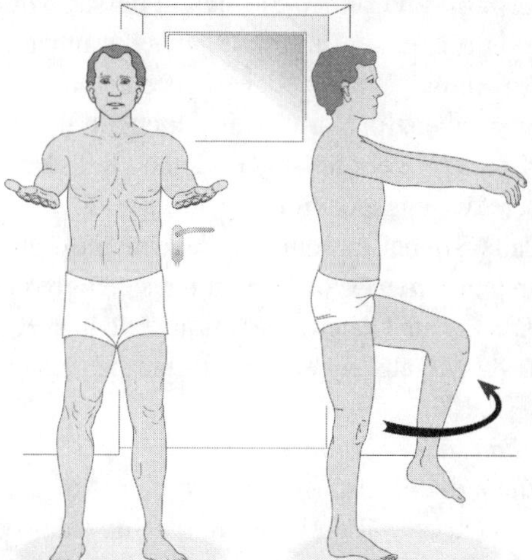

Auch bei völlig intaktem Gleichgewichtssystem sind leichtere Schwankungen normal – bei geschlossenen Augen stärker als bei offenen. Schwierigkeiten mit dem Gleichgewichtssystem zeigen sich jedoch daran, daß diese Schwankungen in erster Linie zu einer Seite hin erfolgen. Medizinisch spricht man

dann von einer *Fallneigung* zur betreffenden Seite. Ob und in welche Richtung Sie schwanken, läßt sich von einer anderen Person besser beurteilen. Wenn Sie sich dann noch vor eine senkrechte Linie (Türrahmen, Schrankkante o. ä.) stellen, kann Ihr »Zuschauer« auch weniger auffällige Abweichungen registrieren.
Dieser – relativ simple – Stehtest läßt sich in der Schwierigkeit nahezu beliebig steigern. Versuchen Sie doch einmal, diesen Test auch auf einem Bein zu bestehen (im wahrsten Sinne).
Und wenn das auch noch zu leicht ist, suchen Sie sich eine »kippelige« Unterlage – ein Brett auf einem Stein beispielsweise.

Unterberger-Tretversuch
Dieser Test ist quasi die Fortsetzung des soeben beschriebenen Stehtestes. Jetzt müssen Sie – wieder mit geschlossenen Augen und vorgestreckten Händen – auf der Stelle »wandern« (s. Abb. S. 51). Stellen Sie sich wieder in die Mitte des Raumes, und machen Sie fünfzig Schritte auf der Stelle, bei denen Sie Ihre Oberschenkel jedesmal bis in die Waagerechte anheben sollten. Wenn Sie diesen Test »richtig« (also medizinisch korrekt) ausführen wollen, dann ziehen Sie vorher noch einen Kreis mit einem Durchmesser von ≈ 1 m in/auf den Boden – und stellen Sie sich in dessen Mitte.
Egal, wie intakt Ihr Gleichgewichtssinn auch ist – *nach* den 50 Schritten werden Sie mit Sicherheit einen neuen »Standpunkt« eingenommen haben. Im Normalfall sollten Sie aber immer noch im Kreis stehen und nicht mehr als 40 Grad nach links oder 60 Grad nach rechts von der Ausgangsposition abgedreht sein.
Falls Sie bei diesem Test jedoch rückwärts gegangen oder über die angegebenen 40/60 Grad hinaus gedreht haben sollten, deutet das auf eine leichte Gleichgewichtsstörung hin. Führen Sie in diesem Fall den Test bei Gelegenheit einmal Ihrem Hausarzt vor.

Blind- oder Seiltänzergang
Nach dem Herumstehen und dem Auf-der-Stelle-Treten geht es nun endlich vorwärts – im wahrsten Sinne des Wortes. Suchen Sie sich eine gerade und mindestens 4 m lange Linie auf dem Boden (Kreidestrich,

Teppichmuster o. ä.), und versuchen Sie, auf dieser Linie mit geschlossenen Augen (und – Sie wissen schon – mit vorgestreckten Händen) entlangzugehen.
Ein einmaliger »Knick« in der Gehstrecke kommt auch beim Gesunden vor und braucht Sie nicht zu beunruhigen. Erst wenn die *gesamte* Gehstrecke bogenförmig verläuft, deutet das auf eine Störung des Gleichgewichtsorgans hin.

Sterngang
Dieser Test bietet eine Mischung aus Seiltänzergang und Tretversuch. Da nicht allzu viele Räume die Möglichkeit bieten, 4 m *geradeaus* zu gehen, können Sie statt dessen auch abwechselnd jeweils 3 Schritte vor und 3 Schritte zurück gehen. Bei gestörtem Gleichgewichtssinn werden Sie dabei jedesmal etwas von der vorherigen Schrittrichtung abweichen, so daß Sie bei genügenden Schritten um die eigene Achse rotieren (sternförmig, sozusagen).
Als Abschluß zu diesem Hirnnerv noch ein etwas exotischer Test – der immerhin zeigt, daß sich auch andere Länder Gedanken um ihr Gleichgewicht machen.

Japanischer Zeichentest
Die (senkrechte) japanische Schreibweise bietet eine einfache Gelegenheit, das Gleichgewichtssystem zu testen. Hier versucht man einfach, einen japanischen Satz mit geschlossenen Augen möglichst gerade (senkrecht) an eine Schultafel zu schreiben. Falls Sie mit der japanischen Sprache nicht vertraut sind, können Sie statt der Schriftzeichen auch einfach nur Kreuzchen an die Tafel malen – jeweils schnell hintereinander von oben nach unten. Die dadurch entstehende Zeichenlinie sollte auch hier wieder möglichst senkrecht verlaufen.

Hirnnerv IX und X

Der *Glossopharyngeus* versorgt vorrangig den Rachenraum. Achten Sie deshalb darauf, ob das Gaumensegel beim Öffnen des Mundes evtl.

zu einer Seite abweicht. Wenn ja, würde dies für eine Funktionsstörung dieses Nervs sprechen.
Bei geöffnetem Mund wird das Stimmbändchen bei der Stimmbildung ebenfalls symmetrisch angehoben. (Zum Testen deutlich »*Aaaaaah*« sagen lassen.)
Zusammen mit dem X. Hirnnerv, dem *Vagus*, ist der Glossopharyngeus auch für den Würgreiz (bzw. den *Würgreflex*) zuständig – und in dieser Funktion sehr leicht überprüfbar. Bei fast allen Menschen wird durch die Berührung der Rachenhinterwand (*Finger in den Mund stecken*) ein Würgereiz ausgelöst.

Übrigens: In der Hals-Nasen-Ohren-Heilkunde unterscheidet man zwar »Würger« von »Nichtwürgern«; allerdings würgen letztere auch – nur eben etwas später.

Hirnnerv XI

Der *Accessorius* versorgt den am Hals verlaufenden Kopfwendermuskel (M. sternocleidomastoideus) und den sich über das Schulterblatt ziehenden Trapezmuskel (M. trapezius).
Um die Funktion des Kopfwendermuskels zu überprüfen, müssen Sie den Kopf gegen Widerstand drehen. Beispielsweise, indem Sie Ihren Kopf mit den Händen »geradeaus« festhalten und gleichzeitig versuchen, ihn zur Seite zu drehen. (Einfacher geht es natürlich auch hier, wenn jemand anderer Ihren Kopf festhält.) Im Normalfall treten die Kopfwendermuskeln durch die Anstrengung deutlich sichtbar am Hals hervor. Und auch wenn die Muskeln – beispielsweise bei korpulenteren Personen – nicht sichtbar sein sollten, sind sie doch deutlich tastbar.
Der Trapezmuskel zieht die Schultern nach oben und ist bei Anstrengung am Halsansatz deutlich tastbar. Testen Sie diesen Muskel, indem Sie beide Schultern gegen Widerstand anzuheben versuchen.

Hirnnerv XII

Der letzte der Hirnnerven – der *Hypoglossus* – versorgt die gesamte Zungenmuskulatur (glossa = griech. für Zunge). Ohne diesen Nerv wäre es weder möglich, die Zunge herauszustrecken, noch diese in die verschiedenen Richtungen zu bewegen. Wäre dieser Nerv beispielsweise auf einer Seite geschädigt, würde die Zunge beim Herausstrecken zur gleichen Seite abweichen.
Probieren Sie es einfach einmal aus – am besten vor dem Spiegel.

Die Hirnhäute (Meningen)

Lexikon

Meningitis:	Hirnhautentzündung
Meningismus:	typische Krankheitszeichen bei Meningitis
Symptom:	einzelnes Krankheitszeichen
Syndrom:	charakteristische Häufung mehrerer Symptome

Von außen ist das Gehirn von zwei Hirnhäuten (griech.: Meningen) überzogen. Schaffen es Krankheitserreger (in diesem Fall fast immer Bakterien, seltener Viren), bis zur Hirnhaut vorzudringen, entwickelt sich im schlimmsten Fall eine Hirnhautentzündung, eine Meningitis. Diese Entzündung ist heutzutage zwar selten geworden, aber immer noch lebensgefährlich geblieben. Da sich aber zumindest die durch Bakterien verursachte Meningitis wirkungsvoll mit Antibiotika behandeln läßt, ist es wichtig, die Krankheit so früh wie möglich zu behandeln.
Deshalb sollen hier die bekanntesten Tests zum Erkennen einer evtl. bestehenden Meningitis kurz beschrieben werden.

Allgemeine Symptome einer Meningitis

- plötzlich einsetzende Kopf-, Nacken- und Rückenschmerzen
- hohes Fieber
- Lichtscheuheit
- Benommenheit

Die Meningitiszeichen

Der Begriff **Meningitis** beschreibt eine Entzündung der Hirnhäute. Diese Hirnhäute überziehen nicht nur das Gehirn, sondern auch das Rückenmark.

Oder um es in einem Bild auszudrücken: wenn das Gehirn eine Glocke wäre, dann wäre das Rückenmark der Glockenstrick. *Wenn ich unten am Strick ziehe, dann läutet's oben* – bei der Glocke und auch bei der Meningitis. Oder etwas weniger bildlich ausgedrückt: Wenn ich das Rückenmark – und damit die Rückenmarkshäute – dehne, dann setzt sich dieser Zug bis ins Gehirn fort. Ist die Hirnhaut entzündet, würde jeder Zug am Rückenmark einen starken Schmerz am/im Gehirn auslösen. Der Körper versucht deshalb alles, um diesen Zug zu vermeiden.

Hat man dieses (Glocken-)System einmal durchschaut, sind die folgenden Meningitis-Zeichen und -tests leicht verständlich.

Der Begriff *Meningismus* beschreibt ein Syndrom und damit die typische Häufung mehrerer Krankheitszeichen (Symptome). Von Meningismus spricht man konkret, wenn jemand über die oben genannten Beschwerden klagt und gleichzeitig eines oder mehrere der folgenden Meningitiszeichen zeigt.

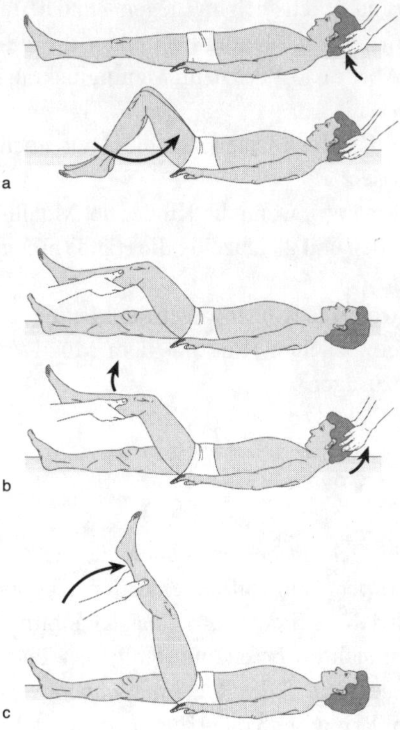

Nackensteifigkeit

Das bekannteste der Meningitis-Zeichen ist die sog. *Nackensteifigkeit*. Der Erkrankte kann bei Meningitis den Kopf nicht nach vorn beugen – weder aktiv noch passiv. Sie erinnern sich: Durch das Vorbeugen würde das Rückenmark gedehnt und der Entzündungsherd indirekt gereizt. Das verhindert der Körper durch die starke Anspannung der Nackenmuskulatur. (Kommt es durch die Anspannung sogar zum Krampf der Nackenmuskulatur, spricht der Mediziner vom Opistotonus.)

Brudzinski-Zeichen

Hebt man einem liegendem Meningitiskranken trotzdem den Kopf an, versucht der Körper alles, um den Zug auf das Rückenmark wenigstens etwas zu entlasten. Das geschieht zum Beispiel durch das gleichzeitige Beugen der Hüft- und Kniegelenke (s. Abb. a). Läßt sich diese Reaktion beim Erkrankten beobachten, spricht man vom *positiven Brudzinski-Zeichen*.

Kernig-Zeichen

Umgekehrt kann der an Meningitis Erkrankte seine im Sitzen oder Liegen angewinkelten Knie auch nicht schmerzfrei strecken (s. Abb. b). Das *Kernig-Zeichen* wäre in diesem Fall ebenfalls *positiv*.

Lasègue-Zeichen
Das Kernig-Zeichen funktioniert natürlich auch im Liegen – und heißt dann Lasègue-Zeichen. Hebt man dem Meningitiskranken die gestreckten Beine in die Höhe (s. Abb. c), löst das beim Meningitiskranken sofort einen starken Schmerz aus.
Für die **Meningitis-Zeichen bei Kindern** haben sich die Ärzte noch einmal neue Namen einfallen lassen:
Als *Dreifuß-Zeichen* bezeichnet man es, wenn die Kinder bei Meningitis Hüften und Knie gebeugt haben und gleichzeitig die Hände hinter dem Rücken aufstützen.
Kniekuß-Zeichen nennt man es, wenn die Kinder wegen der Meningitis nicht in der Lage sind, die angewinkelten Knie mit dem Mund zu berühren (und zu »küssen« – sozusagen).

Die Koordination

Zu den komplexen Aufgaben des Gehirns gehört es auch, die vielfältigen Muskelbewegungen des Körpers (sinnvoll) miteinander zu koordinieren. Hauptverantwortlich für diese Steuerung ist das Kleinhirn. Störungen des Kleinhirns lassen sich oft bereits mit einfachen Tests erkennen. Allerdings zeigen diese Tests in der Regel nur, *daß* »etwas faul« ist – eine gründlichere Abklärung muß dann durch einen erfahrenen Neurologen erfolgen.

Finger-Nase-Versuch

Dieser Test ist wohl der bekannteste neurologische Tests überhaupt. Und das verdankt er dem Alkohol, der als eine seiner ersten Wirkungen das Koordinationsvermögen einschränkt (Näheres dazu im Kap. *Exkurs: Alkohol*, S. 271). Also hat sich die Polizei irgendwann einmal gedacht, daß sich dieser Test doch wunderbar zur (groben!) Testung des »Alkoholpegels« eignen würde. Und so haben inzwischen Millionen Autofahrer (weltweit) ihren Finger an die Nase herangeführt –

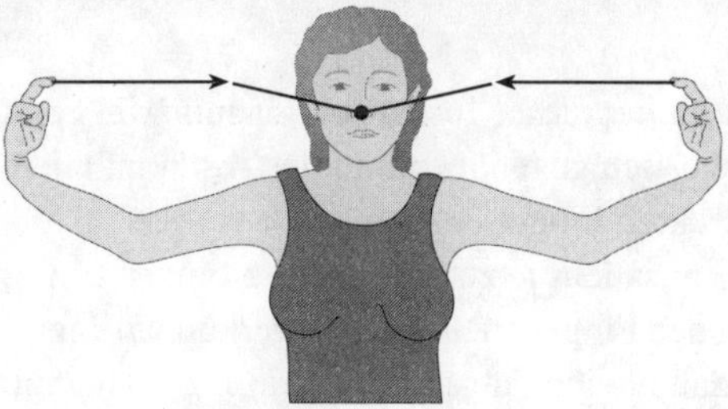

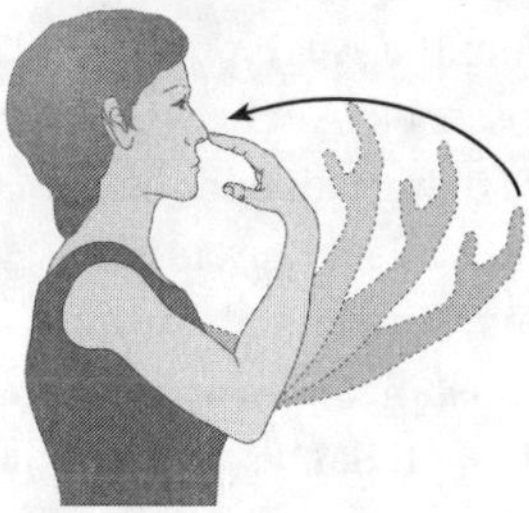

oder wenigstens heranzuführen versucht ... Die Testdurchführung muß deshalb auch nicht weiter beschrieben werden.

Versuchen Sie, mit geschlossenen Augen (!) mit einer Fingerspitze Ihre Nase zu treffen. »Fahren« Sie dabei mit der Fingerspitze zügig im großen Bogen in Richtung Nase – ein langsames »Heranschleichen« gilt nicht.

Daß Sie Ihre Nasenspitze auf Anhieb treffen, ist das Normale. Wenn Sie jedoch wiederholt danebenliegen, dann sollten Sie sich besser nicht von der Polizei erwischen lassen (s. o.) oder – falls Sie keinen Alkohol getrunken haben – bei Gelegenheit einen Arzt aufsuchen.

Der Test läßt sich übrigens auch variieren: Probieren Sie alternativ einmal aus, die Zeigefinger beider Hände vor der Brust oder über dem Kopf zusammenzuführen (auch dies wieder zügig und mit geschlossenen Augen).

Zeigeversuch

Eigentlich funktioniert dieser Test am besten mit zwei Personen. Beide sitzen oder stehen sich gegenüber, und der Tester hält dem zu Testenden einen gestreckten Finger entgegen.
Der zu Testende versucht jetzt, einen seiner Finger von oben auf den entgegengehaltenen Finger zu tippen (Fingerkuppe/Fingerkuppe). Um zu vermeiden, daß er sich langsam an den Finger »herantastet«, muß die Armbewegung schwungvoll und zügig ausgeführt werden.
Zuerst darf der Testling die Augen geöffnet lassen, anschließend wird der Test mit geschlossenen Augen wiederholt. (Natürlich sollte der Tester seinen Finger solange an der gleichen Stelle belassen.)
Wenn Sie diesen Test allein durchführen wollen – kein Problem. Suchen Sie sich einen aufrechten »spitzen« Gegenstand, und versuchen Sie, diesen mit ausholender Armbewegung von oben auf Anhieb zu treffen. Wenn es klappt, dann schließen Sie die Augen und wiederholen Sie den Versuch mehrmals.

Knie-Hacken-Versuch

Das Angenehmste an diesem Versuch ist, daß Sie nicht nur keinerlei Hilfsmittel und -personen benötigen, sondern daß Sie noch nicht einmal aus dem Bett aufstehen müssen.

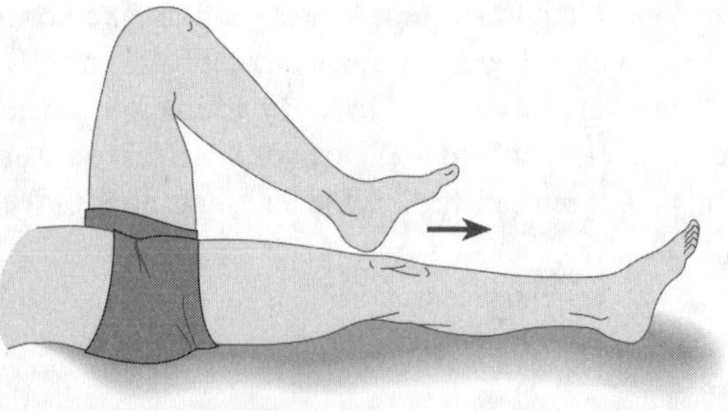

Setzen Sie dazu – noch während Sie entspannt auf dem Rücken liegen – die Ferse des einen Fußes auf die Kniescheibe des anderen Beines. Und fahren Sie dann mit der Ferse langsam die Schienbeinkante bis zum Fuß hinunter – und danach wieder hinauf zur Kniescheibe. (Allerdings dürfen Sie Ihre Bewegung dabei nicht mit den Augen steuern – blicken Sie am besten zur Decke oder schließen Sie die Augen.)

Wenn Sie mit dem einen Bein fertig sind, dann wiederholen Sie den Test mit der anderen Ferse.

Wenn Ihre Koordination der Beine normal funktioniert, dann können Sie diesen Test sehr einfach und (vor allem) sicher ausführen. Wenn mit der Koordination etwas nicht in Ordnung wäre, dann hätten Sie Schwierigkeiten, die Kniescheibe auf Anhieb sicher mit der Ferse zu treffen, oder Sie könnten die Bewegung an der Schienbeinkante nur in »Schlangenlinien« ausführen.

Diadochokinese

Diadochokinese heißt (frei) aus dem Griechischen übersetzt: Nachfolgebewegungen. Durch diese Nachfolgebewegungen der Hände (beispielsweise) läßt sich auf einfache Art die Feinmotorik überprüfen.

Halten Sie dazu beide Unterarme parallel vor den Oberkörper, und drehen Sie die Hände abwechselnd mit der Handfläche nach oben/unten. (Das ist in etwa die gleiche Bewegung, die Sie machen, wenn Sie mit den Händen »*Kann sein – kann nicht sein*« andeuten wollen.)

Führen Sie dieses »Umdrehen« mit beiden Händen gleichzeitig und schnell hintereinander aus. Wechseln Sie dabei mehrfach die Bewegungen ab: beide Hände »parallel« (d.h., eine Hand zeigt mit der Handfläche nach oben, die andere nach unten) und beide Hände »gegeneinander« (beide Handflächen zeigen in die gleiche Richtung).

Normalerweise sollten Sie diese schnellen Drehbewegungen ohne große Mühe auch über einen längeren Zeitraum durchhalten können, ohne dabei in der Reihenfolge der Drehbewegungen durcheinanderzukommen.

Fingertippen

Ähnlich wie die oben beschriebene Übung die Bewegungen der Hände testet, können Sie auch die Abstimmung der Fingerbewegungen leicht überprüfen.
Tippen Sie dazu abwechselnd mit den Fingerkuppen auf die Daumenspitze der gleichen Hand.
Versuchen Sie jetzt, eine halbe Minute lang so schnell wie möglich und so präzise wie möglich zu »tippen« – mit beiden Händen gleichzeitig und auch hier wieder in wechselnden »Tipprichtungen«.

Übrigens: Falls Sie Klavier spielen können, brauchen Sie sich keine weiteren Gedanken um die Feinmotorik Ihrer Finger zu machen – einen besseren »Test« zum Zusammenspiel Ihrer Finger (im wahrsten Sinne) gibt es nicht.

Die Intelligenz

Der uralte Streit, was mit *Intelligenz* eigentlich gemeint ist, füllt mittlerweile ganze Bibliotheken. Um diese – sehr theoretische – Diskussion an dieser Stelle zu umgehen, sollen hier nur zwei bekannte Definitionen der Intelligenz angeboten werden:

> *Intelligenz* beschreibt die Summe der Fähigkeiten des Menschen, sich in ungewohnten Situationen zurechtzufinden, Zusammenhänge zu erfassen und neue Handlungsstrategien zu entwickeln.
> *Intelligenz* ist das, was der Intelligenztest mißt.

Immerhin ist man sich mittlerweile darüber einig, daß die Intelligenz die *Summe* von unterschiedlichen Fähigkeiten ist.
Intelligenztests müssen deshalb immer versuchen, gleichzeitig so viele Bereiche wie möglich abzudecken.
Solche (möglichen) Bereiche der Intelligenz beschreibt eine Einteilung aus den siebziger Jahren:

> **Intelligenzbereiche nach Pawlik**
> - Räumliches Vorstellungsvermögen
> - Sprachverständnis, Rechenfertigkeit
> - Wort- und Ausdrucksflüssigkeit
> - Denkflexibilitat
> - Logisches Denken
>
> (Zitiert in: Siewert)

Aber: Den folgenden Beispielaufgaben liegt bereits eine etwas andere Einteilung zugrunde, die u. a. Punkte wie Konzentrations- und Merkfähigkeit stärker berücksichtigt. Was wieder einmal beweist, daß der alte Streit noch lange nicht beigelegt ist …

Der sagenumwobene IQ
Bei den meisten der heute gebräuchlichen Intelligenztests erhält der Testkandidat als Ergebnis am Ende des Tests »nur« einen einzigen Zahlenwert: den sogenannten *Intelligenzquotienten* (IQ).
Dieser Zahlenwert gibt an, wie der Kandidat, gemessen an einer Vergleichsgruppe, abgeschnitten hat. (Übrigens: Wie entscheidend die richtige Vergleichsgruppe ist, drückt ein altes Sprichwort recht drastisch aus: *Unter Blinden ist der Einäugige König.* Oder anders gesagt: Mit der entsprechenden Vergleichsgruppe könnte jeder einen »genialen« IQ erreichen ...)
Was ein solcher IQ bedeutet, zeigt am besten die graphische Darstellung in Form einer sog. Gaußschen Normalverteilungskurve.

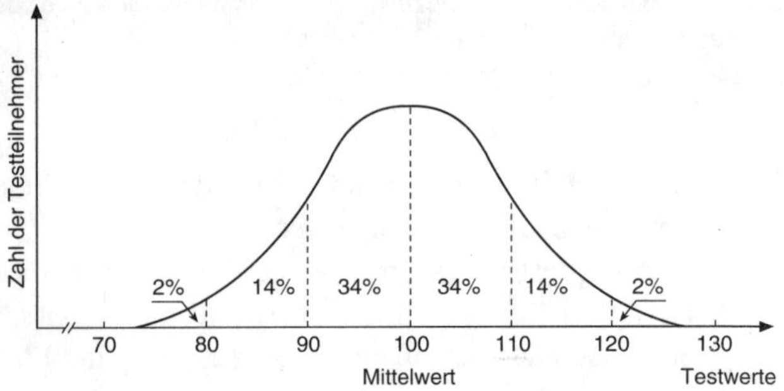

Und danach bedeutet ein IQ von 100, daß das Testergebnis absolutes »Mittelmaß« ist, oder anders ausgedrückt, daß 50% der übrigen Kandidaten schlechter und 50% der Kandidaten besser abgeschnitten haben. Ein IQ von 120 würde dann bedeuten, daß 98 Prozent der Kandidaten schlechter, aber nur 2 Prozent der Kandidaten besser abgeschnitten hätten – usw.

Im folgenden sind einige *typische* Intelligenztest-Aufgaben aus dem – erst vor kurzem abgeschafften – »Test für medizinische Studiengänge« vorgestellt.
(Die Beispiele sind dem *Testinfo -Ausgabe Herbst 1996*, herausgegeben von der ZVS Dortmund, entnommen. Der gesamte Originaltest ist im Programm des *Hogrefe-Verlages* Göttingen erhältlich.)

Eine seriöse Auswertung (womöglich noch mit einem IQ am Ende) ist anhand der wenigen Aufgaben verständlicherweise nicht möglich.
Wenn Sie trotzdem eine »persönliche« Auswertung Ihres Testergebnisses wollen, dann schaffen Sie sich doch Ihre eigene Vergleichsgruppe: Überreden Sie möglichst viele Bekannte und Verwandte, die Testaufgaben zu machen. Anhand der Fehlerquote können Sie sich dann Ihren persönlichen »IQ« errechnen.
(Das ist zwar nicht unbedingt »wissenschaftlich«, aber immer noch seriöser als die vielen »Blitz-Auswertungen« der verschiedensten »Intelligenztests«, die in regelmäßigen Abständen in diversen Zeitschriften auftauchen.)

Test 1: Muster erkennen

Der folgende Test prüft Ihre Fähigkeit, Ausschnitte in einem komplexen Bild wiederzuerkennen. Dazu werden pro Aufgabe ein »Muster« und je fünf »Musterausschnitte« (A) bis (E) vorgegeben. Sie sollen herausfinden, welcher dieser fünf »Musterausschnitte« an irgendeiner beliebigen Stelle deckungsgleich und vollständig auf das »Muster« gelegt werden kann; die »Musterausschnitte« sind weder vergrößert oder verkleinert noch gedreht oder gekippt.

Zeit: pro Aufgabe maximal eine Minute

Aufgabe 1:

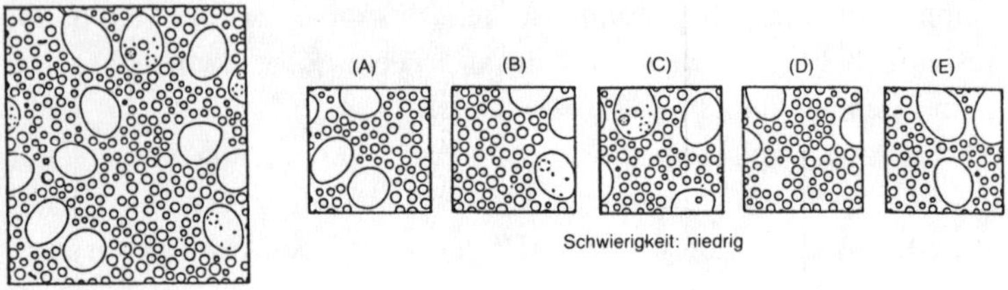

Schwierigkeit: niedrig

Aufgabe 2:

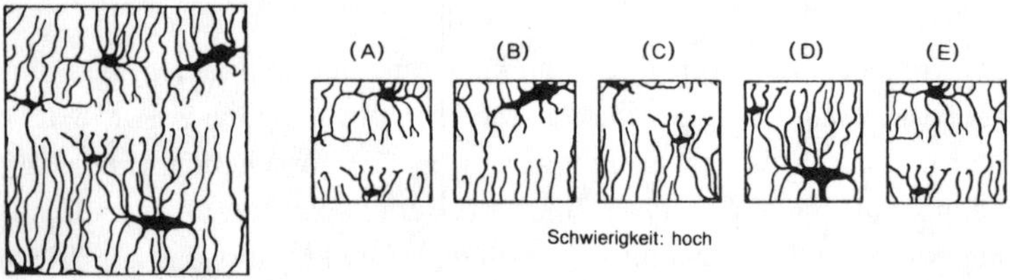

Schwierigkeit: hoch

Aufgabe 3:

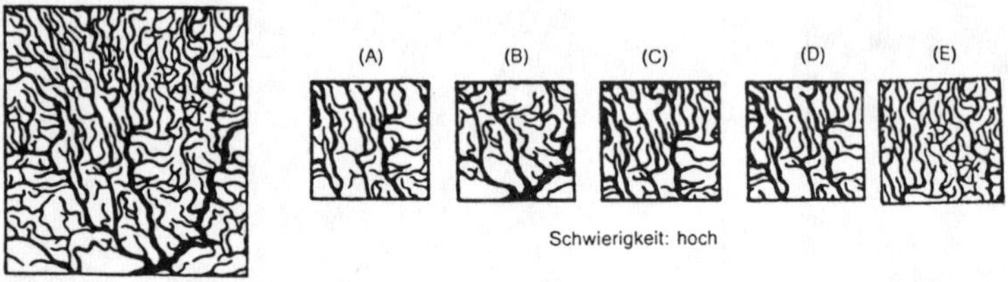

Schwierigkeit: hoch

Test 2: Räumliches Vorstellungsvermögen

Einführung: Die folgenden Abbildungen prüfen Ihr räumliches Vorstellungsvermögen. Jede der Aufgaben besteht aus zwei Abbildungen eines durchsichtigen Würfels, in dem sich ein, zwei oder drei Kabel befinden. Die erste Abb. (links) zeigt Ihnen stets die Vorderansicht (Frontansicht) des Würfels; auf dem rechten Bild daneben ist derselbe Würfel noch einmal abgebildet; Sie sollen herausfinden, ob von rechts (r), links (l), unten (u), oben (o) oder hinten (h).

Die Auflösungen dieser Würfel-Aufgaben finden Sie am Ende des Buches auf S. 382.

Achtung: Sie haben für diese acht Figuren nur insgesamt 5 Minuten Zeit.

Für diese Seite haben Sie nur 2 1/2 Minuten Zeit!

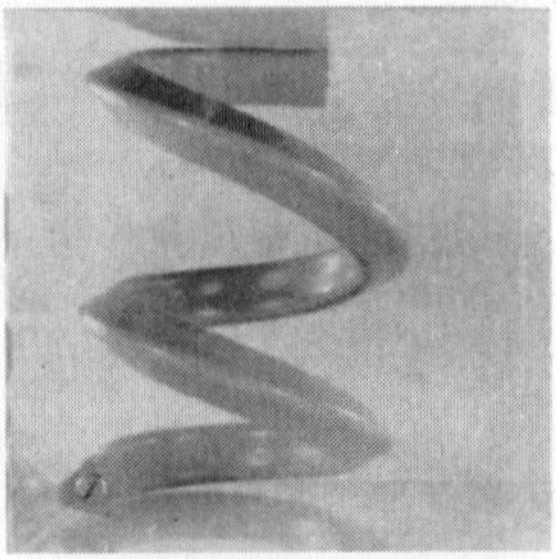

(A) : r
(B) : l
(C) : u
(D) : o
(E) : h

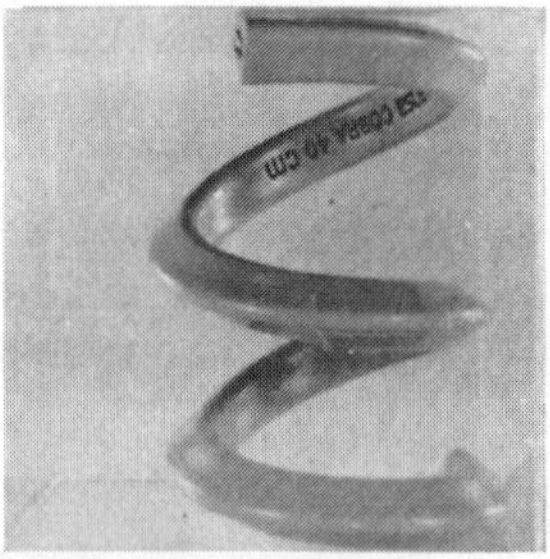

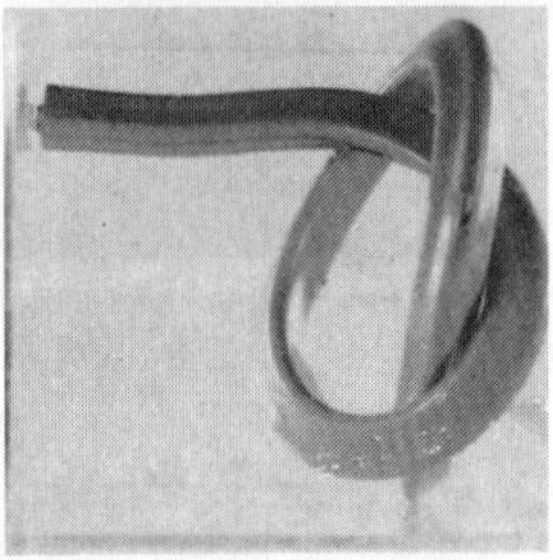

(A) : r
(B) : l
(C) : u
(D) : o
(E) : h

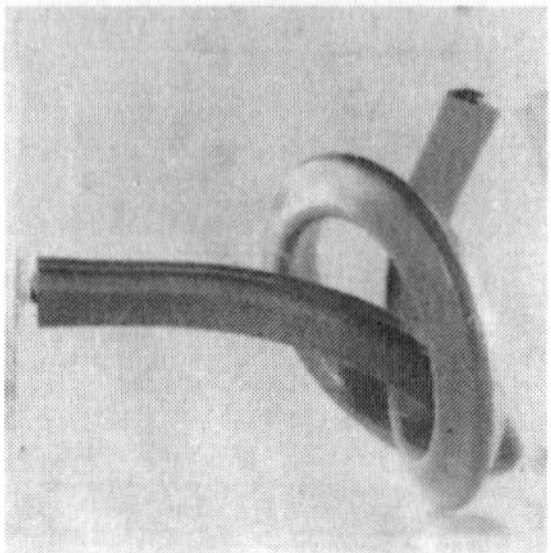

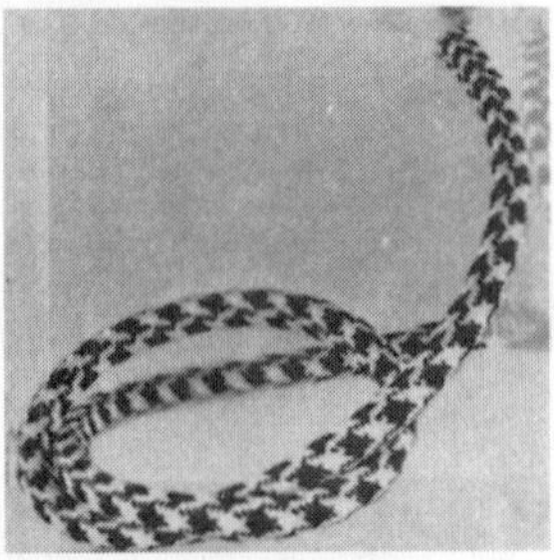

(A) : r
(B) : l
(C) : u
(D) : o
(E) : h

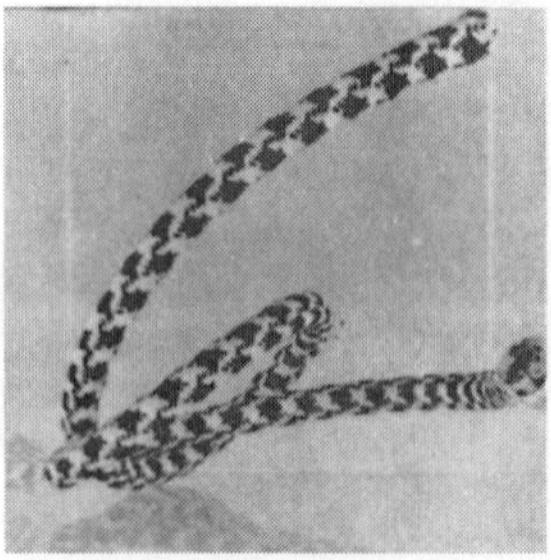

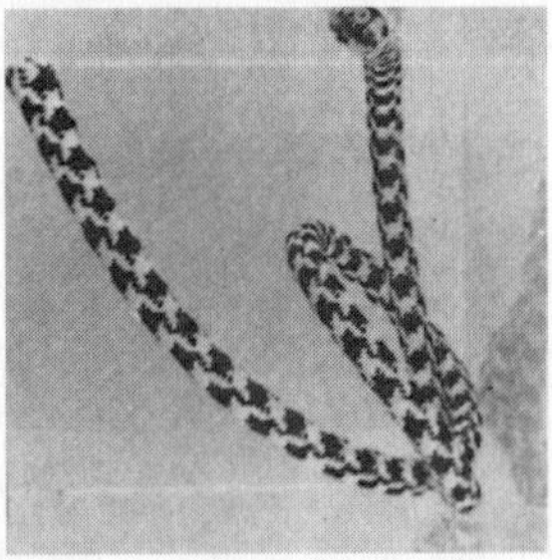

(A) : r
(B) : l
(C) : u
(D) : o
(E) : h

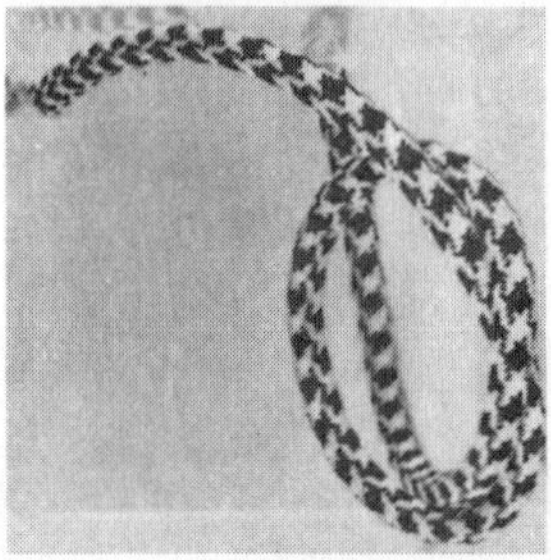

Und auch für diese Seite haben Sie wieder nur 2 1/2 Min. Zeit!

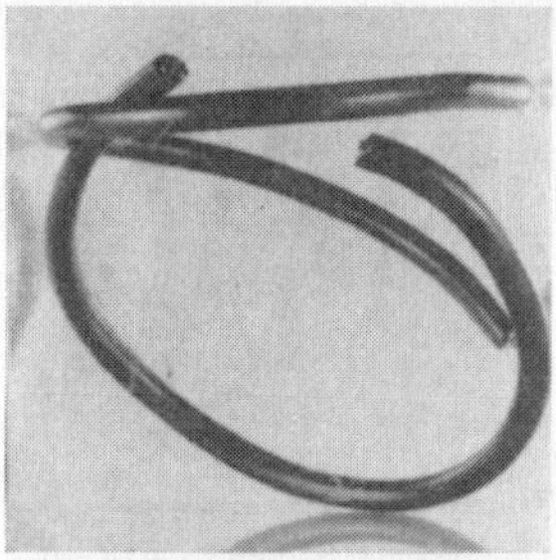

(A) : r
(B) : l
(C) : u
(D) : o
(E) : h

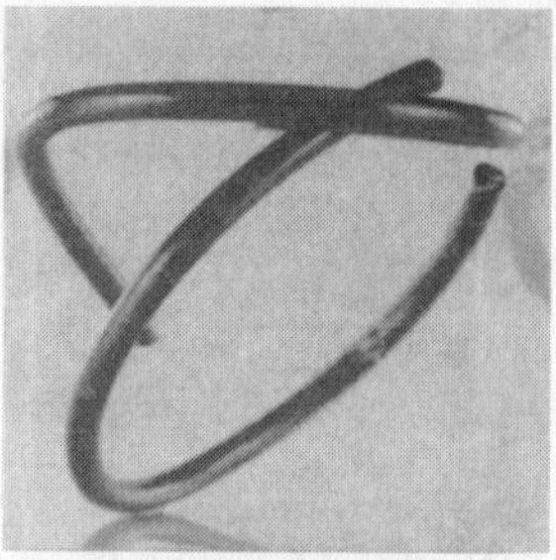

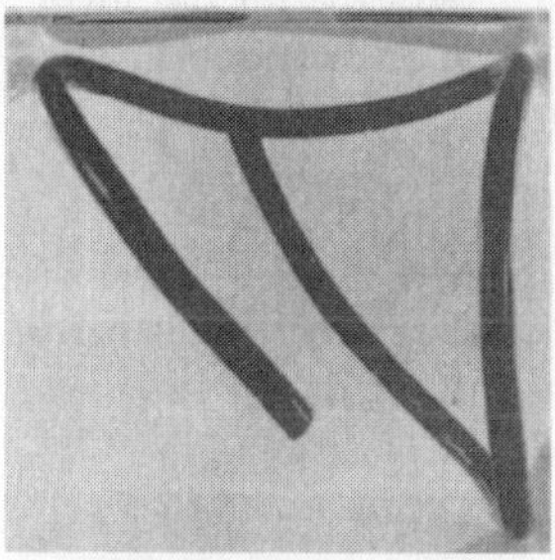

(A) : r
(B) : l
(C) : u
(D) : o
(E) : h

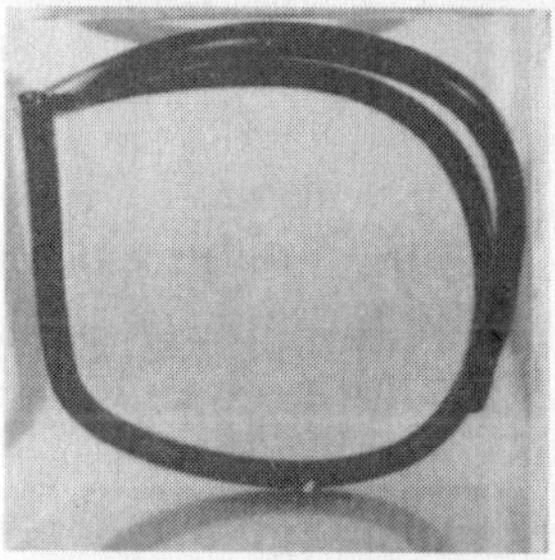

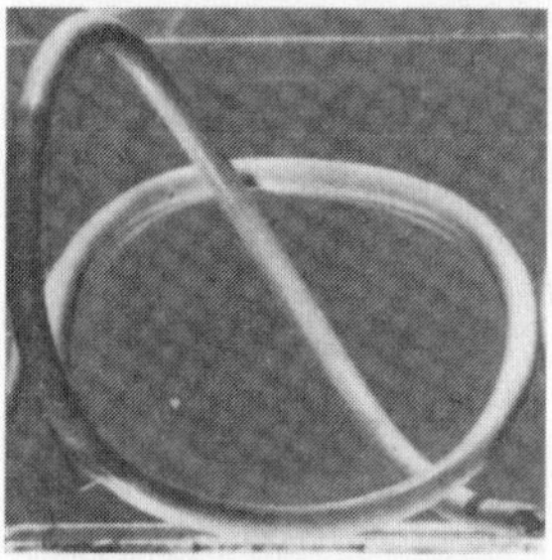

(A) : r
(B) : l
(C) : u
(D) : o
(E) : h

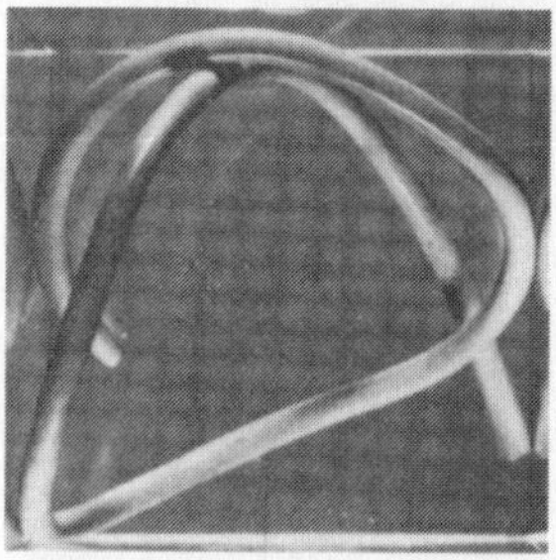

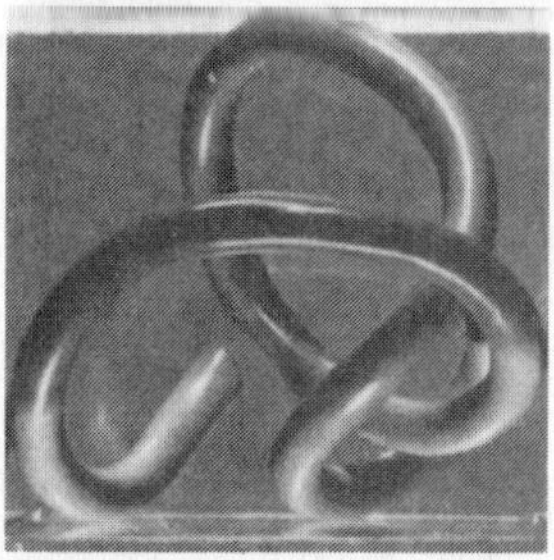

(A) : r
(B) : l
(C) : u
(D) : o
(E) : h

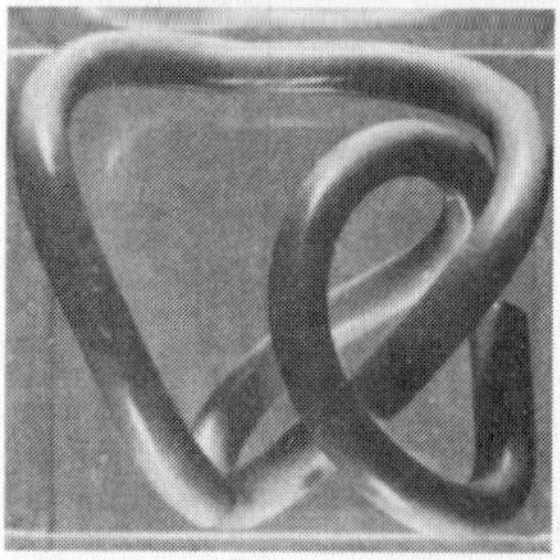

Test 3: Wahrnehmung/Lernen

Dieser Test prüft, wie gut Sie sich Einzelheiten von Gegenständen, die Sie mit dem Auge wahrnehmen, einprägen und merken können.

1. Teil:

Es werden Ihnen 8 Figuren vorgegeben; ein Teil jeder Figur ist geschwärzt. Die Figuren einschließlich der Lage der schwarzen Flächen sollen Sie sich nun so einprägen, daß Sie später angeben können, welcher Teil der Abb. geschwärzt war. Die Figuren werden Ihnen dann jedoch in veränderter Reihenfolge vorgelegt.
Nachdem Sie sich die 8 Abb. eingeprägt haben, dürfen (sollen) Sie erst einmal eine größere Pause einlegen – haben Sie nicht noch irgend etwas anderes zu erledigen? (Natürlich können Sie auch im Buch weiterlesen, warten Sie aber mindestens eine Stunde, ehe Sie zum zweiten Teil der Aufgabe übergehen.)

Zeit zum Einprägen:

2 Minuten – und wirklich keine Sekunde länger.
(Am besten also, Sie schauen erst auf die Uhr – und schlagen danach die Abb. auf S. 383 auf.)

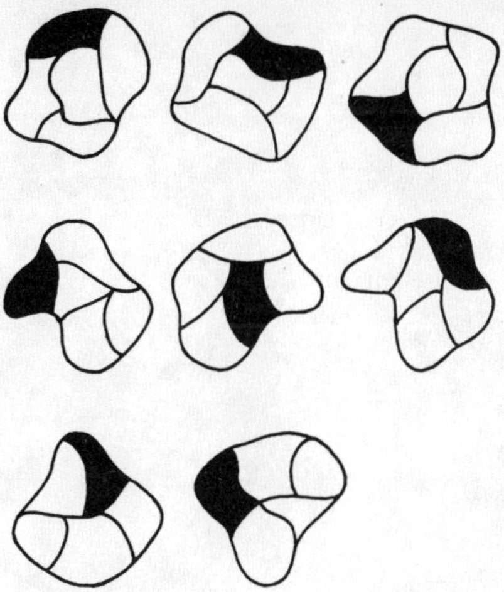

Die zwei Minuten sind um? Dann decken Sie die Abbildung wieder ab, und machen Sie nach der Pause mit dem zweiten Teil auf S. 383 weiter.

Das Auge

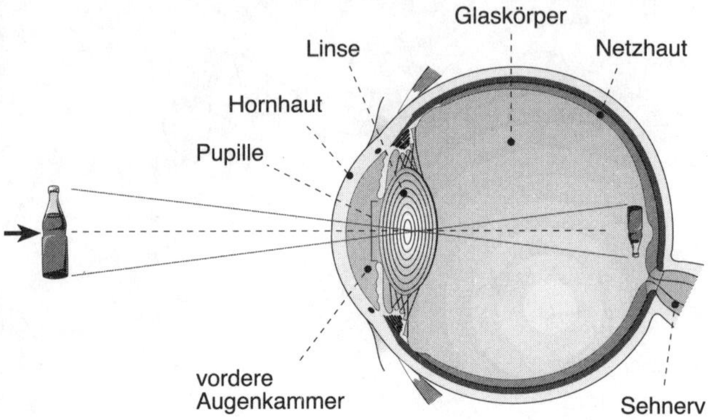

Auge und Sehen
Das menschliche Auge ist in der Lage, elektromagnetische Strahlung mit einer Wellenlänge von 400 bis 700 nm als Licht wahrzunehmen. Durch das Auge legt das einfallende Licht dabei folgenden Weg zurück (s. Abb.): Hornhaut → vordere Augenkammer → Pupille → Linse → Glaskörper → Netzhaut.
Auf der Netzhaut befinden sich ca. 6 Millionen *Zapfen* und über 100 Millionen *Stäbchen*. Während die Zapfen vor allem für Farbensehen verantwortlich sind, übernehmen die Stäbchen in der Dämmerung das Schwarz-Weiß-Sehen. (*Nachts sind alle Katzen grau!*) Sind die Stäbchen nicht in der Lage, ihre Empfindlichkeit bei zunehmender Dunkelheit zu steigern, spricht man von Nachtblindheit.
Das auf der Netzhaut einfallende Licht löst an den Zäpfchen/Stäbchen einen elektrischen Reiz aus, der vom Sehnerv ins Großhirn weitergeleitet wird. Im Großhirn angekommen, werden die empfangenen Signale dann zum fertigen Bild zusammengesetzt.
Jeder Augapfel wird von sechs verschiedenen Augenmuskeln bewegt, was den Blick in (nahezu) jede Richtung ermöglicht. Diese Augenmuskeln werden vom III., IV. und VI. Hirnnerv versorgt – s. a. dort.

Die Hornhaut

Mit einem einfachen »Trick« können Sie die Oberflächenbeschaffenheit der Hornhaut (einer anderen Person) problemlos untersuchen. Suchen Sie sich dazu zunächst einmal einen Raum, dessen Fenster noch über Fensterkreuze verfügen.
Setzen Sie den Untersuchten dort mit dem Gesicht zum Fenster – und sich selbst ihm gegenüber. Jetzt drehen Sie den Kopf des Untersuchten so, daß sich die Fensterkreuze auf dessen Hornhaut widerspiegeln. Durch langsames Bewegen der Augen (bzw. des gesamten Kopfes) können Sie diese Fensterkreuze jetzt langsam über die gesamte Hornhaut wandern lassen.
Bei glatter und gleichmäßig gekrümmter Hornhautoberfläche spiegelt sich jedes Fensterkreuz konturenscharf und ohne Verzerrungen wider. Matte und unscharfe Bereiche oder Verzerrungen entstehen durch Unebenheiten auf der Hornhaut. Diese haben in den meisten Fällen nur eine harmlose Formveränderung der Hornhautoberfläche als Ursache, sollten jedoch bei Gelegenheit vom Augenarzt abgeklärt werden.

Augeninnendruck

Der **Augeninnendruck** wird durch das Verhältnis von neugebildetem und abfließendem Kammerwasser bestimmt. Die Ursache für krankhaft erhöhten Augeninnendruck liegt fast immer in einer Abflußbehinderung des Kammerwassers. Eine genaue Messung des Augeninnendruckes nimmt der Augenarzt mit sog. *Tonometern* vor. Diese werden direkt auf die Hornhaut aufgesetzt und messen dort, wie tief Druckstifte die Hornhaut eindellen können.

Eine (zugegeben sehr grobe) Überprüfung des Augeninnendrucks können Sie auch ohne Tonometer ganz einfach durchführen.
Tasten Sie dazu die Augäpfel durch die geschlossenen Augenlider hindurch mit den Fingerbeeren. Beide Augen sollten sich mit den Fingern (vorsichtig!) leicht eindellen lassen und dabei dem Finger den gleichen Widerstand leisten. (D.h., der Augeninnendruck soll in beiden Augen gleich groß sein.)
Stellen Sie dabei fest, daß ein Augapfel »härter« als der andere ist, sollten Sie – um eine *rechtzeitige* Behandlung einleiten zu können –, umgehend einen Augenarzt aufsuchen.

Sehschärfe

Die Bestimmung der Sehschärfe ist quasi das A und O jeder augenärztlichen Untersuchung. Selbst Menschen, die noch nie beim Augenarzt waren, kennen die dazu verwendeten Sehschärfetafeln aus zahlreichen Karikaturen und Fernsehsketchen.

> Unter **Sehschärfe** wird in der Medizin die Fähigkeit verstanden, zwei eng beieinanderliegende Punkte gerade noch als getrennt wahrzunehmen. (Umgekehrt wird die Fähigkeit, zwei solche Punkte darzustellen, als *Auflösung* bezeichnet – ein Qualitätsmerkmal, mit dem beispielsweise Computermonitoren oder Fernseher beworben werden.)

Da die Untersuchung anhand zweier Punkte in der Praxis nur schwer möglich ist (*Ist's ein Punkt oder nur ein Staubkorn?*), benutzen Augenärzte auch heute noch die um die Jahrhundertwende eingeführten *Landolt-Ringe*.
Diese Landolt-Ringe bestehen aus einem Kreis, der an einer Seite eine schmale Öffnung (Breite: 1 Bogenminute) besitzt. Die Aufgabe des Betrachters ist es, zu jedem der Ringe die Lage der Öffnung anzugeben – oben/unten/links/rechts.
Übrigens: In den originalen – standardisierten – Sehtests werden die

Ringe wirklich nur in diesen vier Richtungen angeboten. Um es Ihnen hier etwas »schwerer« zu machen, stellt der »Bastelbogen« gleich 8 mögliche Stellungen der Ringöffnung vor: oben,oben-rechts, rechts, unten-rechts, unten, unten-links, links und oben-links.

Aber auch andere Zeichen können zur Untersuchung der Sehschärfe verwendet werden – beispielsweise dreizinkige Haken (sog. Snellen-Haken – siehe »Bastelbogen«) oder auch Zahlen, Buchstaben oder einfache Abbildungen.

Zur Bestimmung der Fernsehschärfe beträgt der Abstand zur Sehtafel in der Regel 5 m, zur Bestimmung der Nahsehschärfe (je nach Tafel) etwa 25 bis 40 cm.

Am Rand der Originaltafeln sind jeweils die Entfernungen angegeben, in der ein Normalsichtiger die Zeichen noch erkennen kann. Die kleinste Zeile, die der Untersuchte gerade noch scharf erkennen kann, wird zu dieser Zahl in Beziehung gesetzt, um damit die ermittelte Sehschärfe anzugeben.

Das heißt für die hier abgebildete Nahsehtafel:
Wählen Sie für die hier abgebildete Tafel einen Lese-Abstand von etwa 40 cm. Falls Sie eine Brille tragen, dann setzen Sie sie für diesen Sehtest auf.
Probieren Sie jetzt, welche Zeile Sie noch »scharf« lesen können. Erkennen Sie alle Zeichen? Können Sie erkennen, in welche Richtung die Haken bzw. die Ringöffnungen zeigen?
Die rechts neben der Zeile stehende Zahl gibt dann Ihre Sehschärfe an – beispielsweise »0,1«, wenn Sie die Zahlen nur bis zur dritten Zeile lesen können. (Was allerdings unwahrscheinlich ist, da Sie sonst wohl nicht dieses Buch lesen würden ...)
Übrigens: Falls Sie selbst bei der untersten Zeile (Sehschärfe »1,0«) noch keine (Seh-)Schwierigkeiten haben, können Sie den Abstand auch noch erweitern. Teilen Sie einfach den Maximalabstand durch die angegebenen 40 cm, und schon haben Sie Ihre – überdurchschnittlich gute – Sehschärfe.
Beispiel: Sie können die unterste Zeile in einer Entfernung von 60 cm gerade noch deutlich erkennen – dann beträgt Ihre Sehschärfe: 60 cm/40 cm = 1,5. Prima!

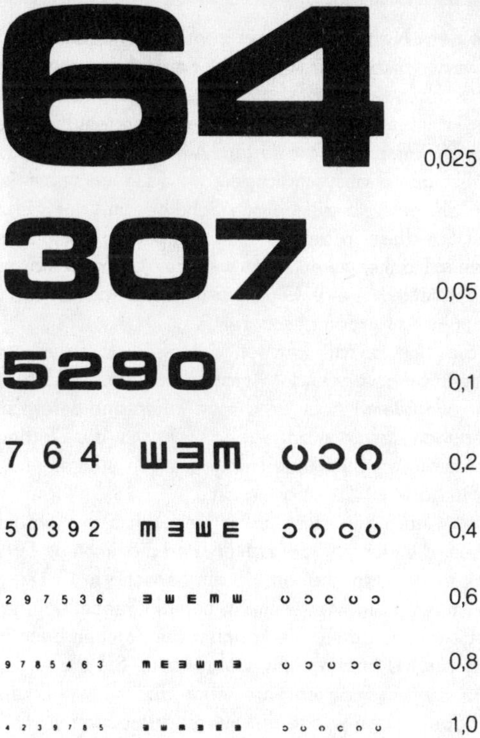

Karte in ca. 35-40 cm Abstand halten. Visus für jedes Auge getrennt prüfen

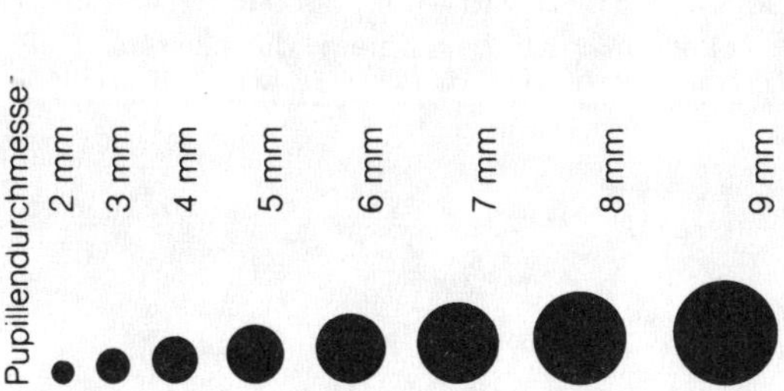

Und nach dem Nah-Sehtest nun zum Fern-Sehtest.
(Nicht zu verwechseln: Fern-Sehtest # Fernseh-Test.)

Eigentlich könnten Sie mit den auf der gegenüberliegenden Seite abgedruckten Tafeln sofort loslegen. Allerdings hätten Sie die Zeichen dann wohl schneller auswendig gelernt, als Ihnen selbst lieb wäre.
Schneiden Sie deshalb die beiden Scheiben mit den Sehzeichen aus, und heften Sie diese in der Mitte mit einem Druckknopf auf die dafür vorgesehenen Flächen zwei Seiten weiter. Wenn alles klappt, sollten sich die Scheiben jetzt wie ein »Glücksrad« drehen lassen und Ihnen immer wieder »neue« Aufgaben bescheren.
Erinnern Sie sich an die großen Sehtafeln, die der Augenarzt zur Sehschärfe-Prüfung verwendet. (*Haben Sie einen Führerschein? Dann kennen Sie die Tafeln.*) Auch an diesen Tafeln sind bereits die Sehschärfen direkt neben der Zeile angegeben. Da sich die Originaltafeln aber nur schwer in diesem Buch unterbringen ließen, sind hier nur die Zeichen für die Sehschärfe »1,0« abgedruckt.
Das heißt: Wenn Sie in einer Entfernung von 5 m die Buchstaben und Zahlen lesen, die Richtung der Haken, und die Richtung der Ringöffnung erkennen können, dann haben Sie die Sehschärfe »1,0«.
Ansonsten müssen Sie wieder die maximale Sehentfernung durch 5 (m) teilen. Angenommen also, Sie könnten die Zeichen auch noch in einer Entfernung von 10 m erkennen, dann hätten Sie die – phantastische – Sehschärfe von »2,0«. Wenn Sie schon nach 2,5 m Erkenntnisschwierigkeiten haben, dann würde die Sehschärfe eben nur »0,5« betragen.

Übrigens: Sie können diesen Test natürlich auch ohne fremde Hilfe durchführen, indem Sie sich mit den Tafeln einfach vor einen Spiegel setzen. Dabei müssen Sie dann aber beachten, daß die Entfernung zur Sehtafel dadurch halbiert wird – d.h., der 5-m-Sehtest läßt sich ebensogut in 2,5 m Entfernung vor dem Spiegel durchführen.

Bastelbogen I

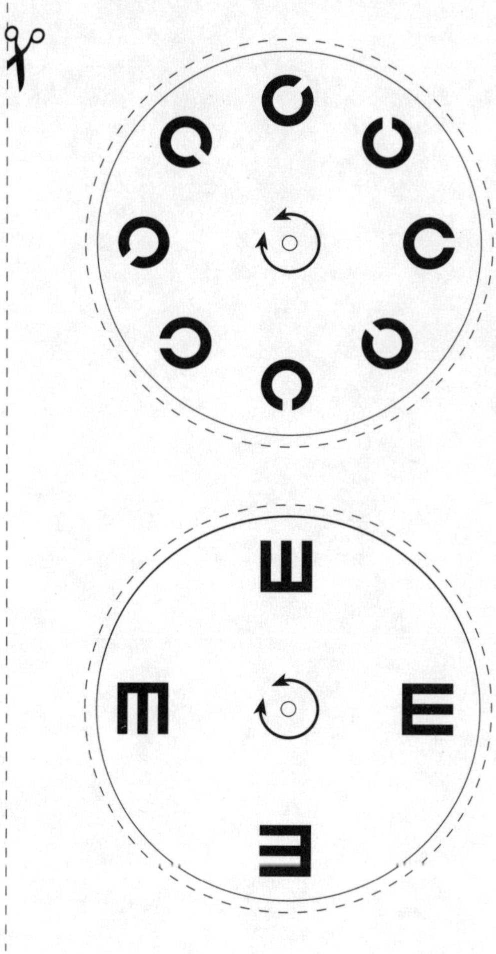

Abstand: 5 m

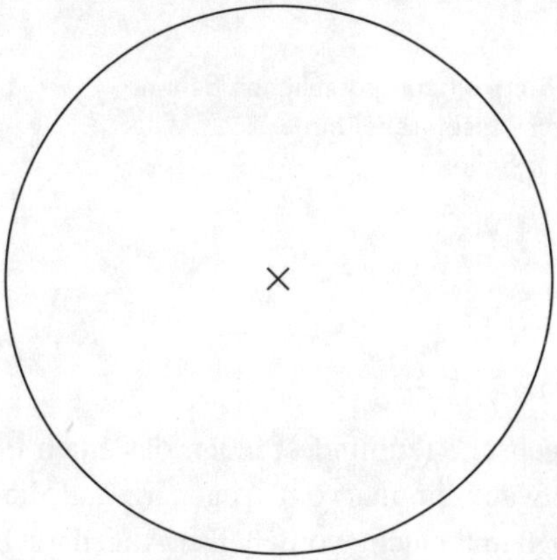

9 B 8 E 6 F

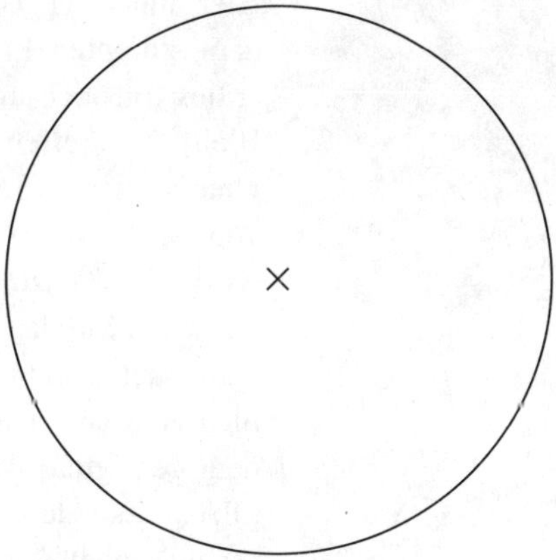

Untersuchung des räumlichen Sehens

Lexikon:
Stereopsis: Fähigkeit zum räumlichen Sehen
nasal: zur Nase(nseite) hin
temporal: zur Seite hin

Treffversuch

Fast jeder Erwachsene (zumindest jeder, der einen Führerschein besitzt), ist irgendwann einmal vom Augenarzt auf die Fähigkeit zum räumlichen Sehen untersucht worden. Der Augenarzt benutzt dazu ein sogenanntes Stereoskop, durch das Bildvorlagen dreidimensional wahrgenommen werden können.

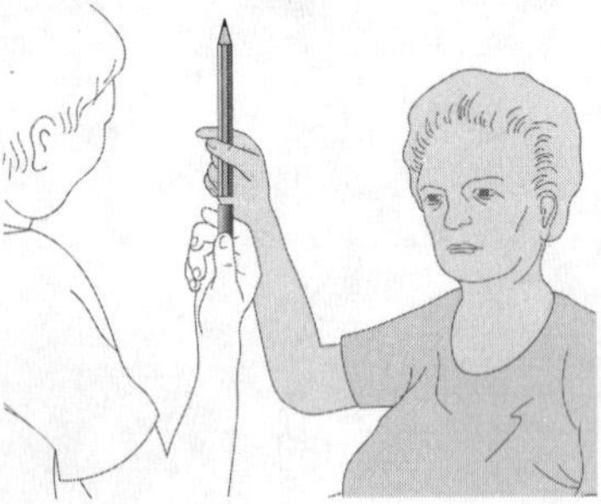

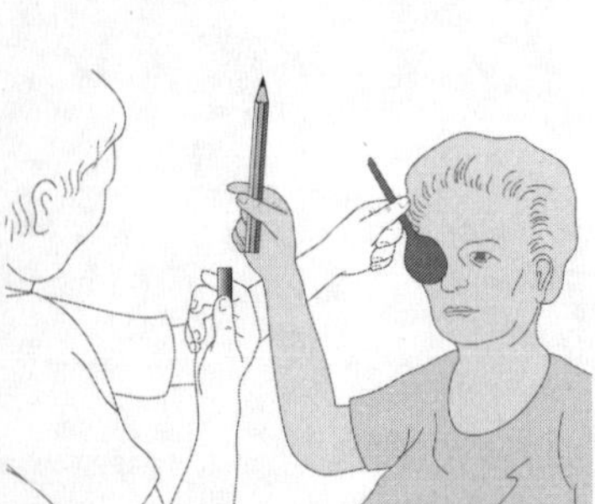

Eine einfache Alternative dazu stellt der sog. *Treffversuch* dar. Hier muß der Untersuchte mit dem stumpfen Ende eines Bleistiftes von oben auf einen anderen Bleistiftes treffen, der ihm vom Untersucher in einem Abstand von ca. 0,5 m entgegengehalten wird – siehe dazu die Abbildung. Beachten Sie dabei, daß sich der Untersuchte mit seinem Bleistift nicht langsam (gar horizontal) an den gezeigten Bleistift »heranpirscht«, sondern seinen Bleistift relativ schnell von oben herunterführt. (Falls gerade keine zwei Bleistifte vorhanden sind, reichen notfalls auch zwei ausgestreckte Finger.) Dieses »Andocken« sollte mit geöffneten Augen problemlos möglich sein. Schwieriger wird es jedoch, wenn ein Auge geschlossen wird, da die Tiefenwahrnehmung – und damit das räumliche Sehen – mit nur einem Auge unmöglich ist. (Und wer es noch schwieriger will, kann den Test auch mit den spitzen Enden der Bleistifte versuchen …)

Gesichtsfeld
Als Gesichtsfeld wird der Ausschnitt der Außenwelt bezeichnet, den wir mit unbewegtem, gerade nach vorn blickendem Auge wahrnehmen können. Nach oben und unten wird dieser Ausschnitt durch den Rand der Augenhöhle eingeschränkt, zur Mitte hin durch den Nasenrücken. Das Gesichtsfeld beträgt deshalb für jedes Auge etwa 60 Grad nach oben, 70 Grad nach unten, 60 Grad zur Mitte hin (= nasal) und 90 Grad zur Seite (= temporal). Die genaue Ausdehnung des Gesichtsfeldes wird vom Augenarzt mit einem (schüsselförmigen) Perimeter gemessen.

Konfrontationstest

Zur einfachen – wenn auch nur orientierenden – Untersuchung des Gesichtsfeldes eignet sich der *Konfrontationstest.* Hierzu sitzen sich der Untersucher und der Untersuchte im Abstand von 1 bis 1,5 m gegenüber und sehen sich gegenseitig in die Augen (siehe Abbildung).

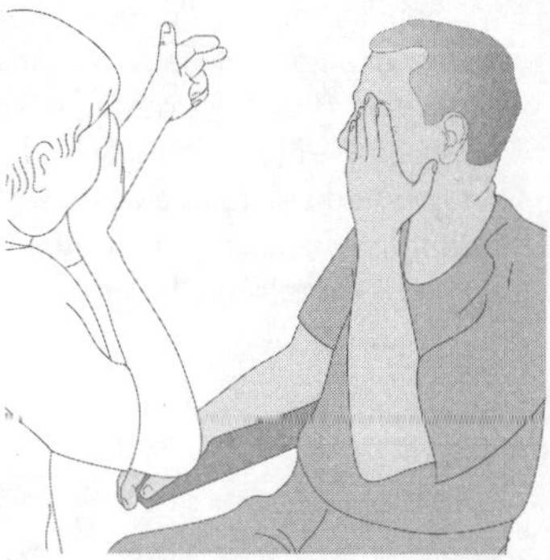

Nachdem beide ein jeweils gegenüberliegendes Auge geschlossen – oder mit einer Hand abgedeckt – haben, führt der Untersucher seinen Finger von der Seite her langsam auf einer gedachten Linie in der Mitte zwischen beiden Personen hindurch. (Dabei blicken sich die geöffneten Augen immer noch fest an.)

Untersucher und Untersuchter sollten beide den Finger gleichzeitig

auftauchen und auf der anderen Seite auch gleichzeitig wieder verschwinden sehen. (Vorausgesetzt natürlich, der Untersucher besitzt ein normales Gesichtsfeld.)
Dieser Test kann/sollte mit beiden Augen nacheinander und mit der Fingerbewegung in waagerechter, senkrechter und diagonaler Richtung wiederholt werden.
Die Größe des Gesichtsfeldes hängt übrigens auch von der *Farbe* des eingebrachten Gegenstandes ab – was sich mit verschiedenfarbiger Kreide leicht überprüfen läßt. Am größten ist dieses, wenn der Test mit weißer Kreide durchgeführt wird, in der Reihenfolge blaue – rote – gelbe – grüne Kreide nimmt es kontinuierlich ab.

Das Schielen
Als Schielen (medizinischer Fachausdruck: Strabismus) bezeichnet man das Abweichen der Augenachsen von ihrer normalen Blickrichtung. Während der Schnittpunkt der Augenachsen beim Fernsehen eigentlich erst im Unendlichen liegt – die Augenachsen verlaufen damit nahezu parallel –, weicht die Achse eines Auges beim Schielen entweder nach innen (Einwärtsschielen = Strabismus convergens) oder nach außen (Auswärtsschielen = Strabismus divergens) ab. Wegen des dadurch erscheinenden »verklärten« Gesichtsausdruckes, wurden im Mittelalter häufig »Heilige« mit leichtem Auswärtsschielen (dem berühmten »Silberblick«) dargestellt. Das Schielen kann zahlreiche Ursachen haben – Vererbung, frühkindliche Schädigungen, Infektionserkrankungen, Verletzungen und zahlreiche weitere Möglichkeiten kommen in Frage. Häufig bleibt die Ursache jedoch auch unerkannt.
In Deutschland schielen etwa 5% der Gesamtbevölkerung.

Schieltest – Abdecktest

Als geradezu klassische Schieluntersuchung läßt sich der *Abdecktest* einfach und schnell durchführen. Der Untersucher bittet dazu den Untersuchten, irgendeinen Gegenstand (erst in der Nähe, später in der Ferne) mit beiden Augen zu fixieren (= anzustarren). Dann deckt er ein Auge des Untersuchten mit der Hand (eleganter: mit einem Eßlöffel) ab und beobachtet die Reaktion des freien Auges. Reagiert dieses Auge mit einer Einstellbewegung, also einer Veränderung der Augenachse, ist ein Schielen dieses Auges nachgewiesen. Der Test wird anschließend mit dem anderen Auge wiederholt.

Aufdecktest

Quasi umgekehrt kann der Test auch durchgeführt werden, wenn man die Reaktion des abgedeckten Auges beim *Wegziehen* der Hand beobachtet. Macht das freigegebene Auge bei diesem *Aufdecktest* eine schnelle Einstellbewegung, so kann man davon ausgehen, daß dieses Auge zumindest latent schielt.

Die Akkommodation

Als **Akkommodation** (lat. für Anpassung) bezeichnet man die Fähigkeit des Auges, sich den verschiedenen Entfernungen der Sehobjekte anzupassen. Beim Blick ins »Unendliche« verlaufen die Sehachsen der beiden Augen praktisch nahezu parallel. Je mehr sich nun ein betrachtetes Objekt dem Auge nähert, desto früher müssen sich die Sehachsen schneiden, die Pupillen müssen sich also nach innen aufeinander zu bewegen. Gleichzeitig verengen sich die Pupillen bei dieser Naheinstellungsreaktion, um die mögliche Tiefenschärfe noch zu erhöhen. (Hobbyfotografen kennen diesen Effekt von ihrer Kamera: Je kleiner die Blende, desto größer die Tiefenschärfe.)

Nahakkommodation

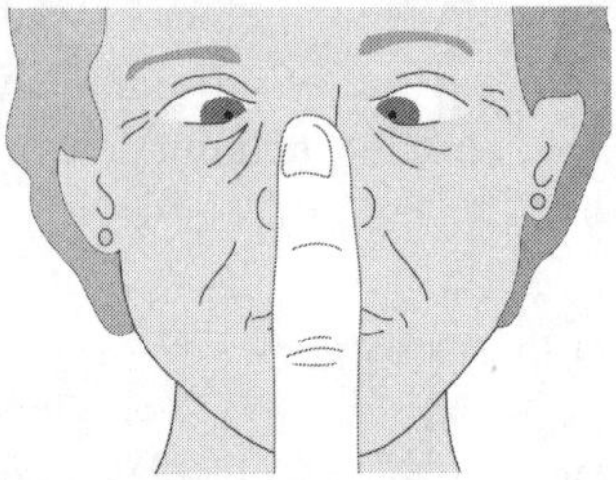

Der Test auf Nahakkommodationsfähigkeit des Auges funktioniert ganz ähnlich wie das Kinderspiel zum »Schielen üben«. (*Genau, der Blick auf die eigene Nasenspitze.*) Um aber auch die Pupillenreaktion beurteilen zu können, führt man den Test am einfachsten mit einer (beobachtenden) Hilfsperson aus. Der Beobachter führt dabei seinen Finger langsam in Richtung Nasenspitze des Untersuchten, während dieser die Fingerspitze mit beiden Augen fixiert. Je näher der Finger jetzt der Nasenspitze (und damit den Augen) kommt, desto stärker drehen sich die Augen nach innen und desto kleiner werden gleichzeitig die beiden Pupillen – siehe Abbildung.

Die Fähigkeit des Auges zur Nahakkommodation nimmt mit zunehmendem Alter ab. Das heißt, daß der Mindestabstand vom Finger zum Auge mit der Zeit immer größer werden muß, damit man den Finger noch scharf erkennen kann. Die folgende Tabelle zeigt die zunehmende Verlagerung des sog. Nahpunktes in die Ferne. (Die Werte sind natürlich – wie meist – nur Richtwerte.)

Alter in Jahren	dichtester Punkt, der dann noch »scharf« gesehen werden kann (Angabe in cm)
5	7
10	8
20	10
30	12
40	17
50	45
60	70
70	100

(Quelle: Kunsch)

Die Nase

Riechen

Der Mensch ist in der Lage, Tausende und Abertausende verschiedener Gerüche wahrzunehmen. Immer wieder ist versucht worden, verschiedene Düfte zu »Duftklassen« zusammenzufassen – und zu jeder Duftklasse entsprechende »Standarddüfte« festzulegen. Wie schwierig dieses Unterfangen ist, zeigt allein die Tatsache, daß es bis heute noch nicht möglich war, sich international auf eine Einteilung festzulegen *(Andere Länder, andere Düfte?)*.

Wie die Nase die Duftstoffe »empfängt« und als elektrische Reize an das Gehirn weiterleitet und wie das Gehirn daraus dann die entsprechenden Düfte zusammenbastelt, ist bereits im Kap. *Das Gehirn* auf S. 44 (I. Hirnnerv = Riechnerv) besprochen.

Hier nur noch einmal eine Einteilung verschiedener Riechstoffe. (Die in dieser Form für – grobe – Geruchsprüfungen eingesetzt werden.)

Reine Riechstoffe sind Stoffe, die ausschließlich über den Riechnerv an das Gehirn weitergeleitet werden, beispielsweise:

- Kaffee
- Parfüme
- Schwefelwasserstoff (faule Eier)
- Bittermandel (Weihnachtsgebäck)

Dann gibt es zahlreiche Riechstoffe, die zusätzlich auch noch über den *V. Hirnnerv* (*Trigeminusnerv*) an das Gehirn weitergeleitet werden, wie:

- Essigsäure
- Ammoniak (stechend)
- Kampfer (kühl, riecht nach »Medizin«)
- Menthol (kühl)

Einige wenige Riechstoffe haben zusätzlich auch noch einen *Geschmacksanteil*, d. h., das Gehirn nimmt nicht nur den Geruch, sondern gleichzeitig auch einen »Geschmack« wahr. Das Paradebeispiel hierfür ist Chloroform, das einen »süßen Geschmack« auslöst. *(Bitte probieren Sie letzteres nicht aus – sonst schlafen Sie womöglich mit einem süßen Geschmack im Mund ein!)*

Übrigens: Ein beliebter »Simulantentest« ist die Testung mit Pfefferminzlikör. (Pfefferminz ist ein reiner Geruchsstoff.) Bei bestehender Riechunfähigkeit (= Anosmie) gibt der Getestete an, »kühles Zuckerwasser« zu schmecken. (Kühl und süß durch den Zucker- und Alkoholanteil im Likör) Bei Aufhebung des Geschmacksvermögens (= Ageusie) »schmeckt« der Pfefferminzlikör lediglich nach »kühlem Wasser«. So manch ein Simulant hat sich allerdings dadurch zu erkennen gegeben, daß er angab, nichts riechen zu können, aber deutlich den »Pfefferminzgeschmack« zu schmecken. Pech gehabt.

Prüfung der Luftdurchgängigkeit der Nase

Es gibt zahlreiche Gründe, warum das eine Nasenloch etwas mehr als das andere »verstopft« sein kann – Erkältungen, Nasennebenhöhlenentzündungen (s. u.) oder auch anatomische Ursachen (z. B. eine ungerade Nasenscheidewand) sind nur einige von ihnen. Oft merkt man auch ohne besondere Tests, daß ein Nasenloch etwas »hinterherhinkt« – manchmal hat man sich aber auch längst daran gewöhnt.
Um die Luftdurchgängigkeit Ihrer beiden Nasenlöcher miteinander zu vergleichen, brauchen Sie einfach nur eine polierte Metallplatte beim Ausatmen vor die Nase zu halten. (Je kühler die Platte ist, desto besser – am besten legen Sie sie vorher noch in den Kühlschrank.)
Vor jedem Nasenloch schlägt sich jetzt die ausgeatmete (warme) Atemluft auf der Platte nieder. Sind beide »Atemflecke« in etwa gleich groß, zeigt das, daß auch beide Nasenlöcher gleich durchgängig sind. *Wenn nicht, dann nicht.*

Die Nasennebenhöhlen

Die Nasennebenhöhlen sind *luftgefüllte Hohlräume des Schädelknochens* in unmittelbarer Nachbarschaft der Nase. Die einzelnen Nasennebenhöhlen sind in der nebenstehenden Abbildung dargestellt:

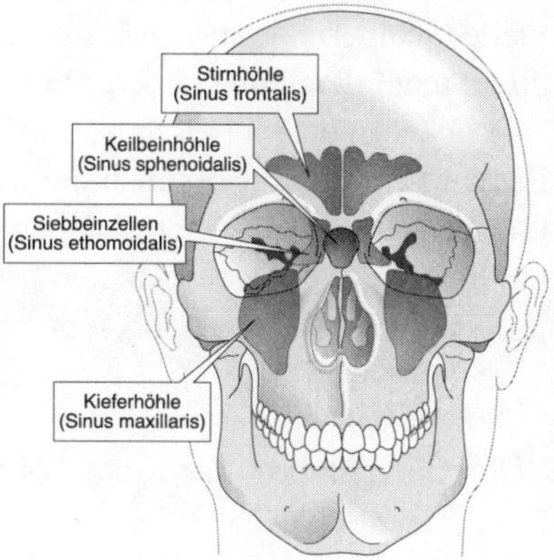

Weil angesammelte Sekrete aus den Nasennebenhöhlen nur schwer abfließen können, breiten sich hier leicht Entzündungen aus, *Sinusitis* genannt.

Name	**Anzahl**	**Gesamtgröße**
die *Kieferhöhle*	2	≈ 15 ml
die *Stirnhöhle*	1–2	≈ 6 ml
die *Keilbeinhöhle*	2	≈ 2 ml
die *Siebbeinzellen*	*6–10*	≈ 2 ml

Typische Symptome einer akuten Sinusitis sind:

- Gesichts- und Kopfschmerzen (stechend, bohrend, pulsierend), die sich beim Heben, Bücken, Husten u.ä. Tätigkeiten verstärken
- Klopfempfindlichkeit über der betroffenen Höhle
- einseitiger »Schnupfen« (teilweise eitrig, Entleehrung u. U. auch in den Rachen – eitriger Geschmack!)
- Abgeschlagenheit, allgemeines Krankheitsgefühl

Bei einer **chronischen Sinusitis** treten diese Symptome meist abgeschwächter auf oder können sogar ganz fehlen.

Beklopfen

Auch wenn es vielleicht auf Außenstehende etwas eigenartig wirken mag, aber unter normalen Umständen können Sie Ihren Schädel von allen Seiten (mit den Fingern!) beklopfen, ohne daß dies an irgendeiner Stelle Schmerz verursachen sollte. (Den leichten »Klopfschmerz« direkt unter dem Finger übergehen wir an dieser Stelle einfach.)
Wie oben schon bei den Symptomen beschrieben, ist bei der akuten Entzündung einer (oder mehrerer) Nasennebenhöhlen der Schädelknochen über den entsprechenden Abschnitten jedoch hochgradig klopfempfindlich. Jedes Klopfen bewirkt umgehend stechende (bzw. pochende) Kopfschmerzen.

»Durchleuchtung« der Kieferhöhle

Dieser Test liefert zwar nur ein sehr »vages« Ergebnis, ist aber trotzdem recht eindrucksvoll.
Wie Sie in der Abbildung erkennen können, liegen die beiden relativ großen Kieferhöhlen im Oberkieferknochen zu beiden Seiten der Nase. Zur besseren Orientierung: Die obere Wand der Kieferhöhlen ist gleichzeitig die untere Begrenzung der Augenhöhle und die untere Wand der Kieferhöhle kann u. U. mit den Zahnwurzeln der Backenzähne des Oberkiefers in Verbindung stehen und evtl. beim »Zahnziehen« geöffnet werden.

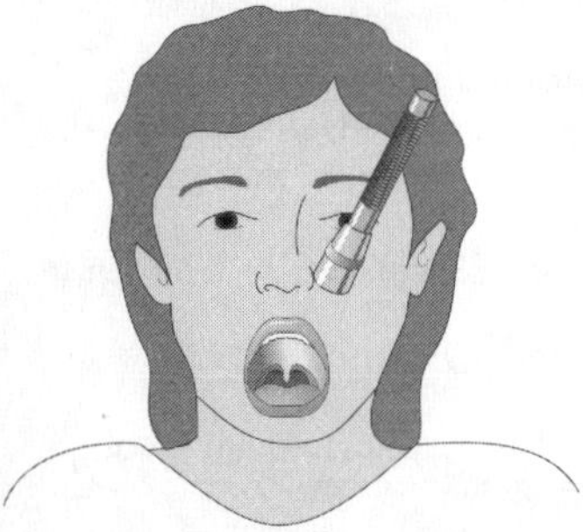

Versuchen Sie einmal, mit einer kleinen – aber lichtstarken – Taschenlampe die Kieferhöhlen zu durchleuchten. Je dunkler der »Untersuchungsraum« ist, desto besser. Wenn die Taschenlampe stark genug ist, sehen Sie den Lichtschein bei geöffnetem Mund an der entsprechenden Gaumenoberseite.

Machen Sie diesen Test mit beiden Kieferhöhle und vergleichen Sie die Ergebnisse:
Sind beide Seiten gleich gut zu »durchleuchten«, so sind die Höhlen höchstwahrscheinlich voller Luft – und damit nicht entzündet.
Eine mit Sekret gefüllte Kieferhöhle »verschluckt« hingegen das meiste Licht, so daß diese Seite bedeutend schwächer leuchtet.
Aber: Normale anatomische Abweichungen der beiden Kieferhöhlen können ebenfalls viel Licht »schlucken«, auch ohne daß eine Entzündung vorliegen muß. Wie gesagt, probieren Sie es doch einfach einmal aus.

Nervendruckpunkte

Bei Entzündungen der Stirn- und der Kieferhöhle(n) sind oft auch die in den Höhlenwänden verlaufenden Äste des Trigeminusnervs betroffen. Ein Druck auf die aus dem Knochen heraustretenden Äste ist in diesen Fällen äußerst schmerzhaft.
Welche Punkte Sie wo drücken müssen, ist im Kap. *Das Gehirn* auf S. 47 ff. beschrieben (und bebildert).

Das Ohr

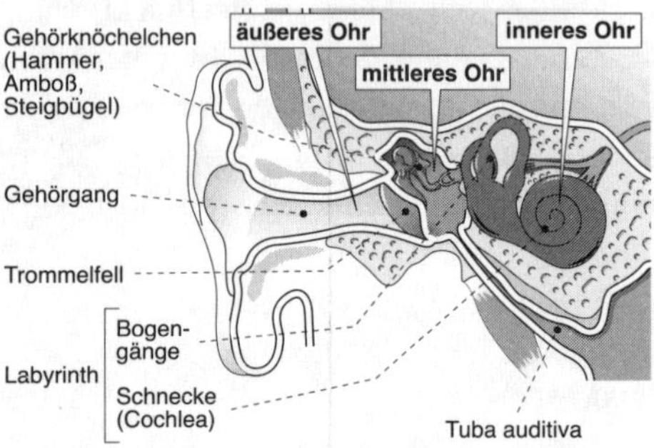

Das **Ohr** wird allgemein in drei Abschnitte unterteilt. Diese Abschnitte unterscheiden sich nicht nur anatomisch, sondern auch in ihrer Funktion voneinander:

a) Das *äußere Ohr* dient als Schalltrichter zum Auffangen der Schallwellen.

b) Die drei Gehörknöchelchen im *Mittelohr* übertragen und verstärken die vom Trommelfell in Schwingungen umgewandelten Schallwellen ans Innenohr.

c) Das *Innenohr* wandelt die ankommenden Schwingungen in elektrische Reize um, die dann über den Hörnerv ans Gehirn weitergeleitet werden.

Das Hören

Damit das Gehirn Töne *überhaupt* wahrnehmen kann, müssen diese zuvor in elektrische Reize umgewandelt werden. Diese Umwandlung geschieht im Innenohr, das wegen seiner eingerollten Form auch als Schnecke (lat.: *Cochlea*) bezeichnet wird. Diese Schnecke besteht aus drei übereinanderliegenden Kanälen, die mit einer farblosen Flüssigkeit (Lymphe) gefüllt sind. An den Innenwänden des Schneckenhauses ragen ca. 15 000 winzige Härchen in die Lymphe hinein. Die ankommenden Schallwellen setzen zuerst das Trommelfell und über die Gehörknöchelchen dann auch das »Fenster« zur Schnecke in Schwingungen. Dadurch beginnt die Lymphe zu »schwappen«, so daß die Härchen durch die Lymphwelle abgeknickt werden. Dieses Abbiegen löst wiederum einen elektrischen Impuls aus, der dann vom Hörnerv ans Gehirn übertragen wird. Der Ausschlag der Lymphwelle ist um so höher, je lauter der Ton ist, und der zurückgelegte Weg um so länger, je tiefer der Ton ist. Aus dem Muster, welche Härchen wie stark abgeknickt werden, kann das Gehirn die elektrischen Impulse dann zu den uns vertrauten Tönen und Klängen zusammensetzen.

Schallwellen können vom Ohr erst dann »gehört« werden, wenn sie einen bestimmten Schalldruckpegel besitzen. Dieser als Hörschwelle bezeichnete Wert ist von der Frequenz des Schalls abhängig und hat beim Menschen seinen empfindlichsten Wert im Bereich von 2–5 kHz. Das heißt, daß der Mensch »ausgerechnet« im Frequenzbereich der menschlichen Sprache am besten hören kann. (Was in der Evolution ja auch den meisten Sinn machte.) Insgesamt kann der Mensch – als junger Erwachsener – einen Frequenzbereich zwischen 20 Hz und 16 kHz hören. Höhere Töne (Ultraschall) vermag er – im Gegensatz zu einigen Tierarten – ebensowenig wahrzunehmen wie tiefere Töne.

Hörstörungen

Je nach der Stelle der Schädigung unterteilt man die Hörstörungen in die Mittelohr- und die Innenohrschwerhörigkeit.

Zur *Mittelohrschwerhörigkeit* kommt es durch eine Erkrankung des Mittelohres, beispielsweise durch eine Schädigung der Gehörknöchelchen. Der Schall kann jetzt nicht mehr wie gewohnt vom äußeren zum inneren Ohr übertragen werden, weshalb man diese Erkrankung *Schalleitungsstörung* nennt.

Bei der *Innenohrschwerhörigkeit* sind die Rezeptoren (die Haarzellen) im Innenohr geschädigt, so daß die ankommende Schallwelle nicht mehr in einen elektrischen Reiz umgewandelt werden kann. Diese

Form der Schwerhörigkeit wird deshalb als *Schallempfindungsstörung* bezeichnet.

Schallwellen werden jedoch nicht nur über den normalen »Luftweg« ans Innenohr übertragen, sondern – zumindest teilweise – auch über den Schädelknochen. Durch den Vergleich von Luft- und Knochenleitung (so die korrekte medizinische Bezeichnung) läßt sich deshalb schon eine wichtige Aussage zur Stelle der Hörstörung machen.

Unerhört?

Schallquelle	*Schallpegel L_A in dB*
totale Stille	0
gerade noch hörbar	10
Ticken einer Taschenuhr	20
ruhiger Garten	30
Wohnquartier, ohne Verkehrslärm	40
ruhiger Bach/Fluß	50
Pkw in 10m Entfernung	60
Unterhaltungssprache in 1m Entfernung	70
laute Radiomusik/lautes Büro	80
Lkw in 5m Entfernung	90
Walkman	>90
Autohupe in 5m Entfernung	100
Diskothek	>100
Preßlufthammer in 1 m Entfernung	120
Rockkonzert 1. Reihe	>120
Propellerflugzeug in 5 m Entfernung	130
startender Düsenjet in 30 m Entfernung	>130
Schmerzgrenze beim Hören:	140
Hörschäden (bei Dauerbeschallung)	>90
Gehörschutzempfehlung am Arbeitsplatz:	>85
Gehörschutzpflicht am Arbeitsplatz:	>90

(Quellen: Ciba-Geigy, Kunsch)

Die Hörtests

Flüstertest

Auch wenn er auf den ersten Blick recht simpel aussieht, so steht der sogenannte *Flüstertest* doch am Anfang jeder ohrenärztlichen Untersuchung.

Bei diesem einfachen Test wird überprüft, ob geflüsterte Zahlwörter auch noch in einer Entfernung von 6 m richtig gehört werden können. Der Testende flüstert dazu beliebige, viersilbige Zahlwörter (z. B. 53, 68, 97), die der Getestete nachsprechen muß. Zunächst wird der Test mit *offenen* Ohren durchgeführt, danach verschließt der Testkandidat jeweils eines seiner Ohren mit seinem Finger.

Um es dem Hörenden nicht unnötig schwer zu machen, sollte der Raum möglichst still und damit ohne Störgeräusche sein. Außerdem: je mehr »Schallschlucker« (beispielsweise Teppiche, Vorhänge, Regale) sich im Raum befinden, desto weniger Flüster-Schall kommt beim Testenden an.

Bei (praktisch wohl nie zu erreichender) absoluter Stille ist der normal Hörende in der Lage, Flüsterworte noch in einer Entfernung von 20 Metern wahrzunehmen. Gewöhnliche Unterhaltungssprache soll in diesem Fall sogar noch über 100 Meter verstanden werden – *wie gesagt, theoretisch …*

Die beiden folgenden Hörtests vergleichen die Luftleitung (also den normalen Schallweg über Außen-, Mittel-, Innenohr) mit der Knochenleitung über den Schädelknochen. Diese Tests benötigen allerdings eine Stimmgabel – die sich in Zeiten ausklingender Hausmusik wohl nicht mehr in jedem Haushalt auftreiben lassen dürfte. Falls Sie gerade keine Stimmgabel zur Hand haben sollten, versuchen Sie die Tests gedanklich nachzuvollziehen – »knifflig« genug sind sie allemal.

Test nach Weber

Um beide Ohren gleichzeitig auf eine mögliche Innen- oder Mittelohrschwerhörigkeit zu überprüfen, kann man den sog. *Weber-Versuch* durchführen.
Dabei wird die angeschlagene Stimmgabel auf die Mitte des Schädeldaches gesetzt. Über den Schädelknochen werden die Schwingungen jetzt an beide (Innen-)Ohren übertragen, so daß der Gesunde den Ton in beiden Ohren mit gleicher Lautstärke wahrnimmt. (S. dazu die Abb. S. 97).
Liegt jedoch – auf nur einem Ohr – eine Innenohrschwerhörigkeit vor, vermag das betroffene Ohr die ankommenden Schwingungen nicht in elektrische Signale umzuwandeln. In diesem Fall kann der Ton deshalb nur im *gesunden* Ohr wahrgenommen werden. (Eine leichte Störung auf *beiden* Ohren könnte allerdings auch ein »normales« Testergebnis liefern.)
Und jetzt wird's etwas kompliziert: Liegt die Störung nicht im Innen-, sondern im Mittelohr (eines Ohres), dann hört der Betroffene den Stimmgabelton auf dem *kranken* Ohr stärker als auf den gesunden.
Über die Frage, warum das so ist, haben sich zahlreiche Mediziner den Kopf zerbrochen. Daß die gefundenen Antworten (besser: Theorien) die Tatsache nicht unbedingt *verständlicher* machen, lassen bereits die Bezeichnungen wie »Machsche Schallabflußtheorie« oder »Massenträgheitstheorie« erahnen. Auf die verständliche Auflösung dieses Phänomens muß deshalb leider auch an dieser Stelle verzichtet werden.
Für den Fall, daß Sie den Befund eines Hals-Nasen-Ohren-Arztes in die Hand bekommen: Statt nun einfach zu sagen, »der Ton wird mit dem linken oder rechten Ohr gehört«, verwenden Mediziner lieber den Begriff *lateralisiert*. (Das lateinische lateralis bedeutet im Deutschen seitlich.) Der Ton würde in diesem Fall »zum rechten/linken Ohr lateralisiert«.
Zusammengefaßt bleibt also: Bei einer *Innenohrschwerhörigkeit* wird der Ton der Stimmgabel im *gesunden* Ohr gehört (lateralisiert), bei einer *Mittelohrschwerhörigkeit* im *erkrankten* Ohr.

Test nach Rinne

Dieser Test vergleicht die Luft- und Knochenleitung für jedes Ohr getrennt. Dazu wird die Stimmgabel zunächst wieder angeschlagen und dann mit dem Griff auf den knöchernen Warzenfortsatz hinter dem Ohr aufgesetzt.
Die Schwingungen der Stimmgabel werden jetzt über den Schädelknochen direkt bis ins Innenohr übertragen und dort in elektrische Reize umgewandelt. Das Gehirn »hört« auf diese Weise die Töne über die Knochenleitung
Sobald die Schwingungen der Stimmgabel nicht mehr gehört werden können, nimmt man die (immer noch schwingende) Stimmgabel vom Knochen und hält sie unmittelbar vor das Ohr. Da die »Luftleitung« des Ohres normalerweise empfindlicher als die »Knochenleitung« ist, kann der Gesunde die Stimmgabel jetzt erneut hören.
Ist die normale Luftleitung jedoch gestört – beispielsweise durch einen Defekt der Gehörknöchelchen –, kann der Ton auf diese Art nicht mehr wahrgenommen werden. Man spricht dann davon, daß der Rinne-Test positiv verlaufen ist (abgekürzt: *Rinne-positiv*).

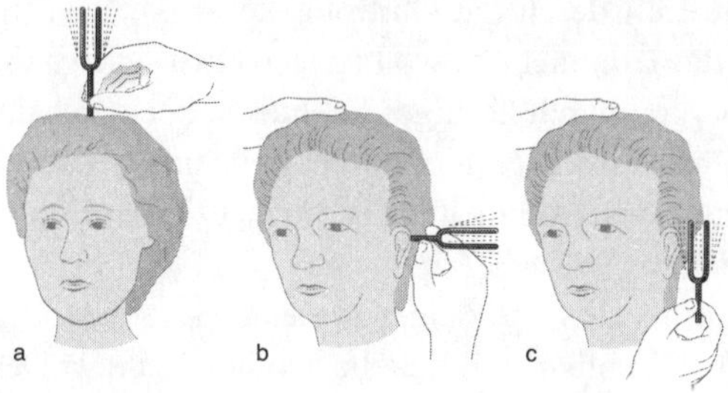

Zusammenfassung (s. Abb.):
a) *Test nach Weber* – Stimmgabel auf Kopfmitte setzen.
(Wird der Ton mit beiden Ohren gleich stark wahrgenommen?)

Test nach Rinne:
b) auf den Schädelknochen setzen, bis Ton verschwindet
c) dann vor's Ohr halten *(Ist der Stimmgabelton dort noch hörbar?)*

Die Ohrtrompete

Die etwa 4 cm lange Ohrtrompete (lat.: *Tuba auditiva*) verbindet die Paukenhöhle des Mittelohres mit dem Nasen-Rachen-Raum. Dieser Verbindungsgang ist notwendig, um auch in unterschiedlichen Höhen einen Druckausgleich im Ohr zu ermöglichen. Dieser Effekt ist Ihnen vielleicht vom Flugzeug bekannt: beim raschen Auf- oder Absteigen des Flugzeugs ändert sich der Druck im Innenohr, wodurch kurzzeitig das Trommelfell gespannt wird. Das ist a) unangenehm und b) verschlechtert das Hören. Durch kräftiges Schlucken öffnet sich die Ohrtrompete, und der (erleichternde) Druckausgleich kann sich augenblicklich vollziehen.

Druck-Versuch

Die Durchgängigkeit der Ohrtrompete(n) prüft der Ohrenarzt mit einfachen Druckmanövern:
Der Untersuchte hält sich die Nase zu und bläst kräftig die Backen auf, dann wird die Luft durch die Ohrtrompete in die Paukenhöhle gedrückt – und die Trommelfelle wölben sich etwas nach außen.
Oder andersherum: durch kräftiges Schlucken bei zugehaltener Nase entsteht ein Unterdruck, der die Trommelfelle nach innen zieht.
Diese Bewegung des Trommelfells ist mit speziellen Untersuchungsgeräten gut sichtbar.
Aber auch ohne diese Geräte kann man diese Tests selbst ausprobieren. Oft fühlt man es nämlich, wie sich die Trommelfelle wölben, manchmal spürt man auch ein deutliches »Knacken«.
Und wenn Sie dabei überhaupt nichts merken: macht nichts, spätestens beim nächsten Flug in den Urlaub haben Sie genügend Möglichkeiten zum Testen …

Mastoid (Warzenfortsatz)

Hinter dem äußeren Ohr liegt deutlich sicht- und tastbar der knöcherne Warzenfortsatz, in dem das gesamte Mittel- und Innenohr untergebracht ist.
Eine Mittelohrentzündung kann dadurch leicht auf den umgebenden Knochen übergreifen. Druck- oder Klopfschmerz auf/in den Warzenfortsätzen *(ausprobieren!)* sollte Sie deshalb umgehend zum Arztbesuch bewegen.

Ohrmuschel/Ohrläppchen

Auch wenn sich ein *Gichtanfall* normalerweise zuerst am großen Zeh bemerkbar macht (s. Kap. *Der Fuß*), so finden sich bei länger bestehender Krankheit – kurioserweise – auch Krankheitszeichen im äußeren Ohr.
In der gesamten Ohrmuschel oder auch im Ohrläppchen können sich dann sogenannte Gichtknötchen bilden. Dies sind keine »Knoten« im eigentlichen Sinne (s. Kap. *Die Haut*), sondern abgelagerte Harnsäurekristalle, die unter Umständen erbsengroß werden können.
Falls Sie solche Knoten am/im Ohr bemerken, dann sollten Sie Ihr Blut einmal auf Harnsäure untersuchen lassen.

Exkurs: Entzündungen und Fieber

Jede Entzündung ist eine Abwehrreaktion des Körpers auf krankheitsverursachende Einflüsse, wie etwa auf Krankheitserreger, aber auch auf (schädigende) physikalische oder chemische Einflüsse.

Die vier typischen Symptome einer Entzündung wurden schon vor mehr als zweitausend Jahren erstmalig beschrieben. Diese vier **Kardinalsymptome** sind: **Tumor – Rubor – Calor – Dolor**.

Mitte des 19. Jahrhunderts fügte dann der berühmte Rudolf Virchow noch ein fünftes Symptom hinzu: die *Functio laesa*.

- Der lateinische Begriff *Tumor* bedeutet übersetzt Schwellung, Geschwulst. Zur Schwellung des entzündeten Gewebes kommt es durch die »Ausschwitzung« von Flüssigkeit aus den Blutgefäßen in das Gewebe. Dadurch wird das entzündungsauslösende »Gift« verdünnt und der Schaden – so gut es geht – begrenzt.
- Zur Rötung (lat.: *Rubor)* des Entzündungsgebietes kommt es durch die gesteigerte Durchblutung des entzündeten Gewebes. Auch diese Reaktion des Körpers dient dazu, die »Reparatur- und Abwehrzellen« (die weißen Blutkörperchen, Leukozyten) schneller an den Entzündungsherd zu bringen – und ebensoschnell die Schadstoffe abtransportieren zu können
- Die Wärme (lat.: *Calor)* des entzündeten Gewebes hat die gleiche Ursache wie die Rötung: die gesteigerte Durchblutung. Die Erwärmung des *gesamten* Körpers – Fieber! – ist eine Reaktion auf die von den Entzündungszellen ausgeschütteten chemischen Substanzen.

Näheres zum Fieber und zur Messung der Körpertemperatur s. unten.

- Während einer Entzündung werden von den beteiligten Zellen zahlreiche Substanzen freigesetzt, die – neben ihren eigentlichen hilfreichen Funktionen – leider auch Juckreiz oder sogar Schmerzen (lat.: *Dolor)* verursachen können. Die bekannteste Entzündungssubstanz ist das Histamin.
- *Functio laesa* (gestörte Funktion)
  Dieses »Symptom« bezieht sich weniger auf den Entzündungsvorgang als vielmehr auf die *Auswirkung* einer Entzündung. In der Regel ist die Funktion eines Gewebes oder Organs während einer Entzündung stark eingeschränkt (und damit gestört).

Temperaturmessung

Womit?

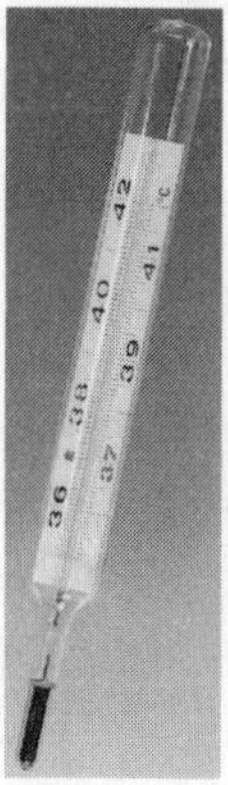

Fieberthermometer gibt es mittlerweile in einer riesigen Auswahl. Lediglich die mit Quecksilber gefüllten »Klassiker« unter den Thermometern werden nicht mehr produziert. Ob Sie persönlich nun ein flüssigkeitsgefülltes Thermometer mit aufgedruckter Skala oder ein elektronisches Thermometer mit digitaler Anzeige bevorzugen, ist reine Geschmackssache.

Übrigens: Finden Sie nicht auch, daß ein Thermometer mit Flüssigkeitsanzeige im Jahr 2000 schon fast ein Anachronismus – und damit schon wieder richtig sympathisch ist?

Wo?

Lange Zeit war die Temperaturmessung unter der Achsel die Stelle zum häuslichen »Fiebermessen« schlechthin.

Und das, obwohl sich andere Körper«höhlen« viel besser zum Temperaturmessen eignen: der Mund (unter der Zunge) und der After.

axillar:	in der Achselhöhle (die »klassische«, aber ungenaueste Art)
sublingual:	unter der Zunge Zu beachten: ≈ 0,3 °C höher als die axilläre Temperatur (!)
rectal:	im Enddarm, bzw. im After (am genauesten), Zu beachten: ≈ 0,5 °C höher als axilläre Temperatur (!)

Neuerdings gibt es im Sanitätsfachhandel auch (etwas teurere) Thermometer, die die Körpertemperatur innerhalb weniger Sekunden im Gehörgang messen können. Das ist vor allem für Säuglinge und Kleinkinder sinnvoll, für Erwachsene reicht hingegen ein normales Thermometer vollkommen.

Wie lange?

Das hängt auch wieder vom Ort der Temperaturmessung und vom verwendeten Thermometer ab. Elektronische Thermometer geben einen Piepton von sich, sobald sich die Temperatur nicht mehr ändert. Für die älteren Thermometer wird allgemein eine Meßzeit von 4–5 Minuten empfohlen. Wenn Sie unter der Achsel messen, dann sollten Sie diese Zeitspanne auch abwarten – schließlich braucht die (Achsel-) Haut eine Weile, ehe sie die Körpertemperatur auf das Thermometer übertragen hat. Im Rektum und im Mund können Sie die Zeitspanne hingegen ruhig auf 3 Minuten verkürzen. (Die Schleimhäute dort leiten die Temperatur entschieden besser.)

Schwankungen der Körpertemperatur

Wie viele andere Faktoren, so unterliegt auch die Körpertemperatur tagesperiodischen Schwankungen. Die »biologische Uhr« sorgt beispielsweise dafür, daß zu unterschiedlichen Tageszeiten auch unterschiedliche Mengen an Hormonen in den Körper ausgeschüttet werden.

Das, aber auch andere Einflüsse (wie z. B. die tägliche Arbeit und der damit verbundene Energiemehrverbrauch), führt dazu, daß die Körpertemperatur am Abend (gegen 18.00 Uhr) auf den höchsten Wert steigt und nachts (gegen 4.00 Uhr) auf den niedrigsten Wert sinkt. Eine normale Tagesverlaufskurve der Körpertemperatur könnte deshalb so aussehen:

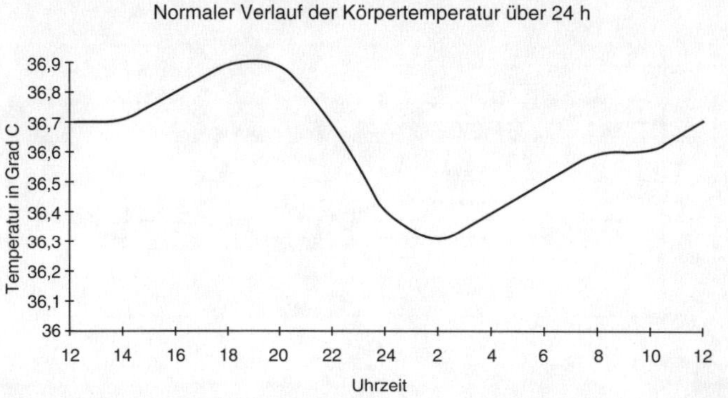

Fieber

Ab welcher Körpertemperatur man von Fieber spricht, ist nicht so genau definiert. In der Regel wird aber eine Körpertemperatur bis 38,5 °C als *subfebril* (übersetzt etwa: Unterfieber) und erst eine höhere Temperatur als *febril* (Fieber) bezeichnet.

Der Körper antwortet auf zahlreiche Krankheitsprozesse, indem er (bildlich) die »Heizung aufdreht« (bzw. korrekter: es kommt zur *Sollwertverstellung* des Temperaturzentrums im Gehirn nach oben). Um den höheren Sollwert zu erreichen, muß der Körper Wärme produzieren, was er v. a. durch Wärmezittern *(Schüttelfrost)* und die Verengung der kleinen Blutgefäße erreicht. Pro Grad erhöhter Körpertemperatur benötigt der Körper dabei zusätzlich (!) bis zu einem Liter Flüssigkeit täglich. Ist die Krankheit dann überstanden und wird die »Heizung« wieder »zurückgedreht«, versucht der Körper die Temperatur wieder auf die normale Körpertemperatur von 36 37 °C herunterzuregulieren, was durch Schweißbildung (= Verdunstungskühle) und Weitstellung der Gefäße gelingt.

Wenn Fieber auch ein uncharakteristisches Allgemeinsymptom *vieler* Krankheiten darstellt, so besitzen doch einige Erkrankungen typische Fieberverläufe (Fieberkurven), die einen entscheidenden Hinweis auf die Diagnose geben können.

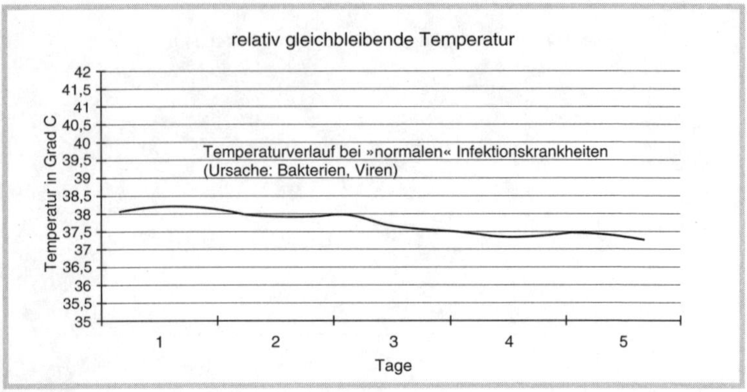
relativ gleichbleibende Temperatur
Temperaturverlauf bei »normalen« Infektionskrankheiten
(Ursache: Bakterien, Viren)
Temperatur in Grad C
42
41,5
41
40,5
40
39,5
39
38,5
38
37,5
37
36,5
36
35,5
35
1
2
3
4
5
Tage

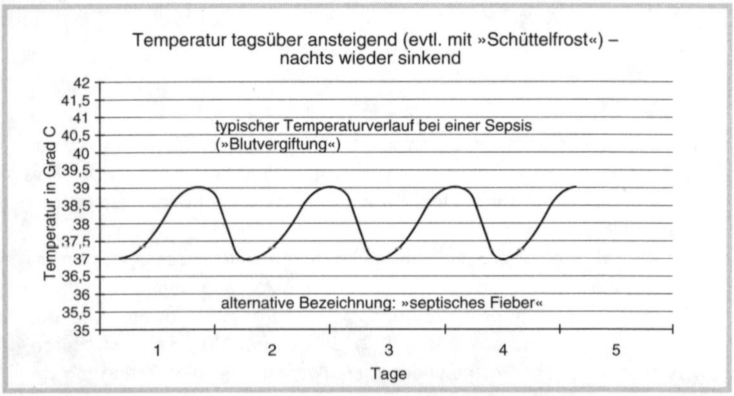
Temperatur tagsüber ansteigend (evtl. mit »Schüttelfrost«) –
nachts wieder sinkend
typischer Temperaturverlauf bei einer Sepsis
(»Blutvergiftung«)
alternative Bezeichnung: »septisches Fieber«
Temperatur in Grad C
42
41,5
41
40,5
40
39,5
39
38,5
38
37,5
37
36,5
36
35,5
35
1
2
3
4
5
Tage

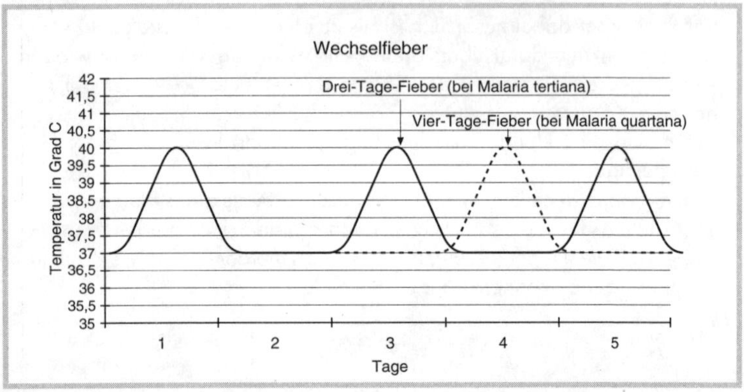
Wechselfieber
Drei-Tage-Fieber (bei Malaria tertiana)
Vier-Tage-Fieber (bei Malaria quartana)
Temperatur in Grad C
42
41,5
41
40,5
40
39,5
39
38,5
38
37,5
37
36,5
36
35,5
35
1
2
3
4
5
Tage

Mund und Rachen

Die Zunge

Die **Zunge** setzt sich aus Muskelfasern zusammen, die »kreuz und quer« in allen drei Ebenen verlaufen. Diese Anordnung gewährleistet nicht nur die enorme Beweglichkeit der Zunge, sondern ermöglicht auch das (für die zwischenmenschliche Kommunikation nicht ganz unwichtige) Herausstrecken der Zunge.

Geschmacksnerven

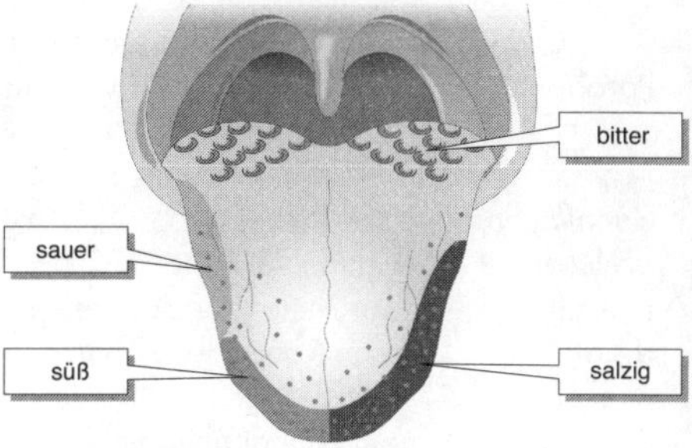

Die eigentlichen Geschmackszellen liegen *unter* der Zungenoberfläche. Lediglich die Öffnungen dieser Geschmacksknospen münden an die Zungenoberfläche, so daß sie die (gelösten) Geschmacksstoffe auf- und damit wahrnehmen können.
Jeweils 20–30 Geschmackszellen der auf der Zunge befindlichen Geschmackszellen bilden jeweils eine sog. Geschmacksknospe. Jede dieser Geschmacksknospen hat sich (so nimmt man an) auf eine einzige »Geschmacksrichtung« spezialisiert.
Wo die Geschmacksknospen der Zunge *welche* Geschmacksqualitäten wahrnehmen können, ist in der Abbildung zu erkennen. Probieren Sie das doch einfach einmal aus, indem Sie Ihre eigene »Geschmacks-Landkarte« Ihrer Zunge erstellen. Tupfen Sie dazu Ihre Zunge mit

einem Wattestäbchen ab, das Sie vorher in die entsprechende Geschmackslösung eingetaucht haben.

Geschmacksqualität	**Beispielsubstanz**
süß:	Traubenzucker, »Haushaltszucker«
sauer:	Zitronensäure, Essigsäure
bitter:	Coffein, Chinin, Nikotin
salzig:	Kochsalzlösung

Die Zähne

Lexikon

Erkrankungen:

Karies:	Zahnerkrankung, die zur Zerstörung des Zahnschmelzes und später des gesamten Zahnes führt (DIE häufigste Erkrankung weltweit!)
Parodontose:	Sammelbegriff für verschiedene Zahnfleischerkrankungen

Zahnflächen:

okklusal:	Kaufläche
mesial:	zur Mitte (der Zahnreihe) hin
distal:	zum Rand (der Zahnreihe) hin
buccal:	zur Wange hin
oral:	zur Mundhöhle hin

Stellen Sie sich doch einmal vor, Sie würden in Ihrem eigenen Mund auf Ihrer eigenen Zunge sitzen und durch Ihre (eigenen?) Zähne nach draußen schauen.
So etwa würden Sie dann auf Ihre Zähne blicken:

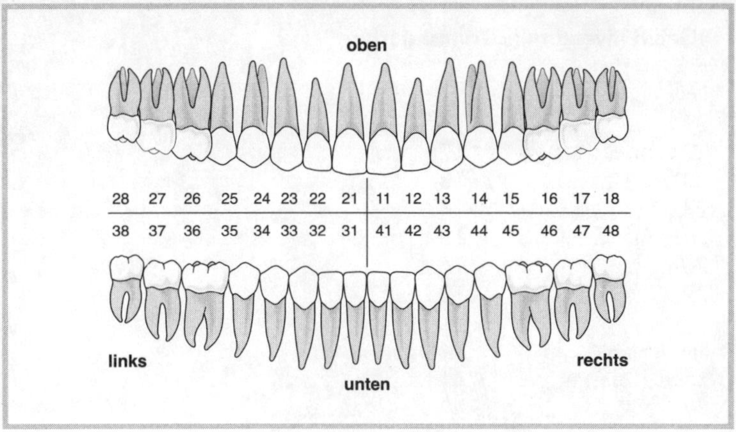

Übrigens: Falls Sie mit der oben beschriebenen Sichtweise Schwierigkeiten haben, können Sie sich auch einfach vor einen Spiegel stellen – Ihre Zähne würden Sie dann ebenfalls in dieser Anordnung sehen.

Zahnstatus

Diese Prozedur kennen Sie ja sicherlich von Ihren Zahnarztbesuchen: Der Zahnarzt betrachtet (und beklopft) einen Zahn nach dem anderen und diktiert deren Zustand mit knappen Kürzeln seiner Helferin, auf daß diese sie in die Krankenakte eintrage.
Der Zahnarzt-Monolog könnte dann beispielsweise so beginnen: *»Eins-Acht: Karies okklusal, Eins-Sieben: o. B., Eins-Sechs: Füllung mesial …«* und so weiter, bis alle Zähne erfaßt sind.
Da Sie sich sicherlich nicht alle 32 (?) besprochenen Zähne merken können (und wollen), wiederholen Sie eine solche Bestandsaufnahme doch einfach einmal zu Hause.

»Gebiß-Inventur« (= Zahnstatus)

links oben	*rechts oben*
21..................	11..................
22..................	12..................
23..................	13..................
24..................	14..................
25..................	15..................
26..................	16..................
27..................	18..................
links unten	rechts unten
31..................	41..................
32..................	42..................
33..................	43..................
34..................	44..................
35..................	45..................
36..................	46..................
37..................	47..................
38..................	48..................

Achten Sie dabei bei jedem Zahn besonders auf:

- Karies
- Klopfempfindlichkeit
- Temperaturempfindlichkeit *(Wärme?, Kälte?)*
- Füllungen (Amalgam, Keramik, Gold, Kunststoff?)
- Brücken, Kronen, Implantate
- Verfärbungen, Zahnstein, Zahnbeläge
- Zahnfleischbluten

Zahnstein

Zahnstein bildet sich aus den Ablagerungen des Speichels. Weil die Unterkiefer-Speicheldrüse in der Nähe der unteren Zähne mündet (und weil Flüssigkeiten sowieso immer nach unten fließen), finden sich an den unteren Zähnen in der Regel stärkere Zahnsteinablagerungen als an den oberen Zahnreihen.

Quecksilber/Amalgam

Quecksilber ist für den Körper schädlich und führt ab einer bestimmten Konzentration zu Vergiftungen – darüber sind sich eigentlich alle Forscher einig. Heftig umstritten ist jedoch, *ob* und – wenn ja – *wie* schädlich Amalgamfüllungen in den Zähnen sind. (Amalgam besteht zu 50% aus Quecksilber; außerdem aus Silber, Zinn, Kupfer und Zink.) Ob das Quecksilber auch in Ihrem Mund (Amalgamfüllungen vorausgesetzt) bereits gesundheitsschädliche Werte erreicht hat, kann jeder Zahnarzt durch eine einfache Laboranalyse des Speichels oder des Blutes feststellen. Welche Konsequenzen dieses Ergebnis für Sie persönlich hat (*Füllungen raus? Wenn ja, was statt dessen rein?*), sollten Sie ebenfalls in Ruhe mit einem Zahnarzt Ihres Vertrauens besprechen. (Auf die eine Woche kommt es auch nicht mehr an.)
Inzwischen gibt es auch in der Apotheke **Amalgamtests** zu kaufen. Hier wird ebenfalls die Quecksilberkonzentration im Speichel festgestellt. Dazu müssen Sie aber die Speichelprobe an das Herstellerlabor versenden.
Allerdings: Wegen der Konsequenzen werden Sie es dann doch nicht vermeiden können, mit Ihrem Zahnarzt zu sprechen …

Tonsillen (»Mandeln«)

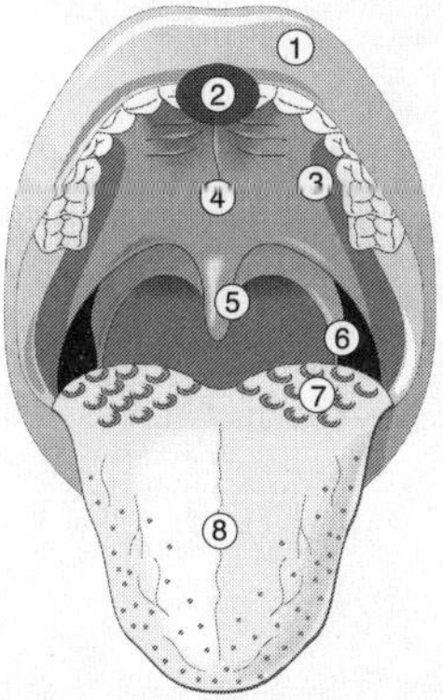

Tonsilla (auch *Tonsille*) ist der lateinische Name für *Mandel*. Die zu den lymphatischen Organen gehörenden *Rachenmandeln* dienen wohl hauptsächlich der Abwehr von Infektionserregern, die über Mund und Nase eindringen.

1 Oberlippe, 2 Tonsilla pharyngea (*Rachenmandel*), 3 Tonsilla tubaria (*Seitenstrang*), 4 weicher Gaumen, 5 Uvula, 6 Tonsilla palatina *(Gaumenmandel)*, 7 Tonsilla lingualis *(Zungenmandel)*, 8 Zunge

Die »Mandelentzündung« – Tonsillitis

Wenn die »Mandeln« von einer Entzündung betroffen werden, trifft es meist die Gaumenmandeln zuerst. Die Gaumenmandeln schwellen dann an – und engen damit den Rachenraum ein. *Enge* heißt auf lateinisch *Angina* – also bezeichnet man diese Erkrankung auch als *Angina tonsillaris*, oder nur kurz als *Angina*.
(Nicht zu verwechseln mit *Angina pectoris* = Verengung der Herzkranzgefäße).

Symptome einer akuten Tonsillitis:
- Beginn meist mit (teilweise hohem) Fieber (+ Schüttelfrost)
- unangenehmer Mundgeruch
- »Brennen« und Schmerzen im Rachen, beim Schlucken verstärkt
- evtl. Schmerzausstrahlung bis in die Ohren
- weites Öffnen des Mundes erschwert (schmerzhaft)
- geschwollene Kieferlymphknoten
- sichtbare Eiter«stippchen« oder -flecken auf den Tonsillen
- insgesamt starkes Krankheitsgefühl

Hinweise auf eine chronische Tonsillitis:
- geröteter Gaumen (vorderer Teil)
- zerklüftete Oberfläche der Tonsillen
- auf Druck Austritt einer gelblichen, eitrigen Flüssigkeit*
- Druckschmerz in der Umgebung der Tonsillen
- vergrößerte Lymphknoten im Kieferwinkel

* Um zu überprüfen, ob Eiter austritt, müssen Sie mit einem Löffelstiel (o.ä.) vorsichtig auf die »verdächtige« Gaumenmandel drücken. (*Achtung – starker Würgreiz!*)
Auch bei gesunden Gaumenmandeln können dabei (harmlose) kleine gelbe Krümel austreten. Erst der Austritt von *flüssigem* Eiter ist ein Krankheitszeichen.

Die Speicheldrüsen

Die Ohrspeicheldrüse (*Glandula parotis*, kurz: *Parotis*)

Die Speicheldrüsen haben keine festgelegte Eigenform, sondern begnügen sich mit dem Platz, den ihnen die umgebenden Strukturen übriglassen. So nimmt beispielsweise die ca. 25 g schwere Ohrspeicheldrüse ungefähr den Raum ein, den Sie erhalten, wenn Sie drei Finger zwischen den Vorderrand Ihres Ohres und den Unterkiefer legen.

Ein Anschwellen der Ohrspeicheldrüsen (beispielsweise beim »Ziegenpeter«) verleiht dem Gesicht deshalb nicht nur »Hamsterbacken«, sondern läßt auch die Ohrläppchen etwas abstehen.

Sind die Gänge der Speicheldrüsen durch »Steine« verschlossen, so schwellen die Drüsen jeweils zu den Mahlzeiten an, da der neugebildete Speichel nicht in den Mund abfließen kann.

Den Gang der Ohrspeicheldrüse können Sie leicht ertasten, indem Sie Ihre Zähne fest zusammenbeißen und mit Ihrem Finger an der Innenseite Ihrer Wange am Rand des – jetzt deutlich spürbaren – Kaumuskels entlangfahren. Dort spüren Sie unter Ihrem Finger dann einen etwa stricknadeldicken Strang, den Ausführungsgang der Ohrspeicheldrüse. (Ausführungsgang, weil hier die Sekrete der Drüse abgeleitet werden.)

Dieser Gang mündet in der Mundhöhle gegenüber den oberen zweiten Mahlzähnen (lt. Zahnschema wären das die Zähne 17 und 27). Die Austrittsöffnung erkennen Sie dort – bei genauem Hinsehen – als winzigen »Krater«.

Um die Funktion dieses Ausführungsganges zu testen, brauchen Sie lediglich die Ohrspeicheldrüse von außen zum Ausführungsgang hin »auszudrücken«. Streichen Sie dazu mit der ganzen Hand kräftig vom Ohr in Richtung des Mundes. Wenn Sie dabei den Mund öffnen,

können Sie beobachten, wie durch das Ausstreichen etwas Speichel aus dem Gang herausgedrückt wird.
Alternativ können Sie sich auch einmal ein paar Spritzer Zitronensaft in den Mund spritzen und anschließend beobachten, wie die (Ohr-) Speicheldrüsen ihrer Arbeit nachgehen.

Die Unterkiefer(speichel)drüse (*Glandula submandibularis*)

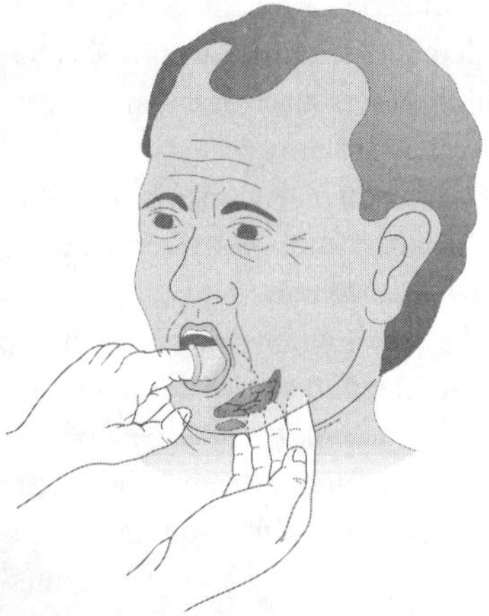

Die – nach der Parotis – zweitgrößte Speicheldrüse ist die Unterkieferdrüse. Diese etwa 15 g schwere Drüse liegt im Bogen, der vom Unterkieferknochen gebildet wird.
Sie können Ihre Unterkieferdrüse relativ einfach tasten, wenn Sie mit dem Finger einer Hand den Raum unterhalb der Zunge abtasten, während Sie mit den Fingern der anderen Hand die Speicheldrüse von außerhalb (also von unterhalb des Unterkiefers) etwas anheben.

Exkurs: Lymphbahnen und -knoten

Nicht alle Stoffe, die der Körper über den Darm aufnimmt, können sofort über die Blutgefäße abtransportiert werden. So sind einige dieser Stoffe für die winzigen Kapillaren schlicht zu groß, andere müssen erst »gefiltert« werden. Diese Stoffe werden deshalb zunächst über die Lymphgefäße abtransportiert. Die Lymphgefäße kann man sich wie ein großes Wurzelwerk vorstellen: sie beginnen blind, vereinigen sich später, um am Ende in die obere Hohlvene einzumünden. Insgesamt transportieren sie pro Tag etwa zwei Liter Lymphe quer durch den Körper.

Diese »Filterung« der Lymphe wird von den Lymphknoten übernommen, die sich an allen wichtigen Zusammenflüssen der Lymphbahnen befinden, so daß jeder einzelne Lymphknoten für ein relativ großes Einzugsgebiet verantwortlich ist. Die Halslymphknoten beispielsweise für den gesamten Kopf, die Achsellymphknoten für die Arme, die Brust und den Rücken, die Leistenlymphknoten für die Beine, einen Teil des Bauches und des Gesäßes. Die nebenstehende Abb. zeigt die wichtigsten Verteilungsgebiete der Lymphknoten (s. auch die jeweiligen Kap.) – Hals, Leiste usw. Weil den Lymphknoten auf diese Weise kaum etwas »entgeht«, sind sie in der Regel auch die ersten »Signalgeber« für eine beginnende Krankheit. (Schließlich passieren selbst Bakterien und Viren die Lymphknoten.)

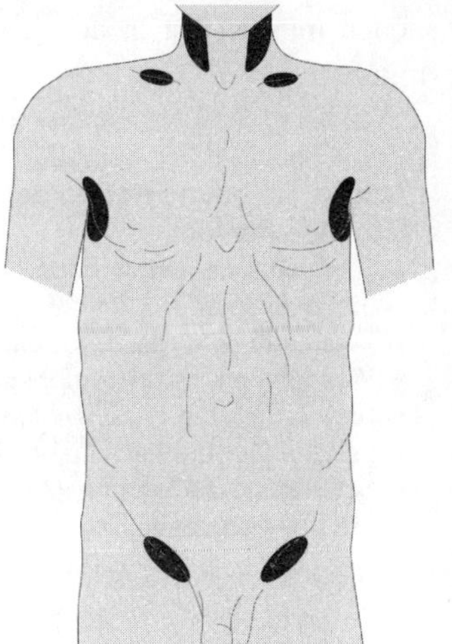

Die Untersuchung der Lymphknoten ist deshalb eine der wichtigsten körperlichen Basisuntersuchungen – die zudem keinerlei technische Hilfsmittel erfordert und deshalb auch von Ihnen jederzeit zu Hause durchgeführt werden kann.

Die Lymphknoten-Untersuchung allgemein

Den ersten Eindruck erhält man auch hier wieder mit den Augen. (Sie wissen schon, am Anfang einer Untersuchung steht immer die *Inspektion.*) Betrachten Sie sich die Lymphknotenregionen in Ruhe – stellen Sie irgendwelche Veränderungen fest? Erkennen Sie evtl. vergrößerte Lymphknoten (als »Beulen«) unter der Haut?
Als nächstes tasten Sie *sämtliche* Lymphknotengebiete gründlich ab:

- die Lymphknoten des *Halses*
- die Lymphknoten entlang (oberhalb) des *Schlüsselbeines*
- die Lymphknoten unter der *Achsel*
- die Lymphknoten in der *Leistenregion*

Wo genau (oder besser: ungefähr) Sie die einzelnen Lymphknoten suchen müssen, ist in den jeweiligen Kap. noch näher beschrieben (mit Abb.).

Achten Sie beim Ertasten der Lymphknoten besonders auf folgende Punkte:

- Sind die Lymphknoten *überhaupt* tastbar? Wenn ja, wie viele können Sie tasten?
- Wie groß sind die zu tastenden Lymphknoten?
- Wie fühlen sich die Lymphknoten an – weich, mittel, hart?
- Lassen Sich die Lymphknoten gegenüber dem umgebenden Gewebe mit den Fingern verschieben?
- Schmerzen die Lymphknoten beim Tasten? Bereits beim bloßen Berühren oder erst beim Draufdrücken?

Dazu noch ein paar Erklärungen:
Normalerweise lassen sich gesunde Lymphknoten auch von erfahrenen Untersuchern nur sehr »vage« ertasten. Zweifeln Sie also nicht an Ihren Fähigkeiten, wenn Sie keinen einzigen Lymphknoten aufspüren können.
Dreht man diese Aussage einfach um, kann man natürlich auch sagen: jeder Lymphknoten, der sich ertasten läßt, ist also auch vergrößert und damit Zeichen für eine Erkrankung.
Auch die anderen oben gestellten Fragen bieten darüber hinaus wichtige Anhaltspunkte zur möglichen Ursache der Lymphknotenvergrößerung:

Ursache	**Lymphknoten**
akute Entzündung:	vergrößert (erbsengroß) weich, druckempfindlich, verschieblich
nach einer Entzündung:	wieder etwas kleiner, fester, druckunempfindlich, verschieblich
chronische Entzündung:	fester, druckschmerzhaft, verschieblich
andere Erkrankungen:	hart, druckunempfindlich, nicht verschieblich, z.T. zu Gruppen »verbacken«

Wichtig: Sollten Sie das Gefühl haben, daß mit Ihren Lymphknoten etwas nicht in Ordnung ist, dann lassen Sie sich in jedem Fall von Ihrem Arzt untersuchen – auch wenn in den meisten Fällen wohl »nur« eine »harmlose« Entzündung dahinterstecken wird.

DER HALS

Die Lymphbahnen des Halses

Es gibt so viele Krankheitserreger auf der Welt – und die meisten von denen versuchen, über die »Öffnungen« des Kopfes (Mund, Nase, Augen, Ohren) in unseren Körper einzudringen. Kein Wunder also, daß den *Halslymphknoten* deshalb eine solch immanent wichtige Rolle bei Infektionen und Entzündungen im Kopfbereich zukommt. (Welche Aufgaben Lymphknoten *überhaupt* haben, s. im Exkurs S. 113 ff.)

Ertasten der Lymphknoten

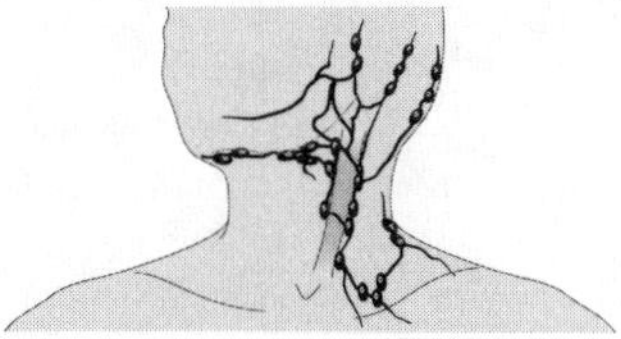

Tasten Sie immer wieder einmal Ihre eigenen Lymphbahnen am Hals ab. Die wichtigsten verlaufen vom Kieferwinkel am Unterkiefer und an den Seiten des Kopfwendermuskels entlang.

In der Abbildung ist der Verlauf des Kopfwendermuskels gut sichtbar. Um diesen Muskel besser tasten zu können, sollten Sie versuchen, den Kopf gegen Widerstand – beispielsweise gegen eine Hand – zu drehen.

Gesunde Lymphknoten lassen sich normalerweise selbst von erfahrenen Untersuchern nicht ertasten – geschweige denn von »Anfängern«. Das heißt: *Wenn* Sie Lymphknoten tasten können, liegt auch meistens eine Erkrankung vor. Trotzdem gehört auch zum Ertasten leicht angeschwollener Lymphknoten etwas Übung und vor allem viel Geduld.

Probieren Sie es immer mal wieder – an sich und an Ihrem Partner.

Achten Sie beim Ertasten der Halslymphknoten besonders darauf, ob die **Lymphknoten:**

- *überhaupt tastbar* sind. (Wenn nicht, um so besser.)
- *vergrößert* sind. (Wenn sie tastbar sind, sind sie meist auch vergrößert.)
- *hart* und/oder *druckschmerzhaft* sind.
- *verschieblich* sind. (»Verbackene« Lymphknoten deuten oft auf eine schwerwiegende Erkrankung hin.)

Die Schilddrüse

Lexikon:

Hypothyreose:	Schilddrüsenunterfunktion
Hyperthyreose:	Schilddrüsenüberfunktion
Struma:	krankhafte Schilddrüsenvergrößerung (auch als »Kropf« bekannt)
TSH, T_3, T_4:	Schilddrüsenhormone

Die Schilddrüse (Glandula thyroidea, kurz: *Thyroidea*) liegt in Form eines Hs vor der Luftröhre. Jeder der beiden Seitenlappen ist etwa 6 x 4 x 2 cm groß und wiegt 10–20 g. Die Schilddrüse produziert für den Körper lebenswichtige Hormone (die Schilddrüsenhormone T_3, T_4 und Kalzitonin), die vor allem für die Regulierung des Stoffwechsels und des Kalziumhaushalts zuständig sind.

Messung des Halsumfangs – alle Jahre wieder

Eine Schilddrüse vergrößert sich in der Regel sehr, sehr langsam. Und weil man sich (normalerweise) täglich im Spiegel anschaut, fallen einem solche »schleichenden« Veränderungen oftmals gar nicht auf. Um immer ein objektives (und damit halbwegs »unbestechliches«) Kriterium zur Hand zu haben, sollten Sie Ihren Halsumfang regelmäßig messen – und notieren. Wichtig ist nur, daß Sie bei jeder Messung die gleiche Meßhöhe verwenden – wählen Sie also am besten die Stelle direkt unter dem (gut tast- und bei Männern auch sichtbaren) Kehlkopfknorpel.

Halsumfang	*Meßhöhe:..............*
Datum	*Umfang*
....	..............cm
....	..............cm
....	..............cm
....	..............cm

Abtasten (Palpation) der Schilddrüsen

Grundlage jeder Schilddrüsenuntersuchung (ob beim Arzt oder zu Hause) ist das gründliche Abtasten und die dadurch mögliche Beurteilung der Größe, Form und Konsistenz der Schilddrüse.

Mit etwas Übung ist es durchaus möglich, seine eigene Schilddrüse mit den Fingerkuppen abzutasten. Praktischer (und wohl auch objektiver) ist es jedoch, sich gegenseitig die Schilddrüse abzutasten, wobei man dem Untersuchten die Hände am besten von hinten um den Hals legt – wie in der Abbildung zu sehen. (*Eine Haltung, die Krimifans unter Ihnen aus zahlreichen Edgar-Wallace-Filmen bestens vertraut sein dürfte.*)

Mit den Fingerkuppen tasten Sie jetzt das Gebiet rund um den Schildknorpel mit leichtem Druck und kreisenden Bewegungen vorsichtig ab. Während des Abtastens sollte der Untersuchte ein-, zweimal kräftig schlucken. Eine normale Schilddrüse ist schluckverschieblich, verrutscht also beim Schlucken ein wenig unter den Fingern.

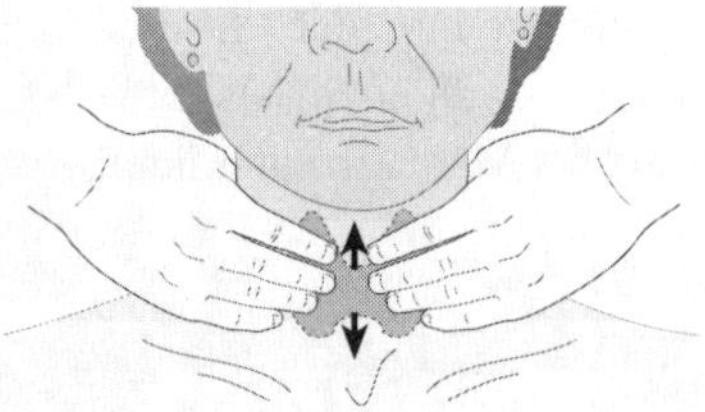

Worauf Sie beim Abtasten achten sollten:
- Ist die Schilddrüse *überhaupt* tastbar?
- Ist die Schilddrüse *vergrößert*?
- Ist die Schilddrüse *weich* und (schluck-)*verschiebbar*?
- Ist das Abtasten der Schilddrüse für den Untersuchten *schmerzhaft*?
- Sind in der Schilddrüse evtl. Knoten oder *verhärtete Bezirke* tastbar?

Sollten Sie beim Abtasten Ihrer Schilddrüse (oder der Ihres Partners) irgendwelche (verdächtigen) Auffälligkeiten feststellen, dann stellen Sie diese bei nächster Gelegenheit Ihrem Hausarzt vor.

Der Kropf – die Struma

Eine starke Größenzunahme der Schilddrüse bezeichnet man als *Struma* oder auch volkstümlich als *Kropf*.
In den meisten Fällen entsteht die Struma als Reaktion der Schilddrüse auf eine chronische Unterversorgung mit dem Spurenelement Jod. Dieses Jod wird von der Schilddrüse aufgenommen und anschließend in die Schilddrüsenhormone eingebaut. Da der Körper Jod – wie auch die anderen Spurenelemente – nicht selbst produzieren kann, muß ausreichend Jod mit der Nahrung aufgenommen werden. Besonders häufig läßt sich eine Schilddrüsenvergrößerung deshalb in landschaftlichen Gebieten beobachten, in denen Nahrung und Trinkwasser traditionell zuwenig Jod enthalten – wie etwa in den Alpenregionen.
Da bei dieser Form der Struma die Werte der Schilddrüsenhormone im Normalbereich liegen, spricht man von einer *euthyreoten Struma*, frei übersetzt: »*Kropf mit guten Schilddrüsenwerten*«.
Nicht immer jedoch ist die Struma eine Reaktion auf eine Jod-Unterversorgung. Auch bei der Schilddrüsen*über*funktion bildet sich in über der Hälfte aller Fälle eine Struma, im Unterschied zur o.g. Form jedoch bei gleichzeitig stark erhöhten Schilddrüsenwerten. Diese Form wird deshalb als *hyperthyreote Struma* bezeichnet (hyper = über).

Klinisch wird die Struma je nach Größe in verschiedene Grade eingeteilt:

Grad I: Schilddrüsenvergrößerung (noch) nicht sichtbar, aber bereits tastbar
Grad II: Vergrößerung der Schilddrüse bereits sichtbar
Grad III: Schilddrüse bereits so groß, daß auch andere Halsorgane (Gefäße, Luftröhre) eingeengt werden
Grad IV: »bayerische Struma« – Schilddrüsenvergrößerung auch von hinten sichtbar

Störungen der Schilddrüsenfunktion

Die Schilddrüsenhormone T4 und T3 steigern die Stoffwechselaktivität und damit den Energieverbrauch des Menschen. Eine Überfunktion der Schilddrüse – med.: **Hyperthyreose** – führt deshalb zu einem gesteigerten Energieumsatz, was u. a. zur Folge hat, daß der Betroffene trotz häufiger Heißhungerattacken mehr und mehr abnimmt.

Übrigens: Wegen des gravierenden Eingriffs in den Stoffwechsel ist es gefährlicher Leichtsinn, Schilddrüsenhormone als »Diät-Mittel« zu verabreichen.

Eine Unterfunktion der Schilddrüse – die **Hypothyreose** – bewirkt das genaue Gegenteil. Der Stoffwechsel wird verlangsamt – und dadurch das gesamte Leben quasi »gebremst«.
Welche Folgen Über- und Unterfunktion der Schilddrüse im einzelnen haben (können), zeigt die folgende Zusammenstellung:

Anzeichen für eine Überfunktion der Schilddrüse

- Unruhe, Nervosität, Schlaflosigkeit
- anhaltender Gewichtsverlust trotz Heißhunger
- warme, feuchte Haut und weiches dünnes Haar
- Wärmeunverträglichkeit, plötzliche Schweißausbrüche
- zunehmendes Zittern der Hände/Finger
- gesteigerte Stuhlfrequenz, evtl. Durchfälle
- erhöhter Puls (»Herzrasen«)
- hervortretende Augäpfel (»Glubschaugen«) + Hautschwellungen an der Schienbeinvorderkante (sog. Myxödem)

Anzeichen für eine Unterfunktion der Schilddrüse

- körperliche und geistige Leistungs*minderung*, verbunden mit:
- Müdigkeit, Antriebsarmut, Desinteresse und Verlangsamung
- gesteigerte Kälteempfindlichkeit
- trockene, kühle, teigige Haut; trockenes, brüchiges Haar
- rauhe, heisere Stimme
- besonders im Alter auch: Gedächtnisstörungen und Verstimmungen, bis hin zur Depression

Sollten Sie einige dieser Symptome auch bei sich selbst beobachten können, sprechen Sie Ihren Arzt darauf an. Bereits durch eine einfache Blutabnahme lassen sich die Schilddrüsenhormonwerte im Blut – und damit die Funktion der Schilddrüse – überprüfen.

Die Halsvenen

Die an beiden Seiten des Halses verlaufenden Halsvenen sind normalerweise im Liegen gefüllt – und dadurch deutlich am Hals sichtbar. (Zumindest beim Ausatmen; während einer tiefen Einatmung können die Venen auch im Liegen »zusammenfallen«.)
Beim Aufrichten entleeren sich die Venen (beim Ein- und Ausatmen) und »fallen« sie – ebenfalls gut sichtbar – »in sich zusammen«.
Ihre Aufgabe ist es jetzt, den Punkt (Aufrichtwinkel) herauszufinden, an dem die Halsvenen »zusammenfallen«. Dazu müssen Sie sich langsam aus dem Liegen aufrichten – Oberkörper, Hals und Kopf bilden eine Linie. *(Also nicht nur den Kopf hochnehmen.)* Am einfachsten geht das, wenn Sie eine Hilfsperson bitten, Sie an einer Hand hochzuziehen und dabei die Füllung der Halsvenen zu beurteilen.
Wenn die Halsvenen immer noch sichtbar sind, obwohl Sie den Oberkörper bereits um 30 Grad angehoben haben, dann ist der Venendruck (krankhaft) erhöht *(zum Bestimmen des Winkels benutzen Sie am einfachsten unseren Knaur-Winkelmesser* – s. S. 169). Je höher der Venendruck, desto später fallen die Halsvenen zusammen; bei sehr hohem Druck bleiben sie deshalb auch noch bei senkrechtem Oberkörper gefüllt.
Der Druck in den Halsvenen stimmt ungefähr mit dem Druck im rechten Vorhof des Herzens überein. Ein erhöhter Halsvenendruck ist meistens die Folge einer krankhaften Veränderung des Herzens. Nur in wenigen Fällen ist eine Einengung der Vene (beispielsweise durch eine Struma – s. o.) die Ursache der Druckerhöhung. In diesem Fall wäre dann (meist) auch nur eine Halsvene betroffen – während die andere beim Aufrichten normal »zusammenfallen« würde.

> Zu hoher (Hals-)Venendruck: Venen sind auch bei >30 Grad noch angehobenem Oberkörper sichtbar.

DIE NERVEN

Das Nervensystem

Das Nervensystem des Menschen unterteilt man seiner Funktion nach in das (durch den Willen gesteuerte = *willkürliche*) animale Nervensystem und das (vom Willen unabhängige = *unwillkürliche*) vegetative Nervensystem. Während ersteres v. a. für die Verarbeitung von Sinnesreizen und die Bewegung des Körpers zuständig ist, steuert das *vegetative Nervensystem* die Funktion und das Zusammenspiel der Organe des Körpers. Da dieses unabhängig vom Willen geschieht, wird das vegetative auch als autonomes Nervensystem bezeichnet.
Die Steuerung des vegetativen Nervensystems erfolgt hauptsächlich über zwei »Gegenspieler«: das *sympathische* und das *parasympathi-*

Einige Funktionen von Sympathikus & Parasympathikus

Organ	*Sympathikus*	*Parasympathikus*
Auge		
• Pupille	Erweiterung	Verengung
Herz		
• Frequenz	↑	↓
• Pumpkraft	↑	↓
Lunge	weitet sich	verengt sich
Blutgefäße		
• allg.	Verengung	–
• in Muskulatur	Erweiterung	–
Verdauung	Hemmung	Anregung
Speicheldrüsen	–	Anregung
Haare	»Aufrichten«	

Zusammengefaßt: Der *Sympathikus* bereitet den Körper auf »Action« vor – der *Parasympathikus* sorgt für die nötige »Erholung«.

sche Nervensystem, zu einzelnen Funktionen s. Tab. Eine andere Möglichkeit der Einteilung bietet die (anatomische) Lage der einzelnen Systeme, hier unterscheidet man ein zentrales Nervensystem (abgekürzt *ZNS*), zu dem das Gehirn und das Rückenmark gezählt werden, und das periphere Nervensystem, welches die Verbindung zwischen dem ZNS und dem restlichen Körper herstellt. Alle Nerven des peripheren Systems entspringen aber dem zentralen Nervensystem, entweder direkt aus dem Gehirn oder als »Spinalnerven« aus dem Rückenmark.

Reflexe

Lexikon:

willkürlich:	vom Willen (also bewußt) gesteuert
unwillkürlich:	unabhängig vom Willen (unbewußt)
Kontraktion, kontrahieren:	Zusammenziehung, -ziehen

Als **Reflex** bezeichnet man eine unwillkürliche Reaktion des Körpers auf einen Reiz. Ein solcher Reflex erfolgt jedesmal, wenn der Reiz sich wiederholt, nach dem gleichen Muster. Ein gutes Beispiel dafür ist der bereits beim Auge angesprochene Kornealreflex: Nähert sich ein Fremdkörper dem Auge – bzw. berührt er sogar die Hornhaut –, dann schließt sich das Auge unwillkürlich. Beim erstenmal, beim zweiten- und beim hundertstenmal ebenfalls.

In der Medizin unterscheidet man noch einmal sogenannte Eigenreflexe von den Fremdreflexen. Beim *Eigenreflex* erfolgt die Reaktion am gleichen Organ, an dem auch der Reiz einwirkt. Der Reiz (in diesem Fall ein Schlag mit dem Untersuchungshammer) wirkt beispielsweise auf die Patellarsehne ein – und der dazugehörende Muskel zieht sich sofort zusammen (und der Unterschenkel »schlägt aus«).

Beim *Fremdreflex* ist das reagierende Organ hingegen ein anderes. Ein Fremdkörper berührt die Hornhaut – und der für die Lidbewegung des Auges zuständige Muskel zuckt zusammen. (Auch wenn beide Reaktionen am Organ Auge ablaufen, so sind doch zwei verschiedene »Einheiten« – Hornhaut und Muskel – an diesem Reflex beteiligt.)

Zwei andere Fremdreflexe kennt jeder von uns aus dem eigenen Erleben. Zum einen den *Würgreflex*: Ein Fremdkörper (z. B. ein Finger) berührt die Rachenhinterwand und löst damit einen Würgreflex aus, an dem zahlreiche andere Strukturen beteiligt sind. Und zum anderen den *Niesreflex*: Die Reizung der Nasenschleimhaut (beispielsweise durch Schnupftabak) führt zum Niesen.

Eine Übersicht der wichtigsten Eigen- und Fremdreflexe bietet die folgende Tab.:

Eigenreflexe	**Fremdreflexe**
Patellarsehnenreflex	Niesreflex
Bizepssehnenreflex	Würgreflex
Trizepssehnenreflex	Kornealreflex (= Hornhautreflex)
Achillessehnenreflex	Bauchhautreflex
Trömmerreflex	Afterreflex
Knipsreflex	Kremasterreflex
pathologischer Reflex	Fußsohlenreflex

Reflexprüfung – zu schwer?

Eine berechtigte Frage ist es natürlich, ob es Sinn macht, sich selbständig an die Erprobung der Reflexe heranzuwagen und dafür auch noch gegenseitig mit dem (Untersuchungs-)Hammer aufeinander einzuschlagen. Auch wenn die Untersuchung der wichtigsten Reflexe (eigentlich) zu jeder Aufnahmeuntersuchung im Krankenhaus gehört, so werden sie doch von den meisten Hausärzten nicht (regelmäßig) gecheckt – wozu dann also der Aufwand?

Auch hier lautet die Antwort wieder: Weil es *Spaß* macht und weil man die Funktionen seines Körpers dadurch ein wenig besser kennenlernen kann.

Nun besitzt nicht jeder zu Hause einen »richtigen« Untersuchungshammer, und verständlicherweise ist auch nicht jeder bereit, dafür etwa dreißig Mark auszugeben. In vielen Fällen ist dies aber auch gar nicht nötig, denn es reicht manchmal schon ein simples Streichholz, um die gewünschten Reflexe auszulösen. Und außerdem: Schauen Sie doch bei Gelegenheit in der Spielkiste Ihrer Kinder nach – vielleicht findet sich ja dort ein geeigneter (Hart-)Gummihammer? Oder Sie nehmen einfach einen schweren Messergriff – mit etwas Improvisation läßt

sich für den Hausgebrauch auf einen professionellen Untersuchungshammer also durchaus verzichten.
Im folgenden werden die wichtigsten Reflexe kurz vorgestellt und deren Auslösung beschrieben. Dabei ist es nicht notwendig, alle hier beschriebenen Reflexe stur nacheinander »abzuhaken«. *Probieren Sie einfach aus, was Ihnen gefällt, und heben Sie sich den Rest für später auf.*

Die Auswertung der Reflexuntersuchungen

Durch die einzelnen Reflextests kann der erfahrene Arzt gleich zwei Fliegen mit einer Klappe schlagen: Zum einen erkennt er ziemlich schnell, *daß* etwas nicht in Ordnung ist, zum anderen läßt sich durch diese Untersuchungen oft sogar schon die (ungefähre) Höhe der Schädigung ablesen. (Höhe bezieht sich in diesem Fall auf die »Etage« der Wirbelsäule und damit des Rückenmarks. Die vom Rückenmark ausgehenden Nervenwurzeln werden nach der Höhe der Wirbelsegmente bezeichnet, also z. B. C4/C5. S. dazu auch das Kap. *Die Wirbelsäule*, S. 151 ff.)
Den Anfänger interessiert natürlich vor allem der erste Aspekt, nämlich überhaupt erst einmal herauszubekommen, *daß* etwas nicht in Ordnung ist. Das wichtigste Indiz dafür ist die Seitengleichheit der Reflexantwort.

- Läßt sich der Reflex an beiden Seiten des Körpers mit der – ungefähr – gleichen Intensität auslösen?
- Reagiert eine Seite stärker als die andere?
- Fehlt die Reflexantwort gar auf einer Seite, während sie an der anderen normal auslösbar ist?

Auch wenn Sie durch eigene »Versuche« nicht (gleich) eine Antwort auf all diese Fragen bekommen, lassen Sie sich nicht entmutigen. Wichtiger als eine professionelle Untersuchung ist der Spaß an der

Sache, und den sollten Sie sich nicht dadurch verderben lassen, daß sich einige Reflexe nicht (sofort) so auslösen lassen, wie Sie es gerne hätten.
Bevor es jetzt ernst wird, noch eines vorweg: Nicht immer lassen sich die einzelnen Reflexe einfach – schulbuchmäßig – auslösen, zum Beispiel, wenn der Untersuchte sich so stark auf seine Untersuchung konzentriert, daß er seine Muskeln dabei verkrampft. Oft hilft dann bereits ein einfacher Trick, um den Untersuchten kurzzeitig abzulenken. Dieser »Ablenkungstrick« wird nach seinem Erfinder *Jendrassik-Handgriff* bezeichnet.

Jendrassik-Handgriff

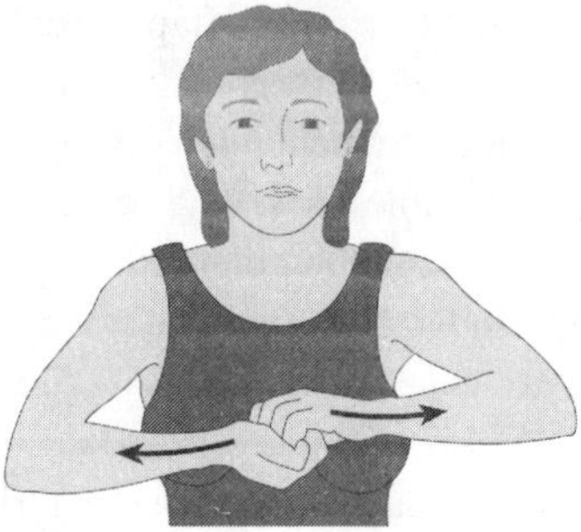

Um den Untersuchten vom eigentlichen Geschehen abzulenken, wird er gebeten, die Finger beider Hände auf Brusthöhe ineinander zu verhaken und dann kräftig zu ziehen (s. Abb.).
Und während sich der Untersuchte (und auch sein Kleinhirn) mit dieser Übung beschäftigt, kann der Untersucher so ganz nebenbei dessen Reflexe am Bein testen – in den meisten Fällen mit Erfolg.

Patellarsehnenreflex (PSR)

Dieser Reflex ist derart eindrücklich (sowohl für den Untersucher als auch für den Untersuchten), daß er wohl nicht ganz zu Unrecht die meiste »Öffentlichkeit« bekommen hat. Oder kennen Sie etwa eine Arztserie, in der nicht irgendwann einmal ein Arzt seinem Patienten mit dem Untersuchungshammer auf die Sehne unterhalb der Kniescheibe schlägt und der Patient daraufhin mit dem Unterschenkel nach vorn »ausschlägt«?

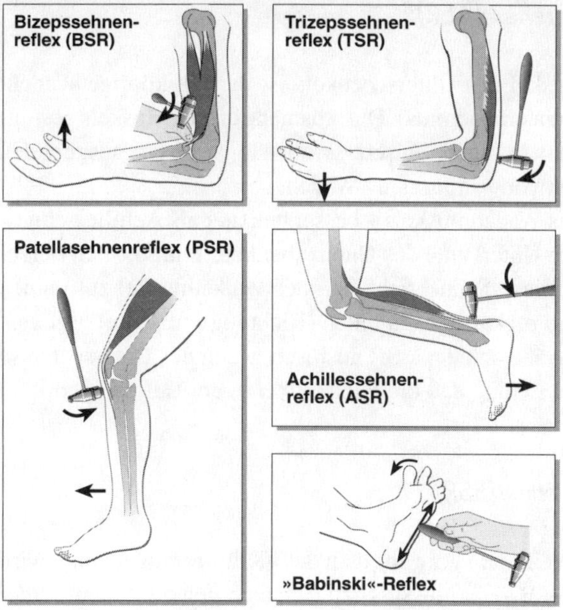

Zur Durchführung muß deshalb nur wenig gesagt werden. Am besten ist es, der Untersuchte setzt sich so hin, daß seine Unterschenkel frei nach unten baumeln. Dann schlägt der Untersuchte kurz mit dem Untersuchungshammer (oder ähnlichem) auf die (immer tast- und manchmal sichtbare) Oberschenkelsehne kurz unterhalb der Kniescheibe. Als Reflexantwort zieht sich der getroffene Oberschenkelmuskel blitzartig zusammen und läßt den Unterschenkel damit nach vorne schnellen. (*Sie sehen, der Test ist nicht ganz ungefährlich – falls Sie genau vor Ihrem »Opfer« stehen …*) Dieser Test wird abwechselnd an beiden Beinen durchgeführt und sollte – wie alle Reflextests – an beiden Beinen gleichmäßig stark ausfallen.

Auch die nächsten drei Reflexe laufen nach dem gleichen Muster ab: Man schlägt auf die Sehne eines Muskels, und dieser zieht sich daraufhin zusammen. Da Reizort und Reaktion denselben Muskel betreffen, werden diese Reflexe alle zu den Eigenreflexen gezählt.

Achillessehnenreflex (ASR)

Der stärkste Muskel des Unterschenkels ist der dreiköpfige Wadenmuskel (lat.: M. gastrocnemius). Die Ausmaße dieses Muskels bestimmen letztlich das Aussehen unserer Waden – ist er gut ausgebildet, spricht man auch von »strammen« Waden.
Die Sehne dieses Wadenmuskels – besser bekannt als Achillessehne – bildet die hintere Unterkante des Unterschenkels. Durch einen (leichten) Schlag auf diese Sehne zieht sich der Wadenmuskel zusammen und der Fuß wird ruckartig nach unten (Richtung Fußsohle) gezogen. Am einfachsten läßt sich der ASR auslösen, wenn der Untersuchte so auf einem Hocker kniet, daß die Füße locker in der Luft hängen.

Bizepssehnenreflex (BSR)

Jeder, der schon einmal verzweifelt an der »Klimmstange« hing, wird die Funktion des Bizeps(muskels) zu schätzen gelernt haben. *(Oder dessen Funktion sehnlichst herbeigewünscht haben?)*
Um den BSR auszulösen, muß der Untersucher die Sehne mit dem eigenen Finger etwas anspannen. (Die Sehne des Bizeps setzt kurz unterhalb des Ellenbogengelenkes an der Speiche – Radius – an.)
Dazu drückt er mit dem Finger in das Ellenbogengelenk des Untersuchten. (Das Anspannen des Muskels läßt die Sehne gut tastbar hervortreten.) Ein kurzer Schlag auf den eigenen (!) Finger wird auf die Sehne übertragen und bewirkt, daß der Muskel sich ruckartig zusammenzieht. Der Unterarm »hüpft« dadurch kurz in Richtung des Oberarms, d. h., das Ellenbogengelenk wird gebeugt.
Die Körperhaltung des Untersuchten ist bei diesem Test nicht ganz so wichtig. Der Arm sollte jedoch leicht angewinkelt »abgelegt« werden. Auf dem Tisch (im Sitzen), auf dem Bett oder dem eigenen Bauch (im Liegen) beispielsweise.

Übrigens: Daß sich der Untersucher bei diesem Test mit dem Untersuchungshammer erstmalig auf den *eigenen* Finger hauen muß, dürfte vor allem den – bisher malträtierten – Untersuchten freuen.

Trizepssehnenreflex (TSR)

Der Trizeps(muskel) ist für den Arm das, was der Oberschenkelmuskel für das Bein ist: der größte und kräftigste Strecker. Er verläuft von der Schulter bis zum Ellenbogen an der Unterseite des Oberarmes.
Die Stärke dieses Muskels läßt sich durch die Anzahl der möglichen Liege- oder Beugestützübungen recht gut einschätzen.
Der TSR wird mit einem Schlag auf die Sehne kurz oberhalb des Ellenbogens ausgelöst. (Mehrere Zielversuche können notwendig sein.) Als Antwort erfolgt ein kurzer Streckreflex, d. h,. der Unterarm zuckt nach »unten«. Die Armhaltung des Untersuchten ist die gleiche wie beim BSR: der Arm wird leicht gewinkelt abgelegt.

Die nächsten Reflexe gehören alle zu den Fremdreflexen. Ein Untersuchungshammer ist für die hier beschriebenen Reflexe nicht notwendig. Wer also schon (hammerlos) glaubte, davongekommen zu sein, sollte die nächsten Seiten besser überblättern.

Bauchhautreflex

Dieser Test wird durchgeführt, indem man mit einem spitzen Gegenstand (einen Zahnstocher oder ein abgebrochenes Streichholz) leicht über die Bauchhaut des Untersuchten streicht. Die Bewegung sollte dabei von der Seite zur Mitte hin erfolgen und auf mindestens drei »Etagen« auf jeder Bauchseite wiederholt werden.
Während des Bestreichens der Bauchhaut ziehen sich die darunterliegenden Bauch(decken)muskeln reflexartig zusammen – und schützen so die Organe vor möglichen Verletzungen. In vielen Fällen sieht man dieses Zusammenziehen bereits mit dem bloßen Auge, manchmal erkennt man es aber auch (nur) daran, daß sich der Bauchnabel durch

das Zusammenziehen der Muskulatur in die Richtung der untersuchten Seite verschiebt.

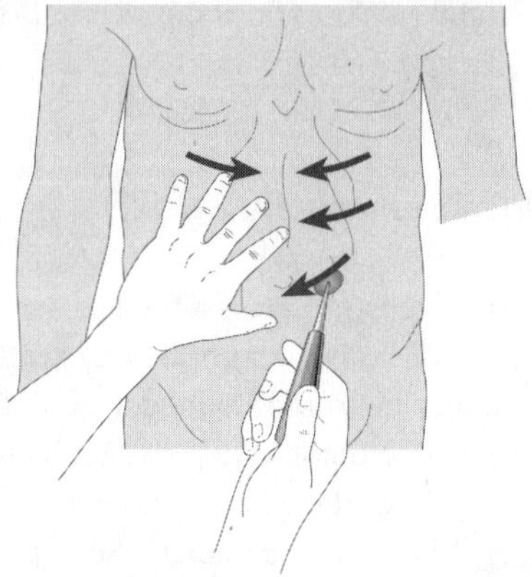

Der Untersuchte sollte für diesen Test am besten entspannt auf dem Rücken liegen. Die Hände liegen dabei neben dem Körper – unter dem Kopf verschränkt würden sie die Bauchdecke anspannen und den Test erschweren.

Das (scheinbare) Fehlen des Bauchhautreflexes ist nun allerdings noch kein Beweis für das Vorliegen einer Erkrankung. Gerade wenn die Bauchdecke etwas mehr »Winterspeck« als normal gespeichert hat – *um es einmal so zu umschreiben* –, läßt sich dieser Reflex oft nur sehr schwach oder auch gar nicht auslösen. (Gerade in diesem Fall wäre es aber auffällig, wenn der BHR auf einer Seite deutlich auslösbar wäre, auf der anderen Seite aber fehlen würde.)

Ist der BSR wegen einer schlaffen Bauchdecke nicht/schwach auslösbar, kann man auch versuchen, die Bauchdecke vor dem Test mit der Hand leicht (zur Seite) zu »spannen« (s. Abb. oben).

Fußsohlenreflex

Beim Bestreichen der Fußsohle (bitte zuvor Schuhe und Strümpfe ausziehen) biegen sich die Zehen reflexartig nach unten. Am besten läßt sich dieser Reflex auslösen, indem mit einem spitzen Gegenstand am äußeren Rand der Fußsohle entlanggestrichen wird. Alternativ eignet sich auch ein (stumpfer!) Messer- oder Gabelgriff, nur muß man in diesem Fall etwas stärker aufdrücken, um den gleichen Effekt zu erzielen.

Bei Kindern im Alter von unter einem Jahr sind die Nervenkanäle im Rückenmark noch nicht vollständig ausgeprägt und reagieren deshalb bei diesem Test mit einem Abspreizen der Großzehe (und evtl. auch einiger benachbarter Zehen). Beim Erwachsenen wäre die gleiche Reaktion ein wichtiger Hinweis auf eine vorliegende Verletzung dieser Nervenbahnen. Nach dem Erstbeschreiber ist dieses (pathologische) Testergebnis als *Babinski*-Reflex (s. Abb. S. 135) benannt worden. (Ist alles okay, steht in der Krankenakte deshalb »Babinski negativ«; ist die Nervenbahn defekt, steht dort »Babinski positiv«.)

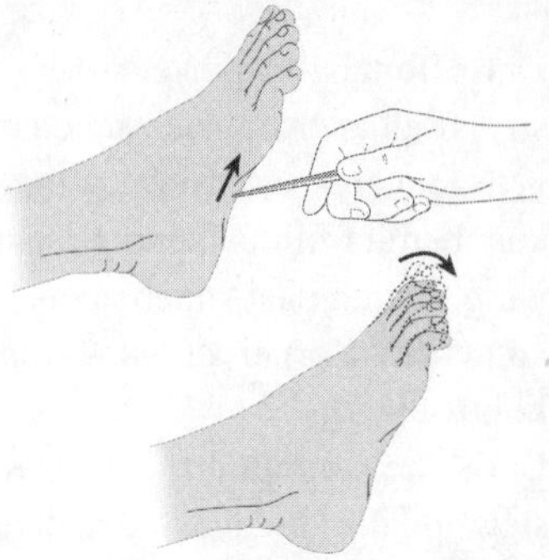

Trömmerreflex/Knipsreflex

Der Trömmerreflex (benannt nach seinem »Erfinder«) läßt sich ohne weitere Hilfsmittel auslösen. Der Untersuchte läßt seine Hand lose herabhängen und der Untersucher schlägt mit seinen eigenen Fingern von innen gegen die gebeugten Fingerkuppen. Als Reflexantwort werden daraufhin die Fingermuskeln der getesteten Hand für einen winzigen Augenblick kontrahiert, so daß die Finger kurz zusammenzucken.
Etwas abwandeln läßt sich dieser Test, indem der Untersucher seinem »Opfer« kurz in das Fingerendglied des Ringfingers knipst (daher der Name Knipsreflex). Die Reaktion sollte die gleiche wie beim Schlag gegen die Fingerkuppen sein: ein kurzes Beugen aller Finger der Hand.
Der nächste Reflex ist der einzige der hier beschriebenen, der sich nur beim Mann (als solchem) testen läßt. Zusätzlich ist dieser Test auch noch etwas »heikel«, so daß man(n) sich dessen Durchführung sicherlich zweimal überlegen wird.

Kremasterreflex

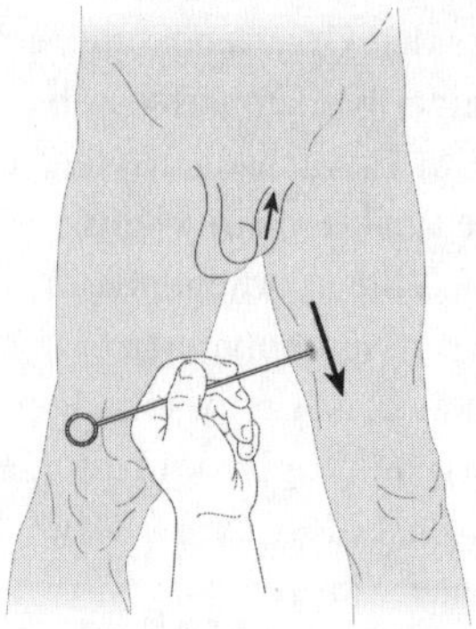

Der Kremaster (korrekt: M. cremaster) trägt auch den deutschen Namen »Hodenheber« – womit seine Tätigkeit bereits hinreichend beschrieben wäre. Durch das Anheben der Hoden kann der Körper deren Temperatur kontrollieren.
Bei Kälte kontrahiert sich der Kremaster, und die Hoden werden dichter an den (wärmeren) Körper herangezogen; bei Wärme erschlafft der Muskel wieder.
Provozieren läßt sich dieser Muskel, indem man mit einem spitzen Gegenstand (Zahnstocher o.ä.) leicht über die Innenseite des Oberschenkels streicht. Als Reflexantwort wird der Hoden auf der gleichen Seite – wenn auch etwas verzögert – durch den sich zusammenziehenden Kremaster angehoben (s. Abb.).
Der Untersuchte muß für diesen Test keine besondere Ausgangsstellung einnehmen – normales, lockeres, breitbeiniges Stehen ist ideal.

Übrigens: Der Kremasterreflex wurde von der Natur auch deshalb eingeführt, damit die Urmänner (in der Vorzeit) bei der Flucht über die Bäume nicht in einer Astgabel hängenblieben. Zumindest pflegte eine betagt-erfahrene Medizinprofessorin diese Erklärung ihren Studenten glaubhaft zu machen.

Als letzter Reflextest wird hier ein Test beschrieben, der auf der »Heikelskala« mit Sicherheit ganz oben steht. Aber weil er so leicht auslösbar ist – und weil er nun einmal dazugehört –, soll auch hier nicht auf ihn verzichtet werden.

Afterreflex (oder: Analreflex)

Den Afterreflex können Sie auslösen, indem Sie die Haut um den After herum mit einem spitzen Gegenstand bestreichen. Als Reflexantwort zieht sich der äußere Schließmuskel sofort deutlich sichtbar zusammen. Die Gesäßbacken werden dazu am besten auseinandergezogen, so daß der Strich mit dem Streichholz (o. ä.) zügig ausgeführt werden kann.

Sensibilität

Als Sensibilität wird die Fähigkeit bezeichnet, verschiedenste (Sinnes-) Reize wahrzunehmen. (Jemand reagiert *sensibel* auf Reize.) Diese Wahrnehmung erfolgt über *Sinnesrezeptoren*, deren Signale über die (sensorischen) Nervenbahnen an das Gehirn weitergeleitet und dort entsprechend verarbeitet werden.
Lassen sich einzelne Reize nicht mehr oder nur noch schwach wahrnehmen, so spricht man von einer *Sensibilitätsstörung*.

Sensibilitätstests

Diese Tests lassen sich zwar allesamt ohne größere Hilfsmittel durchführen, sie setzen jedoch alle die Mithilfe einer zweiten Person voraus. Während der »Untersucher« die verschiedenen Tests durchführt, muß der »Untersuchte« die Augen geschlossen halten.
Natürlich kann man auch den *eigenen* Körper beispielsweise auf Berührung, Schmerz oder ähnliche Empfindungen testen, jedoch »kennt« das (zu testende!) Gehirn in diesem Fall (auch mit geschlossenen Augen) bereits die richtige Antwort – was ein objektives Ergebnis eigentlich unmöglich macht. *(Trotzdem: Probieren Sie alle hier beschriebenen Tests ruhig einmal an sich selbst aus!)*

Berührungsempfinden

Die »Berührungsmelder« (die *Tastkörperchen*) liegen auf der gesamten Haut des Körpers verteilt. (Wenn auch in unterschiedlicher Dichte. *Wie dicht* die Berührungsrezeptoren auf der Haut verteilt sind, läßt sich durch den sog. Diskriminationstest feststellen – s. S. 143.).
Wenn Sie das Berührungsempfinden untersuchen, testen Sie gleich

mehrere »Qualitäten«: Berühren Sie zum Beispiel die Haut abwechselnd mit den Fingern, mit einem spitzen Gegenstand (Nadel, Streichholz) und mit einem Wattebausch (oder einem Wollfussel, einer Feder o. ä.).

Diskriminationstest

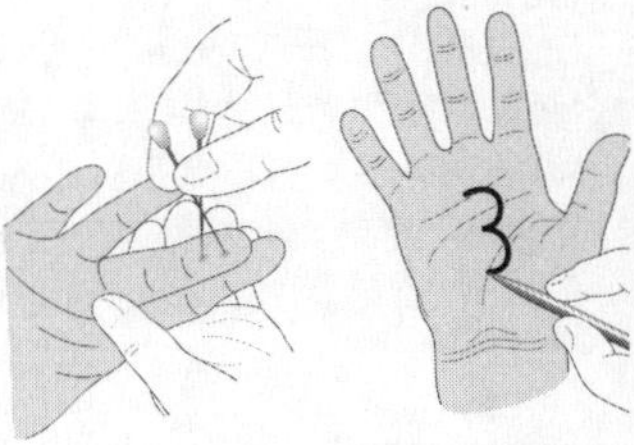

Der Begriff Diskrimination ist aus dem lateinischen Wort für *unterscheiden* gebildet. Dieser Test prüft, welchen Abstand zwei dargebotene Reize mindestens haben müssen, damit sie die Haut noch als getrennt wahrnehmen kann (bzw. damit sie sie voneinander *unterscheiden* kann).
Am leichtesten läßt sich dieser Test mit einem Stechzirkel (das ist dieser Zirkel mit den zwei gleichen Spitzen) durchführen. Alternativ können Sie solch einen Zirkel aber auch mit Hilfe zweier Nadeln improvisieren (s. Abbildung).
Beginnen Sie den Test mit einer relativ großen Zirkelspanne (Vorschlag: 10 cm). Setzen Sie den Zirkel jetzt langsam an verschiedenen Stellen des Körpers auf die Haut, und fragen Sie den Untersuchten, wie viele (Zirkel-)Spitzen er spürt. Bei einem Reizabstand von 10 cm müßten an jeder Stelle des Körpers *beide* Spitzen gespürt werden.
Verringern Sie anschließend so lange den Abstand zwischen den beiden Spitzen, bis der Untersuchte nicht mehr unterscheiden kann, ob Sie ihn mit *einer* oder *beiden* Spitzen berühren.
Mit dieser einfachen Methode können Sie für die verschiedenen Körperteile die Mindestabstände herausfinden.

Dazu eine kleine (Haus-)Aufgabe:
Welche Körperteile haben die größte Dichte an »Berührungsmeldern« und welche Körperteile die geringste?
Tragen Sie dazu einfach Ihre getesteten Werte in die folgende Tabelle ein, und erstellen Sie sich so Ihre eigene »Landkarte« der berührungsempfindlichsten Zonen Ihres Körpers.

Körperteil	**Mindestabstand der Reizpunkte (in mm)**
Gesicht	....
Lippen	....
Hals	....
Oberarm	....
Unterarm	....
Handrücken	....
Handfläche	....
Finger	....
Fingerspitze*	....
Brust	....
Rücken*	....
Bauch	....
Oberschenkel	....
Unterschenkel	....
Fuß (oben/unten)	....
Zehen	....

* Die Fingerbeeren haben die höchste Dichte an Berührungsrezeptoren (Abstand ≈ 2 mm), der Rücken besitzt die niedrigste (≈ 70 mm).

Zahlenschreiben

Verschiedene Berührungsreize werden vom Gehirn automatisch zu einem »Muster« zusammengesetzt.
Diese Fähigkeit kann man leicht überprüfen, indem man mit einem (mehr oder weniger) spitzen Gegenstand unter gleichmäßigem Druck verschiedene Zahlen oder Buchstaben auf die Haut »schreibt« – (s. Abb. S. 143).

Schmerz- und Temperaturempfinden

Schmerz und Temperatur werden ebenfalls über Rezeptoren *in* der Haut wahrgenommen.
Die *Schmerzempfindung* untersuchen Sie am einfachsten mit einer Nadel, die Sie vorsichtig (!) in die Haut stechen. (Falls dabei kein Schmerzreiz wahrgenommen wird, die Nadel bitte nicht weiter hineinschieben!)
Beim Test auf *Temperaturempfindlichkeit* soll herausgefunden werden, ob verschiedene Temperaturen voneinander unterschieden werden können. (»*wärmer*«, »*kälter*«). Welche Gegenstände (kalte Münzen/warme Münzen?) Sie dazu benutzen, bleibt ganz Ihrer Phantasie überlassen.
(Allerdings sollten Sie bei diesen Tests die dargebotenen Reize besser *vorher* mit Ihrem Test»opfer« absprechen ...)
Auch bei diesen Tests wird wieder der gesamte Körper auf seine Reizempfindlichkeit untersucht.

Vibrationsempfinden

Das Vibrationsempfinden können Sie am einfachsten mit einer Stimmgabel testen. Schlagen Sie die Stimmgabel an, und setzen Sie diese dann auf Körperstellen, an denen sich direkt unter der Haut Knochen befinden, beispielsweise an folgenden Stellen:

- Knöchel
- Kniescheibe
- Beckenkamm
- Ellenbogengelenk
- Fingergelenke
- Zehengelenke

Die Neurologen verwenden für diesen Test spezielle Stimmgabeln, an denen sich die unterschiedliche Schwingungsstärke ablesen läßt. Dadurch kann das Vibrationsempfinden auch quantitativ bestimmt werden.
Für den »Hausgebrauch« reicht es jedoch völlig aus, *überhaupt* eine Vibration an den entsprechenden Stellen zu spüren.

Lagegefühl und Bewegungsgefühl

Welche Lage die einzelnen Körperteile einnehmen, wird dem Gehirn nicht nur über die Augen, sondern v. a. über sog. Stellungsrezeptoren in den Gelenken gemeldet. Das heißt, normalerweise sollten wir auch mit geschlossenen Augen wissen, was unser Körper gerade so treibt.
Für diesen Test legt sich der Untersuchte bequem und entspannt auf den Rücken (und harrt der Dinge, die da kommen).
Ihre Aufgabe ist jetzt, die Arme und Beine in die unterschiedlichsten Stellungen zu bringen und dort einen Moment (still) zu halten. (Auch die Zehen nicht vergessen. Biegen Sie sie einmal nach rechts, links, oben und unten.)
Der Untersuchte muß trotz geschlossener Augen jede dieser Stellungen genau beschreiben können.
Die Untersuchung des Bewegungsempfindens funktioniert ebenso, nur daß der Untersuchte jede seiner (passiven) *Bewegungen* direkt beschreiben muß: »*Jetzt wird mein Zeh nach links gebogen.*« usw. (Und das Ganze natürlich auch wieder mit geschlossenen Augen.)

Kraftempfinden

Der Untersuchte bekommt bei diesem Test mehrere – verschieden schwere – Gewichte in beide Hände gelegt. Er muß dann jeweils angeben, welches Gewicht (linke Hand/rechte Hand) schwerer ist.
Leichte Gewichte können wir bereits unterscheiden, wenn sie im Gewicht um etwa 3% differieren.

Probieren Sie das doch einmal mit zwei gleichen Tafeln Schokolade aus: Wieviel müssen Sie abbeißen, um – mit geschlossenen Augen – einen Gewichtsunterschied feststellen zu können?
Je schwerer die Gewichte allerdings sind, desto größer muß auch die Differenz zwischen beiden Gewichten sein, um überhaupt einen Unterschied wahrnehmbar zu machen. (Zwei gleiche Kraftsporthanteln werden Sie kaum anhand eines draufgelegten Stückchens Schokolade unterscheiden können.)

Stereognosie

Mit diesem griechischen Begriff wird die Fähigkeit beschrieben, die Form und Beschaffenheit von Gegenständen allein durch das Berühren (Tasten) zu erkennen.
Diesen Test können Sie auch allein durchführen: Füllen Sie einen Beutel mit verschiedenen Gegenständen (z. B. verschiedene Münzwährungen aus den letzten Urlauben, die Sie mit geschlossenen Augen zu ertasten versuchen. (Sie brauchen die Augen nicht zu schließen, wenn Sie die Gegenstände *im* Beutel ertasten.)

Zum Abschluß dieses Kapitels noch zwei Tests, die ebenfalls komplexe Leistungen des Nervensystems prüfen:

Prüfung der Reaktionszeit

Bilden Sie mit den Fingern Ihrer Hand ein »U«, und bitten Sie Ihren Bekannten, einen Bleistift senkrecht in dieses U hineinzuhalten.
Schaffen Sie es, den Bleistift mit den Fingern einzuklemmen (bzw. aufzufangen) – nachdem ihn Ihr Bekannter plötzlich (und ohne Ankündigung) losgelassen hat? Falls nicht, machen Sie sich nichts daraus, niemand mit *normaler* Reaktionszeit besteht diesen Test. (Falls Sie den Bleistift festhalten können, sollten Sie einmal Ihre – enorm kurze! – Reaktionszeit messen lassen.)

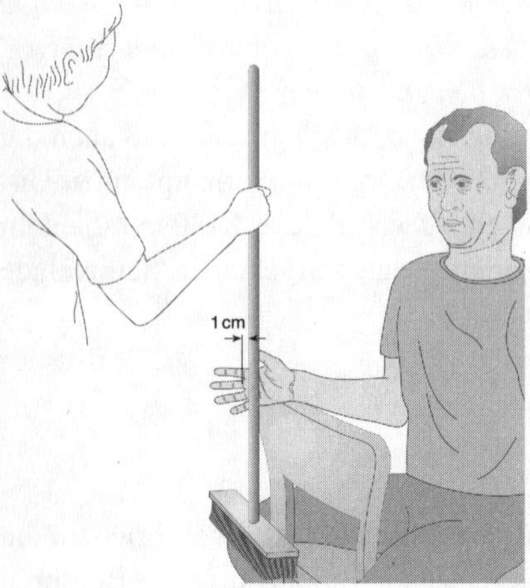

Um jedem eine Chance zum Fangen zu geben, braucht man nur den Bleistift entsprechend zu verlängern. Und so läßt sich die Reaktionszeit relativ einfach mit einem Stab (Gymnastikstab, Besenstiel o. ä.) überprüfen. Halten Sie dazu Ihre gestreckte Hand über eine Stuhllehne (alternativ: Tischkante), und bitten Sie einen Bekannten, einen Stab senkrecht etwa 1 cm vor Ihre Hand zu halten. (Die Stuhllehne soll verhindern, daß die Hand dem fallenden Besenstiel nach unten folgen kann und so das Ergebnis verfälscht.) Jetzt sollte es jeder schaffen, den Stab nach dem Loslassen mit der Hand zu fangen. Markieren Sie die Stelle, an der Sie den Stab gefangen haben, und messen Sie die Entfernung zur Loslaßhöhe.

Wiederholen Sie diesen Test auch mit der anderen Hand, und notieren Sie sich die gemessenen Entfernungen.

	gefallene Zentimeter, Besenstiel
linke Hand	....
rechte Hand	....

Wollen Sie wissen, wie 0,5 Promille Alkoholgehalt Ihre Reaktionszeit beeinflussen? Wiederholen Sie den Test einfach zu gegebener Zeit und Sie werden staunen, wo Sie dann den Stab (erst!) zu fassen bekommen … (s. dazu auch Kap. *Exkurs: Alkohol* S. 271 f.)

Tappingfrequenz

Haben Sie auch schon einmal vor lauter Nervosität mit den Fingern oder einem Bleistift unablässig auf den Tisch geklopft? Haben Sie dabei zufällig mitgezählt, wie schnell Sie dieses »Tappedi-tap« hintereinander ausführen konnten? Wohl eher nicht, schließlich sind die Finger (und Zehen) mit ihren Bewegungen normalerweise schneller, als das Gehirn mit dem Zählen nachkommt.

Um also einmal einen »richtigen« Wert zu erhalten, setzen Sie sich einfach einmal vor einen Computer.

Um es ganz einfach zu machen, wählen Sie sich ein beliebiges Textprogramm und setzen sich entspannt vor die Tastatur des Computers. Dann wählen Sie einen beliebigen Buchstaben und drücken Sie diese Taste so schnell hintereinander, wie Sie können.

Stoppen Sie dabei die Zeit (wenige Sekunden) und dividieren Sie die Anzahl der Buchstaben durch die Sekunden.

Machen Sie diesen Test zunächst mit der Bewegung aus dem Handgelenk – anschließend nur mit der Fingerbewegung (und aufgelegtem Handgelenk). Und das für jeden Finger extra.

Finger	**Anschläge pro ...... Sekunden**
linke Hand	
Handgelenk	....
Daumen	....
Zeigefinger	....
Mittelfinger	....
Ringfinger	....
kleiner Finger	....
rechte Hand	
Handgelenk	....
Daumen	....
Zeigefinger	....
Mittelfinger	....
Ringfinger	....
kleiner Finger	....

DIE WIRBELSÄULE

Lexikon:

HWS, BWS, LWS:	Hals-, Brust-, Lendenwirbelsäule
Extension:	Streckung
Flexion:	Beugung
Lordose:	natürliche Vorbiegung der Hals- und Lendenwirbelsäule (von der Seite betrachtet)
Kyphose:	Rückbiegung von Brustwirbelsäule und Kreuzbein (von der Seite betrachtet)
Gibbus:	übermäßige Kyphose oder auch Wirbelsäulenknick der Wirbelsäule durch Unfall, Erkrankungen oder auch angeboren (früher auch als »Buckel« bezeichnet)
Skoliose:	Seitwärtsverkrümmung der Wirbelsäule (von hinten betrachtet)

Dort, wo unsere Vorfahren früher (vor sehr, sehr langer Zeit ...) einmal einen Schwanz hinter sich her zogen, ist heute lediglich ein kurzes Steißbein übriggeblieben. Und weil dieses Steißbein sich einmal aus drei, ein anderes Mal aus vier oder fünf zurückgebildeten Wirbeln entwickelt hat, kann die Gesamtanzahl der Wirbel im Einzelfall zwischen 32 und 35 Wirbeln schwanken.

Von oben nach unten (die aufrechte Haltung einmal vorausgesetzt) ändert sich die Form der einzelnen Wirbelkörper zwar nur allmählich, trotzdem macht es nicht nur für die Anatomen Sinn, die Wirbelsäule in fünf verschiedene Abschnitte einzuteilen:

- Halswirbelsäule (HWS) – 7 Halswirbel
- Brustwirbelsäule (BWS) – 12 Brustwirbel
- Lendenwirbelsäule (LWS) – 5 Lendenwirbel
- Kreuzbein – 5 miteinander verschmolzene Kreuzbeinwirbel
- Steißbein – 3 bis 5 Wirbelreste

Bandscheiben

Zwischen den einzelnen (beweglichen) Wirbelkörpern liegen die Zwischenwirbelscheiben, besser bekannt als Bandscheiben. (Der Fachausdruck *Discus intervertebralis* ist lediglich die wörtliche – griech./lat. – Übersetzung von Zwischenwirbelscheibe.) Erst dort, wo die Wirbelkörper ganz oder teilweise miteinander verschmolzen sind, also »südlich« des ersten Kreuzbeinwirbels, fehlen die Bandscheiben.
Jede dieser Bandscheiben besteht aus einem Faserring (aus Kollagenfasern), in den ein weicher (Gallert-)Kern eingebettet ist. Durch diesen Aufbau kann die Bandscheibe wie ein Puffer innerhalb der Wirbelsäule wirken und die einzelnen Stöße, beispielsweise beim Gehen und Laufen, weich abfedern.

Krümmung

Die Wirbelsäule ist (von der Seite aus gesehen) doppel-S-förmig gekrümmt. Dabei bezeichnet man die nach vorn ausgebeulte (konvexe) Krümmung der Hals- und Lendenwirbelsäule als *Lordose*, die nach hinten ausgebeulte (konkave) Krümmung der Brustwirbelsäule und des Kreuzbeins als *Kyphose*.
Von hinten betrachtet, sollte die Wirbelsäule einen möglichst geraden Verlauf haben. Eine seitliche Abweichung von diesem Verlauf bezeichnet man als *Skoliose*.

> *Übrigens:* Als der sich Mensch noch auf allen vieren durch die Savanne trollte, war die Wirbelsäule lediglich *einfach*-S-förmig gekrümmt; erst durch das spätere Aufrichten »knickte« die Wirbelsäule dann zusätzlich zwischen dem Kreuzbein und der Lendenwirbelsäule ab.

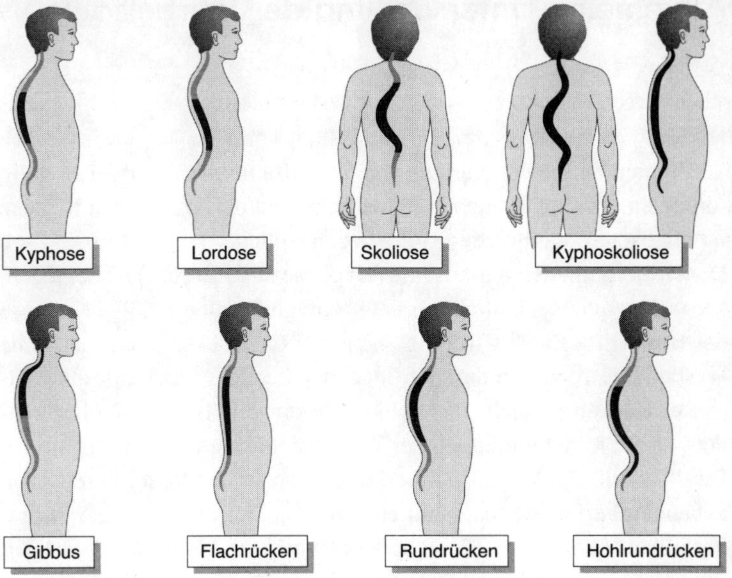
Kyphose
Lordose
Skoliose
Kyphoskoliose
Gibbus
Flachrücken
Rundrücken
Hohlrundrücken

Allgemeine Untersuchung der Wirbelsäule

Von hinten betrachtet, verläuft die Wirbelsäule normalerweise völlig senkrecht. Das heißt auch, daß die Schultern und die Taillendreiecke möglichst auf der gleichen Höhe liegen sollten.
Die Krümmung der Wirbelsäule (Kyphose und Lordose) ist bei jedem Menschen unterschiedlich stark ausgeprägt. Die übermäßige Kyphose der Brustwirbelsäule wird allgemein als Rundrücken, die zusätzliche verstärkte Lordose der darunterliegenden Lendenwirbelsäule als hohlrunder Rücken bezeichnet. Als Flachrücken wird der Verlauf bezeichnet, wenn die Krümmungen der Wirbelsäule kaum ausgeprägt sind.
Den Verlauf der Wirbelsäule erkennt man in der Regel bereits von außen am Verlauf der nach hinten ragenden Dornfortsätze. Besonders der siebte Halswirbel (C7) steht bei den meisten Menschen etwas vor, weshalb dieser Wirbel auch als Vertebra prominens (= lat. für vorstehender Wirbel) bezeichnet wird.

Skoliose

Eine Skoliose, also die seitliche Ausbiegung der Wirbelsäule, ist in jedem Fall pathologisch. (Pathologisch heißt hier lediglich, daß der Zustand vom »Normalen« abweicht. Ein Mensch mit einer leichten Skoliose kann deshalb genauso *gesund* sein wie jeder andere auch. (Zum Begriff »normal« s. S. 11)
Eine ausgeprägtere Skoliose ist auch ohne technische Hilfsmittel einfach zu erkennen. Ist die Skoliose jedoch nur schwach ausgeprägt, kann sie leicht übersehen werden.
Etwas genauer läßt sich der Wirbelsäulenverlauf beurteilen, wenn vom vorstehenden siebten Halswirbel aus ein Lot gefällt wird. Dieses Lot sollte im Normalfall genau durch die Pofalte (med.: Rima ani) verlaufen. Fällt das Lot durch die Pofalte, obwohl die Wirbelsäule an (min-

destens) zwei Stellen vom Fadenverlauf abweicht, spricht man von einer *kompensierten Skoliose*. Das heißt, daß eine seitliche Auskrümmung der Wirbelsäule durch eine Gegenkrümmung insgesamt wieder ausgeglichen wurde. Verläuft das Lot jedoch neben der Pofalte, spricht man in jedem Fall von einer *dekompensierten Skoliose*, auch wenn zwei gegensätzliche Krümmungen vorliegen.

Abtasten der Wirbelsäule

Die hinteren Dornfortsätze der Wirbelsäule lassen sich in der Regel gut ertasten. Um jedoch nicht immer wieder von oben »durchzählen« zu müssen, sollten Sie sich ein paar »Orientierungswirbel« merken. (Apropos durchzählen: Da der oberste Halswirbel, der Atlas, keinen richtigen Dornfortsatz besitzt, gehört der erste tastbare Dornfortsatz zum Axis, dem zweiten Halswirbel. Um den zweiten Halswirbel sicher tasten zu können, müssen Sie den Kopf ein wenig vorbeugen.)
Bei den meisten Menschen läßt sich der siebte Halswirbel am leichtesten ertasten. Sein langer Dornfortsatz wölbt sich genau an der Stelle unter der Haut, an dem die Halswirbelsäule in die Brustwirbelsäule übergeht (und dabei das erste Mal die Krümmung wechselt). Wegen seiner »prominenten« Lage trägt der siebte Halswirbel auch den Namen *Vertebra prominens*.

> *Übrigens:* Manchmal besitzen die ersten Brustwirbel ähnlich lange und hervorstehende Dornfortsätze, so daß statt eines »Berges« eine »Hügelkette« tast- und sichtbar ist. Im Zweifelsfall ist der gesuchte Halswirbel dann der oberste der »prominenten« Wirbel.

Einen weiteren (ungefähren) Anhaltspunkt geben auch die beiden Schulterblätter. Verbindet man die oberen (leicht tastbaren) Ränder der Schulterblätter mit einer gedachten Linie, dann kreuzt diese Linie die Wirbelsäule ungefähr in Höhe des dritten Brustwirbels (Th3), verbindet man die unteren Ränder, dann kreuzt die Linie in Höhe des siebten Brustwirbels (Th7).

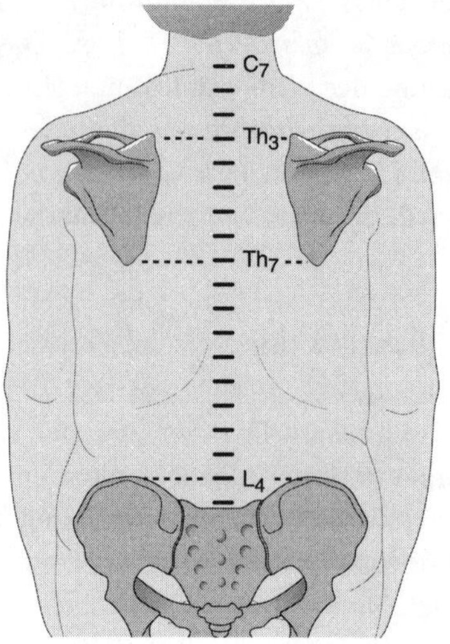

Sollte der Untersuchte nicht allzu kitzelig sein, kann man auch versuchen, den Ansatz der untersten (der 12.) Rippe zu ertasten. Der Wirbel, von dem diese Rippe ausgeht, ist der 12. Brustwirbel (Th12).
Ebenso leicht wie die Schulterblätter lassen sich auch die hinteren oberen Darmbeinkämme des Beckens ertasten. Eine hier gezogene Verbindungslinie schneidet die Wirbelsäule etwa in Höhe des vierten Lendenwirbels (L4).
Das Abtasten der einzelnen Wirbelkörper sollte für den Untersuchten auch dann schmerzfrei sein, wenn der Untersucher etwas fester draufdrückt. Schmerzen beim Abtasten zeigen meist, daß irgend etwas nicht in Ordnung ist, und sollten deshalb bei Gelegenheit dem Hausarzt vorgestellt werden.
Wenn das Abtasten (für den Untersuchten) schmerz- und problemlos möglich ist, können Sie die Wirbelsäule auch einmal vorsichtig mit der Faust abklopfen.
Und wenn Sie diese Untersuchung richtig professionell beenden wollen, klopfen Sie dem sitzenden »Opfer« am Ende noch einmal mit der Faust auf den Kopf. (Ob Sie die eigene Hand als Puffer dazwischen legen, sollte vielleicht vorher abgesprochen werden …)
Was auf den ersten Blick (bzw. Schlag) etwas rabiat aussieht, dient dazu, die aufgerichtete Wirbelsäule auf einen möglichen *Stauchungsschmerz* zu testen. Der wiederum Anzeichen für ein entzündliches Geschehen sein kann und ebenfalls dem Hausarzt vorgeführt werden sollte.

Wirbelsäulentests

Haltungstest nach Matthiaß

Strecken Sie im aufrechten Stand beide Hände für mindestens 30 Sekunden nach vorn. Im Normalfall sollten Sie diese Zeit ohne größere Haltungsänderungen überstehen (s. Abb. a).
Besteht dagegen aber eine Haltungsschwäche, versucht der Körper, das Gewicht der ausgestreckten Arme auszugleichen:

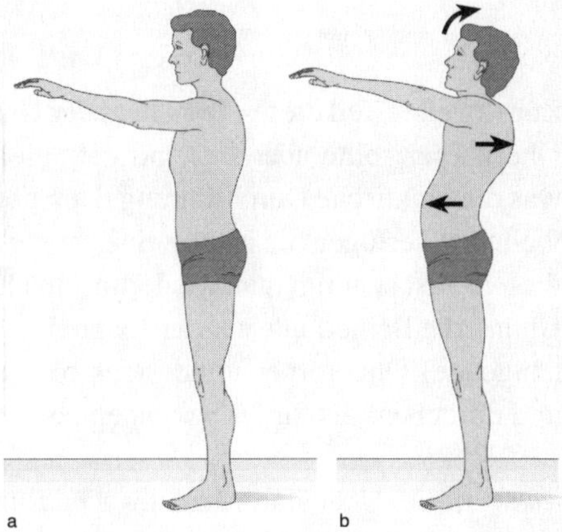

a b

Die Schultern rutschen vor (am besten von der Seite zu beobachten), und der gesamte Oberkörper biegt sich etwas nach hinten. Durch dieses Zurückbiegen verstärkt sich automatisch die Krümmung der Lendenwirbelsäule, d. h., die Lordose wird sichtbar verstärkt (s. Abb. b).

»Kieler Leistungstest«

Um die Leistungsfähigkeit der Rückenmuskulatur objektiver bewerten zu können, hat man sich an der Uni Kiel den folgenden Leistungstest ausgedacht. Obwohl die Übungen aus dem Schulsport allgemein als »Rumpfheben« bekannt sein dürften, hier noch einmal eine Zusammenfassung:
Aus der *Rückenlage* muß der Untersuchte den Oberkörper ohne Schwierigkeiten aufrichten können. (Am einfachsten geht das, wenn

eine Hilfsperson die Beine fixiert. Ist man allein, kann man die Füße aber auch unters Bett »klemmen«.) Ist die Aufrichtung ohne weiteres möglich, sollte der Oberkörper für mindestens 30 Sekunden in einem (ungefähren) Winkel von 45% gehalten werden können.

Eigene Oberkörperaufrichtungsdurchhaltezeit – Rückenlage ....Sekunden

Zum zweiten Teil dieses Tests liegt der Untersuchte in *Bauchlage*. Der Oberkörper sollte aber frei und gefahrlos herunterhängen können – was die praktische Durchführung dann doch etwas einschränkt. (Aber vielleicht verfügen Sie ja über eine gerade und relativ harte Liege.) Bei diesem Test benötigt man wiederum eine Hilfsperson, die während der Übung die Beine/Füße auf der Liege fixiert. Jetzt sollte der (herunterhängende) Oberkörper mindestens bis in die Waagerechte gehoben und dort ebenfalls für 30 Sekunden gehalten werden können.

Auswertung: Über eine sehr schwache Rumpfmuskulatur verfügt, wer seinen Oberkörper noch nicht einmal in die gewünschte Position bringen kann. Eine gute Rumpfmuskulatur hat jeder, der die beschriebenen Positionen auch über 30 Sekunden halten kann. Das Spektrum dazwischen ist natürlich groß – und gibt in etwa den (Ihren?) Trainingsbedarf für die nächste Zeit wieder.

Eigene Oberkörperaufrichtungsdurchhaltezeit – Bauchlage ....Sekunden

Finger-Boden-Abstand

Ein gutes Maß für die *Grundbeweglichkeit* der Wirbelsäule ist der sogenannte Finger-Boden-Abstand. Strecken Sie die Beine durch und versuchen Sie mit den Fingerspitzen den Boden zu erreichen. Zwar ist es keine Schande, den Boden nicht ganz zu erreichen, viel mehr als sieben Zentimeter sollten ihn aber nicht von den Fingerspitzen trennen. Dieser Wert gilt allerdings für »mittelalte« Erwachsene und berücksichtigt bereits, daß die Beweglichkeit/Biegsamkeit der Wirbelsäule im Laufe des Lebens langsam abnimmt. Für Kinder und Jugendliche sind diese 7 cm deshalb eher schwach, für Ältere ein sehr guter Wert.
(Und wenn Sie nicht einmal in die Nähe der 7 Zentimeter gelangen, dürfen Sie ausnahmsweise auch einmal schummeln und schwungvoll »nachfedern«.)

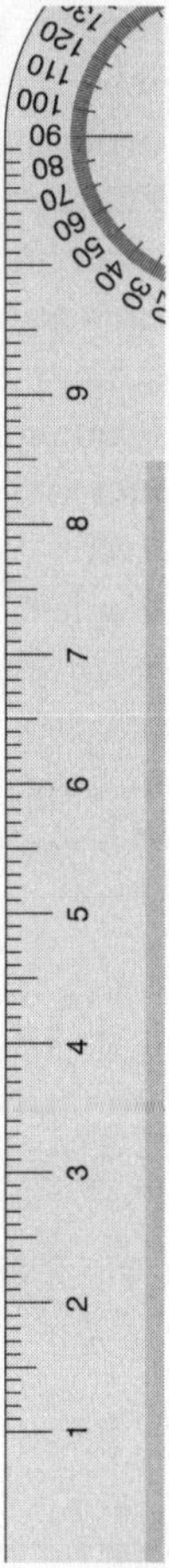

Finger-Boden-Abstand ohne/mit »Nachfedern«
ohne:.........cm mit:.........cm

Tests nach Schober und Ott

Um die Beweglichkeit der Wirbelsäule nicht nur im ganzen, sondern auch abschnittsweise betrachten zu können, haben sich die Ärzte Schober und Ott zwei einfach durchzuführende Tests ausgedacht. (Für die Sie wieder einmal eine Hilfsperson benötigen.)
Um die Beweglichkeit der *Brustwirbelsäule* zu testen, suchen Sie zunächst den hervorstehenden siebten Halswirbel (s. S. 158). Jetzt messen Sie von hier aus mit einem biegsamen Lineal eine Strecke von 30 Zentimetern nach unten ab und markieren deren Endpunkt mit einem Stift. *(Bitte keine Reißzwecken benutzen …)*
Anschließend beugt sich der »Markierte« soweit wie mög-

lich vornüber. (Und er kann dabei gleich noch einmal versuchen, den Boden mit den Fingerspitzen zu erreichen.) Durch diese Biegung hat sich der Abstand zwischen den einzelnen Dornfortsätzen vergrößert, so daß der ehemals 30 cm lange Abschnitt jetzt rund fünf Zentimeter länger sein sollte.

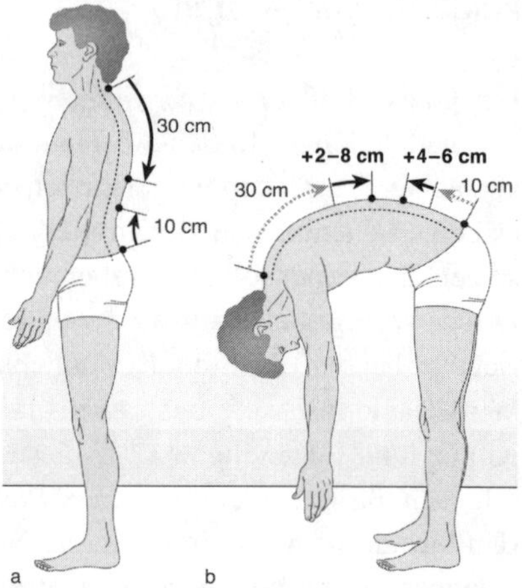

Die Beweglichkeit der *Lendenwirbelsäule* wird ebenfalls nach diesem Prinzip bestimmt. Hier sucht man sich zunächst den vierten Lendenwirbel (zur Erinnerung: auf Höhe der beiden hinteren oberen Beckenschaufeln) und mißt diesmal eine Strecke von 10 cm nach oben ab. Beim maximalen Vorbeugen sollten aus diesen 10 cm dann ungefähr 15 cm werden.

Aber auch hier gilt: Die Beweglichkeit nimmt mit dem Alter ab, so daß es schon ein positives Zeichen sein kann, daß der Abstand *überhaupt* größer wird.)

Probieren Sie es einmal aus, und tragen Sie Ihre Werte ein:

»Verlängerung« der Brustwirbelsäule um: ...... cm
»Verlängerung« der Lendenwirbelsäule um: ...... cm

Weitere Bewegungsmessungen

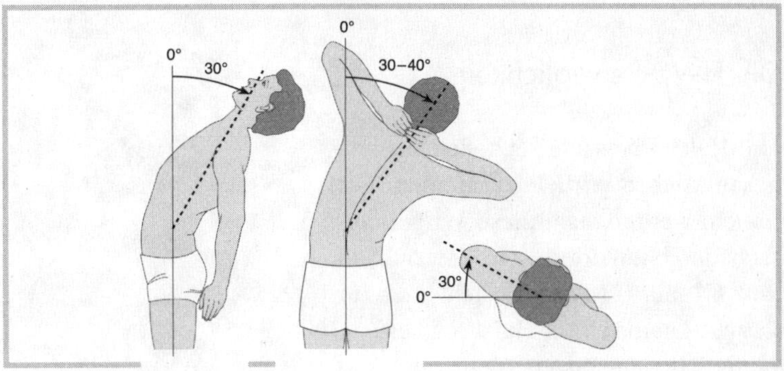

Eigene Werte:

Bewegung	*Fachausdruck*	*Bewegungsausmaß in Grad*
Zurückbiegen	Dorsalflexion	....
Seitliches Biegen	Lateralflexion	....
• nach links		....
• nach rechts		....
Verdrehen	Rotation	
• nach links		....
• nach rechts		....

Seitliche Biegung

Um zu verhindern, daß Sie beim Messen der maximal möglichen Seitenneigung der (gesamten) Wirbelsäule »schummeln« (indem Sie sich gleichzeitig etwas vorbeugen), stellen Sie sich zur Messung mit dem Rücken an eine Wand.

Versuchen Sie jetzt, allein durch die seitliche »Verbiegung« der Wirbelsäule mit der jeweiligen Hand soweit es geht in Richtung Fußboden zu gelangen. Messen Sie für jede Hand den erreichten Abstand.

	linke Hand	rechte Hand
Hand-Boden-Abstand:	....	....

Die HWS-Beweglichkeit

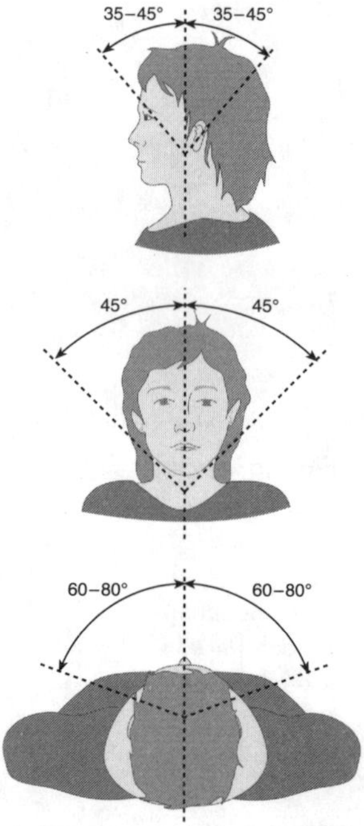

Die Halswirbelsäule setzt sich aus insgesamt sieben Wirbeln zusammen. Wie üblich, werden auch diese Wirbel einfach durchnumeriert – in diesem Fall von C1 bis C7 (das C steht hier für *Cervix*, lateinisch für Hals, Nacken).
Lediglich dem ersten (dem obersten) und dem zweiten Halswirbel wurden Eigennamen zugestanden. So erhielt der erste Halswirbel seinen Namen *Atlas* nach der Figur aus der griechischen Sage. (Nur, daß der Atlas statt des Kopfes die Erdkugel auf seinen Schultern tragen mußte.) Der nächste Halswirbel wird auch *Axis* genannt, abgeleitet vom lateinischen Wort für Achse.
Die Halswirbelsäule ist der beweglich-

Eigene Werte:

Bewegung	*Fachausdruck*	*Bewegungsausmaß in Grad*
Vorbeugen (Nicken)	Frontalflexion	....
Kopf in den Nacken	Dorsalflexion	....
Seitliche Bewegung	Lateralflexion	
• nach links		....
• nach rechts		....
Drehen	Rotation	
• nach links		....
• nach rechts		....

ste Abschnitt der Wirbelsäule, schließlich muß sie die möglichst große Bewegung des Kopfes in allen drei Achsen ermöglichen. Wie groß die einzelnen Bewegungsmaße im Normalfall sein sollten, ist der Abbildung zu entnehmen.

Messung der HWS-Beweglichkeit

Natürlich lassen sich die Bewegungsmaße des Kopfes (und damit der HWS) auch mit unserem gebastelten Winkelmesser (Bastelbogen s. Seite 169) bestimmen. Zumal es auf ein, zwei Grad mehr oder weniger gar nicht so genau ankommt.

Um die Messung aber einfacher, präziser, schneller und komfortabler zu machen, wurden und werden immer wieder – mehr oder weniger skurrile – Alternativverfahren erfunden. Der Einsatz von Video- und Computertechnik stellt dabei zwar den modernsten Stand dar, wird sich aufgrund des immensen Aufwandes aber wohl kaum durchsetzen.

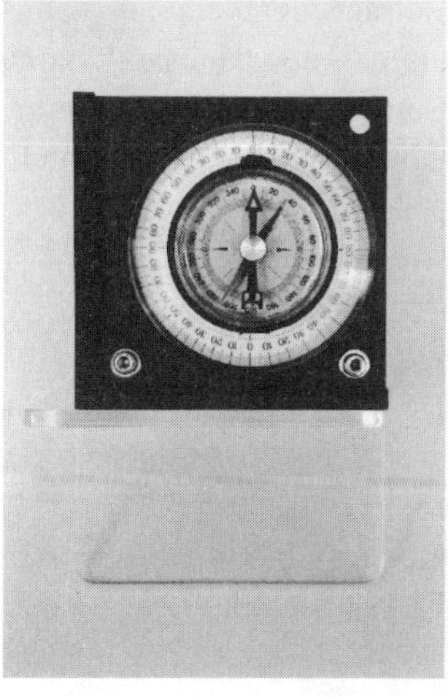

Daß es auch »einfacher« geht, zeigt die nebenstehende Abbildung. Hier wurde ein (handelsübliches) Maurerlot mit einem Kompaß kombiniert, so daß über ein – wechselseitig anzusetzendes – Mundstück alle drei Bewegungsebenen ausgemessen werden können.

Auch dieses »Goniometer« ist sicherlich (noch) nicht der Stein des Weisen. Es zeigt aber, daß der Phantasie auch in diesem Bereich keine Grenzen gesetzt sind. (*Vielleicht haben Sie ja eine andere, bessere Idee*?)

Beckenschiefstand

Im aufrechten Stand steht das Becken (von vorn/hinten aus gesehen) normalerweise völlig waagerecht. Ein schiefstehendes Becken führt automatisch zu einer Seitverkrümmung der Lendenwirbelsäule, so daß ein solcher Beckenschiefstand manchmal schon an der Linie der Dornfortsätze erkennbar ist. Einen genaueren Wert erhält man jedoch, wenn man die Ebene der beiden Beckenschaufeln – die auf einer Höhe liegen sollten – bestimmt.

Erfahrene Untersucher legen meist nur die beiden Daumen an die gut sicht- und tastbaren Beckenkämme und vergleichen deren Höhe an einer waagerechten Linie (Tisch, Regal oder ähnliches) im Raum.

Falls Ihnen diese Schätzmethode Schwierigkeiten bereitet, legen Sie statt dessen einfach eine Wasserwaage von hinten an/über die beiden Beckenkämme. Steht das Becken schief, schieben Sie so lange »Unterlagen« (ein Buch, Brett o. ä.) unter das Bein der tieferstehenden Seite, bis die Höhe vollkommen ausgeglichen wird.

Beträgt der Höhenunterschied über 0,5 cm, sollten Sie bei Gelegenheit einmal den Hausarzt darauf ansprechen. Schließlich bedingt der Beckenschiefstand u. a. eine unterschiedliche Abnutzung der Hüftgelenke – und damit später evtl. schmerzhafte Bewegungseinschränkungen.

Die Hüfte

Trendelenburgsches Zeichen

Ob der mittlere *Gesäßmuskel* (M. gluteus medius) noch gut in Form ist, läßt sich mit einem ganz einfachen Versuch überprüfen.

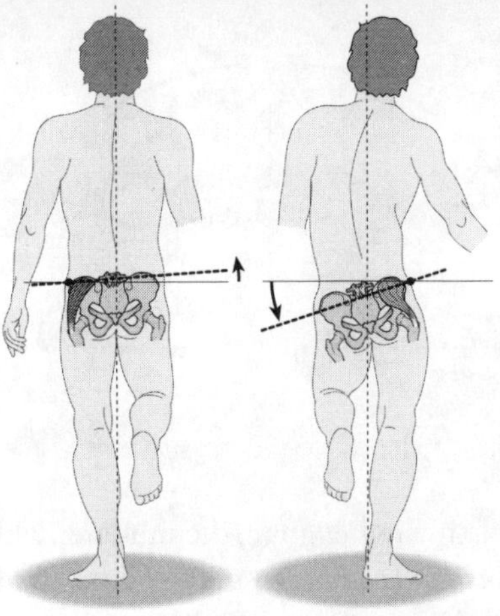

Bitten Sie dazu den Untersuchten, ein Bein anzuheben und eine Weile auf dem anderen Bein stehen zu bleiben. Währenddessen beobachten Sie von hinten, wie sich die Lage des Beckens in dieser Zeit ändert.
Erfüllt der (mittlere) Gesäßmuskel seine Aufgabe, zieht er sich auf der Streckseite zusammen und hebt damit das Becken auf der Seite des angehoben Beines nach oben. Schafft der Muskel diese kraftvolle Kontraktion nicht mehr, dann sinkt das Becken auf der gegenüberliegenden Seite etwas herab – (s. Abb.).

Etwas Theorie und Bastelbogen II

Winkelmessung nach der Neutral-Null-Methode

Die Angabe der Gelenkbeweglichkeit nach der sog. Neutral-Null-Methode wird besonders von den Orthopäden heiß geliebt, auch wenn (oder gerade weil?) sie auf den ersten Blick etwas kompliziert aussieht. Ausgangspunkt der Messungen ist bei dieser Methode die sogenannte *Nullstellung*. Dabei steht der Untersuchte aufrecht, die Füße sind geschlossen, und die Arme hängen lose herunter (die Handflächen zeigen zum Oberschenkel). Sowohl die Ellenbogen als auch die Kniegelenke sind jetzt gestreckt, bilden also einen Winkel von eigentlich 180 Grad. Weil aber die Gelenke in dieser Stellung noch nicht abgewinkelt sind, wird diese Stellung hier mit 0 Grad angegeben.
Das müssen Sie beachten, wenn Sie einen normalen Schulwinkelmesser zur Messung verwenden: was dort mit 180 Grad angegeben wird, entspricht bei unserer Messung 0 Grad. Am besten, Sie nehmen sich

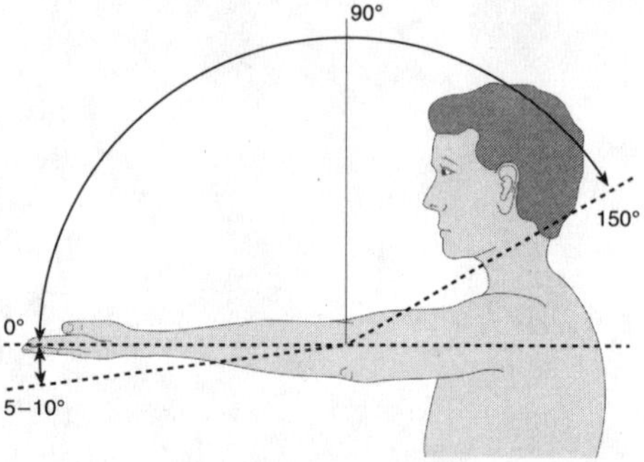

die Zeit, sich mit unserem Winkelmesser-Bastelbogen zu beschäftigen. Die dortige Gradeinteilung entspricht der für unsere Messungen benötigten.
Die Beweglichkeit der einzelnen Gelenke wird jeweils mit drei (Grad-) Zahlen angegeben. Die erste Zahl gibt in der Regel die maximale *Beugung*, die mittlere Zahl (beim Gesunden = 0 Grad) die *Ausgangsstellung* und die letzte Zahl die maximale *Streckung* des Gelenkes an. Bei normal beweglichem Ellenbogengelenk würde eine solche Messung beispielsweise die Werte 150/0/5 ergeben (die Angabe Grad wird der Einfachheit halber meist weggelassen). Das bedeutet, daß der Unterarm um 150 Grad gebeugt (er bildet damit zum Oberarm einen Winkel von 30 Grad!) und etwa 5 Grad über die gerade Linie hinaus gestreckt werden kann.
So weit, so einfach – nun wird es leider noch etwas komplizierter. Erfunden wurde diese Meßmethode ja vor allem, um mögliche Bewegungs*einschränkungen* von Gelenken besser angeben zu können. Angenommen, das oben genannte Ellenbogengelenk kann nach einem Unfall nicht mehr ganz gestreckt, aber immer noch vollständig gebeugt werden. In diesem Fall könnte das Meßergebnis dann beispielsweise 150/15/0 lauten. Die Null steht jetzt nicht mehr in der Mitte, da das

»Bastelanleitung«:
Zuerst trennen Sie die Seite mit dem Bastelbogen komplett aus dem Buch heraus. Dann kleben Sie die gesamte Seite auf ein Stück Pappe und schneiden anschließend mit der Schere die beiden Schenkel des Winkelmessers heraus. Jetzt verbinden Sie die beiden Schenkel im Drehpunkt mit einem Druckknopf – und fertig ist das (fast) professionelle Handwerkszeug (s. Abb. S. 169).

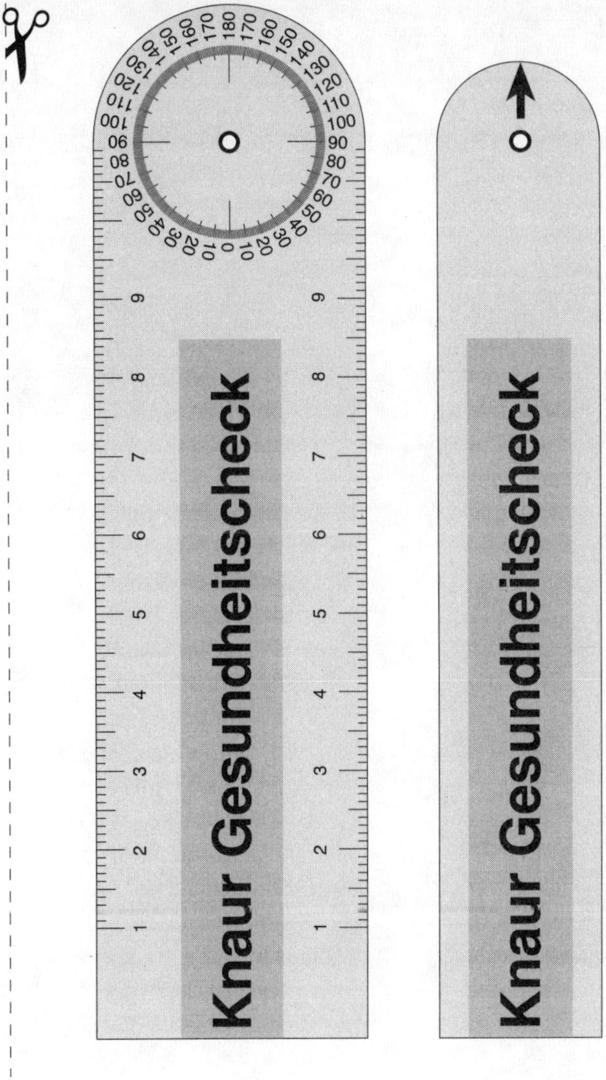
Knaur Gesundheitscheck
Knaur Gesundheitscheck

Ellenbogengelenk bereits in der Ausgangsstellung (der sog. Nullstellung mit herunterhängenden Armen) um etwa 15 Grad gebeugt ist. Eine weitere Streckung (die dritte Zahl) ist nicht möglich, deshalb erscheint dort die Angabe null Grad. Zusammengefaßt: Maximale Biegung 150 Grad, Ausgangsstellung 15 Grad, Streckung null Grad (= unmöglich). Wenn Sie das einmal üben wollen, können Sie sich ja überlegen, was die Angaben 90/0/0 oder 0/0/5 für das Ellenbogengelenk bedeuten würden.

Auflösung: 90/0/0 = Armbeugung nur zum rechten Winkel möglich, (Über-)Streckung unmöglich; Unter- und Oberarm können aber gerade Linie bilden. 0/0/5 = trotz normaler Ausgangsstellung (gerade Linie) und normaler Streckung keinerlei Beugung möglich.

Wie die Bewegungswinkel gemessen werden können, ist aus den Abbildungen zu den einzelnen Gelenken gut zu entnehmen. Zum Messen selbst benutzen Sie am besten unseren *Knaur*-Winkelmesser, den Sie hier als »Bastelbogen« finden.

Für die grobe Messung reicht notfalls auch ein normaler Schulwinkelmesser. (Vielleicht kombiniert mit einem angelegten Lineal, der Phantasie sind hier keine Grenzen gesetzt.)

Und falls es mit dem Basteln nicht geklappt hat und der Winkelmesser gerade zusammen mit Ihrem Kind in der Schule sein sollte: eine Uhr mit Zeigern und Minuteneinteilung erfüllt den Zweck ebenfalls recht ordentlich. 360 Grad geteilt durch die Uhrskala – das macht 6 Grad für jeden Minuten- und 30 Grad für jeden Stundenstrich (s. Abb.).

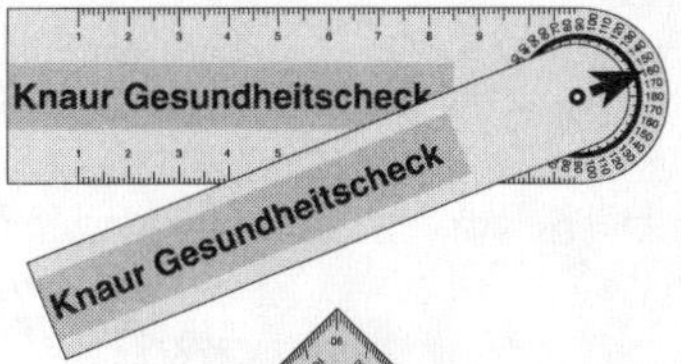

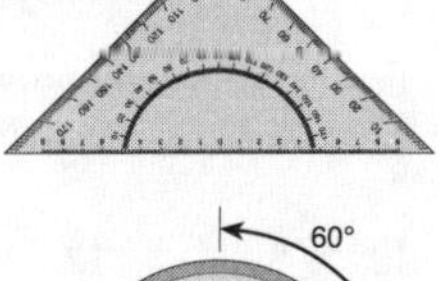

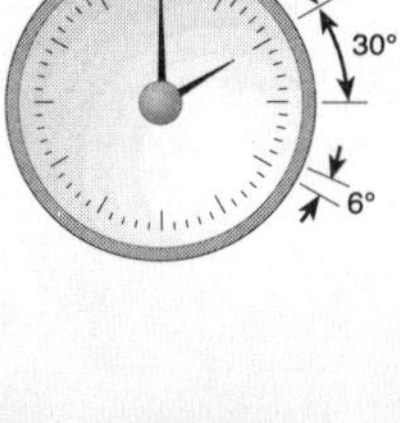

Hausaufgabe: Wenn Sie Lust und Zeit haben, messen Sie doch einmal die wichtigsten Gelenkbewegungen Ihres Körpers komplett durch. Als »Vorbild« können Ihnen dabei die Abb. dienen, die in den Kapiteln zu den jeweiligen Körperabschnitten zu finden sind. Eine »trockene« Zusammenfassung der wichtigsten Bewegungsmaße bietet die folgende Tabelle:

Gelenk	**Bewegung**	**Normalmaße** (in Grad)
HWS (s. S. 164)	Vor-/Zurückbeugen	40–0–40
	Drehung (links/rechts)	70–0–70
	Seitwärtsneigung (li./re.)	45–0–45
BWS/LWS (gesamt, s. S.163)	Vorbeugen/Zurückbeugen	50–0–50
	Seitwärtsneigung (li./re.)	40–0–40
Schultergelenk (s. S. 177)	Vor-/Zurückschwingen	170–0–40
	Abspreizen/Heranführen	180–0–40
	Einwärts-/Auswärtsdrehung	90–0–90
Ellenbogengelenk (s. S. 168)	Beugung/Streckung	150–0–05
	Einwärts-/Auswärtsdrehung (= Pronation/Supination)	90–0–90
Handgelenk (s. S. 182)	Beugung/Streckung	70–0–80
	Abwinkeln (zur Daumenseite/ Kleinfingerseite)	25–0–35
Hüftgelenk (s. S. 325)	Beugung/Streckung	130–0–10
	Abspreizen/Heranführen	40–0–30
	Auswärts-/Einwärtsdrehung	40–0–50
Kniegelenk (s. S. 325)	Beugung/Streckung	150–0–05
	Auswärts-/Einwärtsdrehung	40–0–10
Sprunggelenk(e) (s. S. 325)	»Hochbiegen«/»Strecken« des Fußes	30–0–50
	Einwärts-/Auswärtsdrehung	20–0–30

Exkurs: Gelenke

Lexikon:

Bewegungen:

Flexion:	Beugung
Extension:	Streckung
Abduktion:	Wegführen (»Abspreizen«)
Adduktion:	Heranführen
Rotation:	Drehung

Belastungsschmerz:
Schmerzen treten nur bei starker Belastung auf. Fast immer »mechanische« Ursache – z.B. durch Abnutzung der Gelenkflächen (Arthrose).

Bewegungsschmerz:
Schmerzen bei aktiver Bewegung: verursacht durch krankhafte Prozesse an Muskel und Sehnen.
Schmerzen auch bei passiver Bewegung: verursacht durch krankhafte Prozesse innerhalb des Gelenks und/oder der Gelenkkapsel.

Ruheschmerz:
Schmerzen auch in Ruhe (evl. auch nachts). In der Regel durch eine Entzündung des Gelenks verursacht.

Einlaufschmerz: Schmerz nimmt mit zunehmender Belastung ebenfalls zu – und bessert sich bei Entlastung des Gelenks. Verursacht durch mechanische Abnutzungserscheinungen des Gelenks.

Die **Arthrose** ist eine »Abnutzungserscheinung« der Gelenke, die in der Regel nach Überlastung (z. B. beim Leistungssport) oder Fehlbelastung (z. B. im Bergbau) auftritt. Durch die zu starken Belastungen wird die Knorpelsubstanz des Gelenks angegriffen und – nach weiterhin anhaltender Belastung – langsam zerstört. Zusätzlich sammeln sich in den Gelenkzwischenräumen abgeriebene Knorpelstücke, die die Beweglichkeit noch weiter beeinträchtigen.

Typische Krankheitszeichen einer Arthrose sind:
- je nach Gelenkabnutzung: Belastungsschmerz, Bewegungsschmerz, Ruheschmerz
- Einlaufschmerz (s.o.)
- Bewegungseinschränkungen
- Schwellung des Gelenks
- Muskelverspannungen

Typische Krankheitszeichen einer Arthritis sind:
- Ruhe- und Nachtschmerz
- akute Entzündung: Schwellung, Erguß; Überwärmung
- chronische Form: immer wieder auftretende Ergüsse, zwischendurch wenig Beschwerden

Als *Arthritis* bezeichnet man die Entzündung (»-itis«) eines oder mehrerer Gelenke, die akut oder chronisch auftreten kann und zur Schrumpfung der Gelenkkapsel, zum Knorpelschwund und im Extremfall zur Versteifung des betroffenen Gelenks führt.

SCHULTERN
ARME
HÄNDE

Die Schultern

Inspektion und Palpation

Auch beim Schultergelenk gilt: Tasten Sie in Ruhe das Gelenk und die Gelenkkapsel ab. Bewegen Sie dabei das Gelenk in alle möglichen Richtungen, und achten Sie auf vor allem auf folgende Punkte:

- Befinden sich beide Schulterblätter auf gleicher Höhe?
- Spüren Sie Verspannungen oder Schwellungen der Muskulatur?
- Gibt es Bezirke, die auf Druck oder Bewegung schmerzhaft reagieren?
- Können Sie überwärmte Hautbezirke feststellen?

Bewegungstests

Testen Sie anschließend die möglichen Bewegungen des Schultergelenks der Reihe nach durch, und messen Sie dabei – so möglich – die Bewegungsmaße.

Eigene Werte – Schultergelenk

Bewegung	*Fachausdruck*	*Bewegungsmaß im Grad*
»Vorschwingen«	Anteversion	....
»Zurückschwingen«	Retroversion	....
Abspreizung	Abduktion	....
Heranführung	Adduktion	....
Einwärtsdrehung	Rotation nach innen	....
Auswärtsdrehung	Rotation nach außen	....

»Schürzengriff«

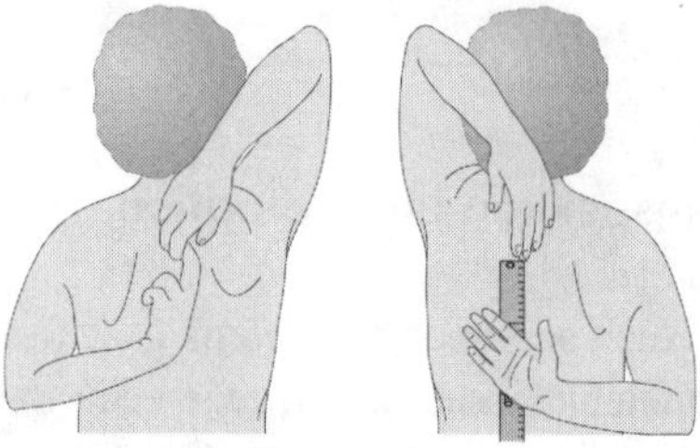

Die in der nebenstehenden Abb. dargestellten Armbewegungen sind unter dem Namen *Schürzengriff* bekannt. (*Wer bindet sich denn so seine Schürze zu?*) Probieren Sie diese beiden Schürzengriffe einmal aus. Aber wundern Sie sich bitte nicht, wenn Sie zumindest auf einer Seite (höchstwahrscheinlich) ähnliche Schwierigkeiten beim »Zubinden« haben werden wie unser abgebildetes »Modell«.

Fingerabstand beim Schürzengriff
rechte Hand oben (Abb. links): ...... cm
linke Hand oben (Abb. rechts): ...... cm

Die Arme

TOS-Test

TOS ist die Abkürzung für *Thoracic Outlet Syndrome*. Damit wird ein Krankheitsbild bezeichnet, bei dem die Nerven und/oder Blutgefäße des Armes durch andere Strukturen des Halses oder der Schulter abgedrückt werden – meistens durch den am Hals verlaufenden »Treppenmuskel« (Skalenusmuskel) oder durch eine zusätzliche Rippe (die sog. Halsrippe).

Allgemeine Symptome beim TOS:
- Schmerzen im Arm mit Ausstrahlung in die Schulter; oft noch verstärkt durch Tragen eines Rucksacks (= zusätzliche Einengung an der Schulter!)
- Kribbeln und/oder Taubheitsgefühl in Arm und Hand
- bei behinderter Durchblutung: »kalte Hand«

Ob jemand unter der oben beschriebenen Einengung der Armnerven und -gefäße leidet, kann ein einfacher Test zeigen.
Ziehen Sie den gestreckten Arm des Betroffenen nach hinten/unten/außen. Und tasten Sie gleichzeitig den Radialispuls (s. Kap. *Der Puls)* am Handgelenk des gezogenen Armes.
Spüren Sie, daß der Puls durch den Zug am Arm schwächer wird – oder sogar ganz wegbleibt?
(Wenn ja, dann beweist das – fast – das beschriebene Krankheitsbild.)

Ellenbogengelenk

Das Ellenbogengelenk mußte ja bereits als »Muster« für die Darstellung der *Neutral-Null-Methode* herhalten – s. Normwerte auf S. 168.

Eigene Bewegungswerte in Grad:

(Über-?)*Streckung*	(Flexion)	....
Beugung	(Extension)	....

Zum »Testen« bietet das einfache Scharniergelenk verständlicherweise nicht sehr viele Möglichkeiten. Wie alle Gelenke sollten Sie auch das Ellenbogengelenk nach folgenden möglichen Veränderungen »absuchen«:

- *Überwärmungen* und *Ergüsse* (= Entzündungen)
- schmerzhafte *Schleimbeutel* (= Bursitis?)
- erbsengroße *Knoten* unter der Haut in Ellenbogennähe (= Rheumaknoten)

Unterarme – Hände

Das TOS als mögliche Ursache für eine gestörte Durchblutung der Hand ist bereits oben angesprochen worden. Eine andere Ursache für chronisch »kalte Hände« kann aber auch ein teilweiser Verschluß der Unterarmarterien sein.
Die wichtigste – und einfachste – Möglichkeit zu überprüfen, ob der Unterarm überhaupt mit Blut versorgt ist, bietet wieder einmal die Pulsmessung an den beiden Unterarmarterien – der *Arteria radialis* (an der Daumenseite verlaufend) und der *Arteria ulnaris* (an der Kleinfingerseite verlaufend). Wie und wo sie diese Pulse finden, s. Kap. *Der Puls*, S. 205 ff.)
Um zu überprüfen, ob das Blut aber auch wirklich in der *Hand* ankommt, sollten Sie einmal den folgenden Test ausprobieren.

Faustschlußprobe

Der Untersuchte sitzt bei diesem Test aufrecht auf einem Stuhl und hebt die Arme senkrecht über den Kopf. Der Untersucher steht vor ihm und umfaßt mit seinen Händen kräftig (!) dessen Handgelenke. Im Sekundenrhythmus öffnet und schließt der Untersuchte jetzt seine beiden Hände. (Er schließt seine Hände zur Faust – daher der Name.)
Auch bei normaler Durchblutung – die Blutgefäße beider Hände sind jetzt am Handgelenk abgedrückt – blassen die Finger bei dieser Auf- und-zu-Bewegung der Hände ab und werden schließlich weiß. Nach etwa einer Minute (= 60 x Faustschluß) öffnet der Helfer beide Hände und gibt damit die Unterarmgefäße wieder frei. Jetzt kann das Blut wieder ungehindert in die Hände fließen, so daß beide Hände (schnell und gleichmäßig) »erröten« sollten.
Bei einer Verengung eines oder mehrerer Unterarmgefäße wird die betroffene Hand nicht nur schneller weiß, sondern braucht nach dem Loslassen auch länger, um wieder Farbe anzunehmen.

Allen-Test

Mit diesem Test können Sie noch einfacher (und vor allem – an sich selbst) überprüfen, ob Ihre Hand auch wirklich von *beiden* Unterarmarterien mit Blut versorgt wird. Suchen Sie sich jeweils eine der beiden Unterarmarterien (s. S. 207) und drücken diese dann mit den Fingern ab.
Auch wenn Sie eine der beiden Arterien komplett abgedrückt haben, ist die Blutversorgung der Hand durch die andere – offene – Arterie im Normalfall ausreichend. Sie würden in diesem Fall also keine Veränderungen an der Hand bemerken.
Ist die Versorgung durch die »offene« Arterie jedoch nicht ausreichend, dann wird die Hand zunehmend blässer (deutlich sichtbar!).

Die Hände

Lexikon:

Atrophie: Rückbildung von Gewebe/Muskulatur/Knochen etc.

Pronation: Drehbewegung/Stellung der Hand, so daß die Handfläche gen Himmel zeigt

Supination: jetzt zeigt die Handfläche zu Boden und der Handrücken gen Himmel

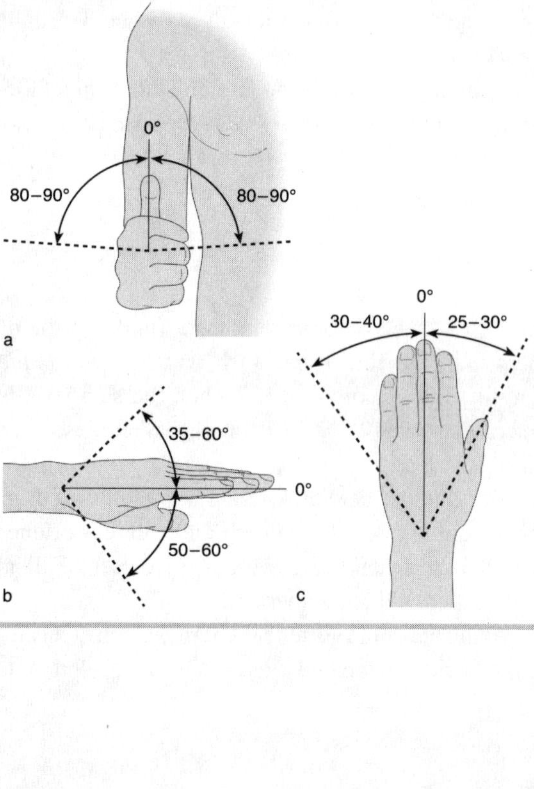

Eigene Bewegungswerte:

	Bewegung	Fachausdruck	Bewegung in Grad
Abb. a)	Auswärtsdrehung	*Supination*	....
	Einwärtsdrehung	*Pronation*	....
Abb. b)	Beugung nach »oben«	*Dorsalflexion*	....
	Beugung nach »unten«	*Palmarflexion*	....
Abb. c)	Beugung zur Daumenseite	*Radialabduktion*	....
	Beugung zur Kleinfingerseite	*Ulnarabduktion*	....

Tremor – Zittern

Um zu überprüfen, ob und wie stark Ihre Hände zittern, brauchen Sie diese nur leicht gespreizt vor die Brust zu halten. In der Regel sehen Sie jetzt schon an den Fingerspitzen, wie »ruhig« Ihre Hände diesen Test bestehen.
Falls Sie die (eventuellen) Zitterbewegungen noch etwas deutlicher machen wollen, können Sie auch ein Platt Papier auf die Hände legen. Entweder bleibt es dort ganz still liegen oder es wird in gut sichtbare Schwingungen versetzt …

Das Karpaltunnelsyndrom

Betrachten Sie einmal Ihre Handfläche.
Unterhalb des Daumenballens (im Hohlhandkanal) verläuft der für die Versorgung der (ersten drei) Finger wichtige Medianusnerv. Außerdem verläuft hier auch noch die starke Finger-Beuge-Sehne. Diese erkennen Sie ganz einfach, wenn Sie eine Faust machen: jetzt wird diese Sehne deutlich am Unterarm/Handgelenk sichtbar. Damit dieser wichtige Bereich nach außen geschützt wird, ist die Hohlhand an dieser Stelle mit einer starken Bindegewebsplatte überzogen, so daß sich eine Art Tunnel, der sog. Karpaltunnel, bildet.

Das Problem ist nur, daß es in diesem Tunnel ziemlich eng zugeht. Schwellungen (beispielsweise der Sehnenscheide), Verletzungen mit Verwachsungen und/oder Vernarbungen können den Karpaltunnel schnell einengen und damit den Medianusnerv zusammendrücken. (In vielen Fällen bleibt die Ursache für die Einengung des Medianusnervs aber völlig unklar.)

Typische Beschwerden bei bestehendem Karpaltunnelsyndrom:
- häufiges »Einschlafen« der Hand (bzw. der ersten drei Finger)
- nächtliches Kribbeln und »Ameisenlaufen« an/in der Hand
- Taubheitsgefühl in der Hand
- morgendliche Steifigkeit der (ersten drei) Finger
- später: Rückbildung des Daumenballens
- Klopf- und Druckschmerzen am Karpaltunnel
- für alle Punkte: oft Beschwerdebesserung beim »Ausschütteln« der Hand

Die nächsten beiden Tests dienen dazu, ein mögliches Karpaltunnelsyndrom zu erkennen. Probieren Sie sie einmal aus, auch wenn Sie (noch?) keine Probleme mit Ihren Händen/Fingern haben.

Phalensches-Zeichen

Biegen Sie beide Hände, so weit es geht, nach innen. Am wirkungsvollsten geht das, wenn Sie die Arme abgewinkelt vor die Brust halten und die beiden Handrücken (inkl. der gestreckten Finger) gegeneinanderdrücken. Durch diese extreme Abbiegung der Hände wird der Karpaltunnel stark geknickt. Eine möglicherweise bestehende Einengung würde jetzt erst richtig zum Tragen kommen.
Versuchen Sie, die Hände über eine Minute in dieser Stellung zu halten. Verspüren Sie dabei eines (oder mehrere) der oben beschriebenen Symptome?

Tinelsches-Zeichen

Dieser Test ergibt sich aus den soeben genannten Beschwerden. Für das Karpaltunnelsyndrom ist der Klopfschmerz an der Beugesehne charakteristisch.
Klopfen Sie deshalb mit den Fingerkuppen der jeweils anderen Hand auf den Hohlhandkanal. Führt das zu stechenden Schmerzen (oder ähnlichen Beschwerden) in den ersten drei Fingern, dann ist dieser »Kanal« höchstwahrscheinlich krankhaft eingeengt.

Sehnenscheidenentzündung
Bevor die Sehnen in den Muskel übergehen, verlaufen sie manchmal um eine »Kurve«. Beispielsweise die Sehnen der Hand- und der Fingerbeugemuskel – deren Sehnen verlaufen über/durch die »hohle« Handfläche und müssen außerdem jede Handbewegung mitmachen. Damit die Sehnen dabei nicht verrutschen, sind sie mit Haltebändern an den Handwurzelknochen befestigt. Und damit sich die Sehnen dort nicht »wund scheuern«, sind sie noch einmal von einer Gleithülle (der Sehnenscheide) schützend umgeben, die innen mit einer Gleitflüssigkeit gefüllt ist.
Durch Überanstrengung (an der Hand beispielsweise durch zu langes Maschineschreiben) können sich diese Sehnenscheiden entzünden. Bewegungen, die zum Sehnengleiten führen, sind dann sehr schmerzhaft. Die Umgebung der entzündeten Sehnenscheiden ist in den meisten Fällen sicht- und tastbar angeschwollen.

Tests auf Sehnenscheidenentzündung

Bei einer solchen Erkrankung wird von den entzündeten Sehnenscheiden Fibrin (ein Eiweiß des Blutes) »ausgeschwitzt«. Dadurch spürt man bei Bewegungen der erkrankten Sehne an dieser Stelle oft ein leises »Knarren«. (In der Medizin wird dieses Geräusch auch als »Hirschlederreiben« bezeichnet.)
Ist auch das umgebende Gewebe der Sehnenscheiden mit in die Entzündung einbezogen, läßt sich in diesen Fällen die Haut über diesen Bereichen schwerer abheben, im Vergleich zur gesunden Gegenseite.

(Das Abheben der Haut an den Fingergrundgelenken wird auch als »*Pinch-Test*« bezeichnet.)

Handkraft

Haben Sie sich inzwischen schon ein Blutdruckgerät gekauft? Ein schön »altmodisches«, mit einer aufblasbaren Manschette?
Wenn ja, dann haben Sie bereits alles, was Sie brauchen, um die Kraft Ihrer Hände zu testen. (Sie wissen schon, der berühmte »Händedruck«.)
Rollen Sie dazu einfach die Blutdruckmanschette locker auf. Dann pumpen Sie die zusammengerollte Manschette auf etwa 20 mmHg auf und drücken sie mit der Hand zusammen – so kräftig, wie Sie können. (Aber bitte brechen Sie den Zeiger am Skalenende dabei nicht ab.)
Falls Sie nicht bis zum Skalenende kommen sollten – und das wird die Regel sein –, notieren Sie sich den Spitzen(druck)wert für jede Hand.

	»Handdruck« in mmHg	*Datum*
linke Hand	....	....
rechte Hand	....	....

Häufige Krankheiten der Fingergelenke

Krankheiten bevorzugen oft ein ganz bestimmtes »Muster«, mit dem sie den Körper überziehen. (*Um uns die Diagnose leichter zu machen*?) Welche »Muster« die drei häufigsten Gelenkerkrankungen der Hand bevorzugen, ist in der folgenden Abb. dargestellt. Näheres zu den einzelnen Erkrankungen s. im Kap. *Exkurs: Gelenke* S. 173.

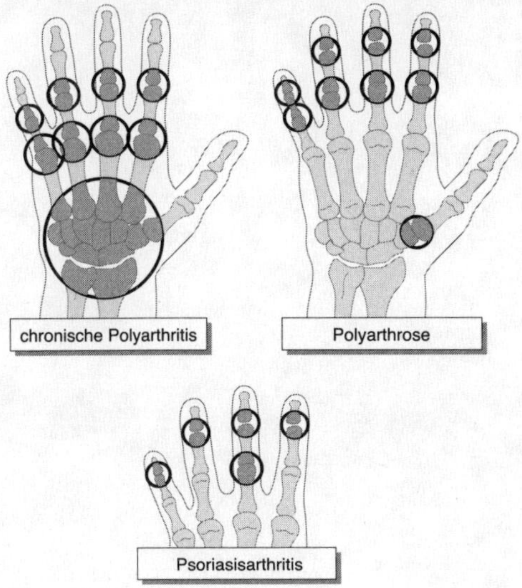

Fingernägel

Auch die Fingernägel können ein Spiegelbild der Gesundheit sein. *Welche Krankheiten* sie uns verraten, s. im Kap. *Die Nägel*, S. 378 f.

DIE BRUST

Die weibliche Brust

Lexikon:

Mamma-Karzinom: medizinischer Name für Brustkrebs (abgekürzt auch Mamma-Ca.)
Mastitis: schmerzhafte Entzündung der Brustdrüse

Selbstuntersuchung

Jede Frau sollte ihre Brust einmal im Monat selbst untersuchen. Nur wenn Sie mit Ihrem Brustgewebe vertraut sind, können Ihnen mögliche Veränderungen auch frühzeitig auffallen.
Sie sollten Ihre Brust am besten einige Tage nach Abklingen der Periode untersuchen, dann sind (normale!) kleinknotige Verhärtungen, wie sie unter dem Hormoneinfluß kurz vor der Periode auftreten können, nicht mehr vorhanden.

Gehen Sie folgendermaßen vor:
Stellen Sie sich mit nacktem Oberkörper vor einen Spiegel, und stützen Sie ihre Arme locker auf Ihren Hüften ab. **Betrachten** Sie Ihre Brust von vorn und von der Seite:

- Hat sich eine Brust in letzter Zeit vergrößert oder verkleinert? (Beide Brüste sind nur selten exakt gleich groß.)
- Fallen Ihnen neu aufgetretene Vorwölbungen, Einziehungen, Rötungen, ein anhaltender Hautausschlag oder eine verstärkte Blutgefäßzeichnung auf?
- Tritt Flüssigkeit aus einer Brustwarze aus? (Dieser Punkt gilt natürlich nicht für stillende Frauen!)

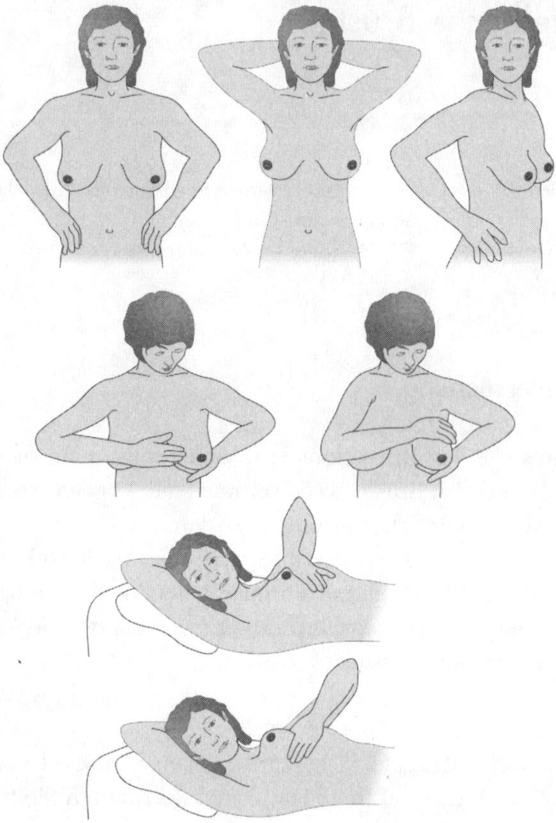

Wiederholen Sie diese Betrachtung, wenn Sie Ihre Arme locker nach unten hängen lassen und anschließend hinter dem Kopf verschränken. So können Sie eventuelle Veränderungen Ihrer Brust erkennen.

Palpation

Als nächster Schritt kommt das **Abtasten** der Brust und der Achseln. Das Abtasten wird Ihnen leichterfallen, wenn Sie es z. B. unter der Dusche mit eingeseifter Haut oder auch mit eingecremter Haut durchführen, da dann die Fingerspitzen sensibler sind. Gewöhnen Sie sich am besten eine gewisse Reihenfolge im Untersuchungsablauf an, dadurch ist die Gefahr geringer, einen Brustbezirk versehentlich auszulassen. Sie können in der Achsel beginnen und anschließend, von außen in Richtung Brustwarze, »nach der Uhr« von 12 Uhr über 3 und 6 Uhr und dann 9 Uhr die Brust abtasten. Tasten Sie mit den Fingerspitzen der einen Hand, und schieben Sie das Brustgewebe mit der anderen Hand leicht dagegen.

- Können Sie eine neu aufgetretene Verhärtung (knotig/strangartig/schmerzhaft/nicht schmerzhaft) fühlen?
- Tritt, wenn Sie die Brust in Richtung der Brustwarze ausstreichen oder wenn Sie die Brustwarze vorsichtig ausdrücken, Flüssigkeit aus? (Stillende Frauen natürlich wieder ausgenommen.)

Wiederholen Sie diese Tastuntersuchung zum Abschluß, wenn Sie entspannt auf dem Rücken liegen.
Falls Ihnen dabei Veränderungen auffallen, sollten Sie unverzüglich Ihre Frauenärztin konsultieren.

Exkurs: Brustkrebs

Das Mammakarzinom ist auch heute noch die häufigste bösartige Erkrankung der Frau. Insgesamt erkrankt gegenwärtig etwa jede vierte Frau an Brustkrebs.

Risikofaktoren:
- familiäre Belastungen (Mutter, Schwester bereits erkrankt) und damit eventuelles Vorhandensein des sog. Brustkrebsgens
- langjähriger Östrogeneinfluß (keine Kinder oder Spätgebärende (>30 Jahre), frühe erste Periode, später Beginn der Wechseljahre
- Fettleibigkeit
- Krebserkrankung an einem anderen Organ
- gutartige Brusterkrankungen in ausgeprägter Form (sog. Mastopathie Grad III)

In welchen Bereichen der Brust die Erkrankung besonders häufig auftritt, ist in der nebenstehenden Zeichnung angegeben. *Achtung:* In (beinahe) zwei von drei Fällen tritt der Krebs im äußeren oberen Quadranten auf.

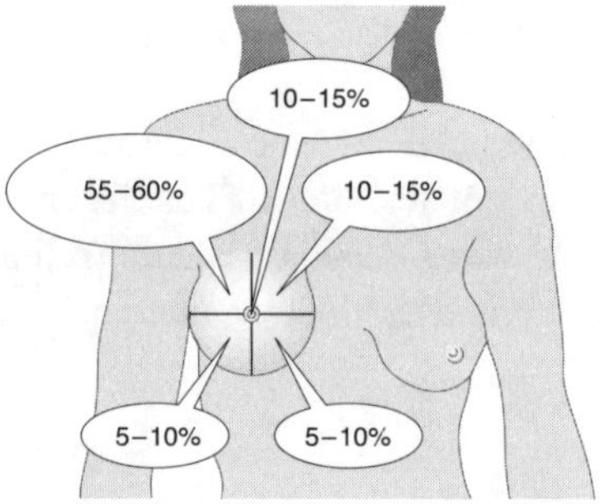

Alarmzeichen:
- tastbarer, schmerzloser Knoten/Verhärtung in der Brust
- Größenveränderung *einer* Brust
- Hauteinziehung
- Hautrötung
- Flüssigkeitsabsonderung (Sekretion) aus der Brustwarze

Die männliche Brust

Grundsätzlich gilt das vorher Gesagte auch für die männliche Brust. Genau wie in der weiblichen können sich auch in der männlichen Brust Knoten und Tumore bilden. Allerdings mit einer sehr viel geringeren Wahrscheinlichkeit.

Trotzdem sollten auch Männer regelmäßig ihre Brust nach krankhaften Veränderungen abtasten!

> Als **Gynäkomastie** (*-mast* = griechisch für *Brust*) wird die *krankhafte Vergrößerung der männlichen Brust(drüsen)* bezeichnet. Die Ursache dieser Brustvergrößerung kann u. a. in einem *Überangebot* an weiblichen Geschlechtshormonen begründet sein. Es werden also zu viele weibliche oder zuwenig männliche Geschlechtshormone (Androgene) produziert. Aber: vor allem durch die Fetteinlagerung im Rahmen der »Kalorienspeicherung« findet sich bei etwa einem Drittel aller Männer (!) eine leichte Gynäkomastie.

Das Herz

Lexikon:

Arrhythmie:	unregelmäßiger Rhythmus
arterielles Blut:	sauerstoffreiches Blut (das im Lungenkreislauf aber in den Lungen*venen* fließt!)
Arterien:	alle Blutgefäße *vom Herzen weg*
Bradykardie:	(zu) langsamer Puls
Diastole:	Füllungsphase des Herzens
Insuffizienz:	Leistungsschwäche
Orthostase:	aufrechte Körperhaltung
Stenose:	Verengung
Systole:	Pumpphase des Herzens
Tachykardie:	(zu) schneller Puls, »Herzrasen«
Vene:	alle Blutgefäße *zum* Herzen hin
venöses Blut:	sauerstoffarmes Blut (das im Lungenkreislauf aber in den Lungen*arterien* fließt!)

Um die Größe des Herzens zu schätzen, behalfen sich die Mediziner jahrhundertelang mit der sog. »Faustregel« – und die besagt, daß das Herz eines Menschen ungefähr so groß ist wie seine geballte Faust. (Leider verkleinert diese »Faustregel« die Größe des Herzens meistens ein wenig, so daß Sie sich besser einen Fausthandschuh anziehen sollten, bevor Sie die Größe des Herzens anhand Ihrer Faust abschätzen.)

Um die Größe und Lage des Herzens *genauer* zu bestimmen, wird in der Regel eine Röntgenaufnahme angefertigt. Aber auch ohne Röntgengerät (*Wer hat das schon zu Hause?)* kann man sich eine ungefähre Vorstellung davon machen – indem man von außen fühlt und klopft.

Die Bestimmung der Herzgröße durch das Abklopfen – die Perkussion

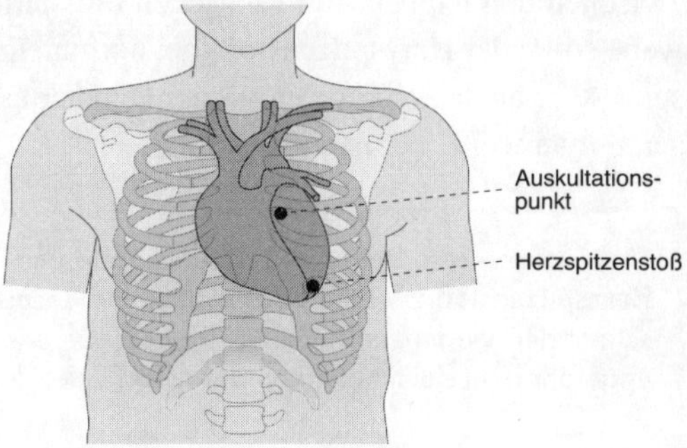

Theoretisch läßt sich auch die Größe des Herzens (annähernd genau) durch das Abklopfen bestimmen. *Praktisch* erweist sich das jedoch auch für einen sehr geübten Untersucher als schwieriges Unterfangen. Das Herz liegt nämlich »leider« mitten im Brustkorb – und fast schon zu tief für den normalen Klopfschall.

Am (relativ) einfachsten ist es, den linken Herzrand zu bestimmen – grenzt dieser doch an die luftgefüllte Lunge. Im Uhrzeigersinn weitergeklopft, wird es dann schwieriger. Unten stößt das Herz ans Zwerchfell, anschließend an die Leber. An der rechten Seite folgt dann zwar wieder ein Lungenflügel, allerdings ist das Herz durch seine »verdrehte« Lage hier noch etwas weiter vom Brustkorb entfernt.

Wo das normale Herz ungefähr »erklopft« werden kann, zeigt die obige Abbildung. Versuchen Sie es einfach einmal – und lassen Sie sich nicht entmutigen, wenn sich (zunächst?) jedes Klopfen gleich anhört.

Der Herzspitzenstoß

Die Längsachse des Herzens verläuft nicht genau parallel zum Brustkorb, sondern so, daß die (untere) Herzspitze schräg in Richtung der Brustkorbinnenseite zeigt. Über der Herzspitze liegt dann nur noch das Brustfell, dann kommen auch schon die Rippen und die Hautschichten. Wenn sich das Herz beim Pumpvorgang zusammenzieht, wird die

Herzspitze jedesmal in Richtung Brustwand gedrückt. Dieser Stoß, der sog. *Herzspitzenstoß*, ist bei sehr dünnen Menschen oft schon mit dem bloßen Auge erkennbar – als winzige, pulssynchrone »Ausbeulung« zwischen den Rippen. Bei Menschen mit stärkerem Unterhautfettgewebe sollte der Herzspitzenstoß (bei normalem Herzen) nicht sichtbar sein. Aber auch hier kann er mit der Hand ertastet werden – vorausgesetzt, man weiß, *wo* man tasten muß.

Fast immer – also bei normaler Herzgröße und -lage – findet man den **Herzspitzenstoß** zwischen der fünften und sechsten, seltener auch zwischen der vierten und fünften Rippe, auf der linken Brustkorbseite, ungefähr acht Zentimeter von der Mitte(llinie) des Brustkorbs entfernt.

Oder um die Lage medizinisch korrekt anzugeben: Der Herzspitzenstoß findet sich im Normalfall auf der linken Medioklavikularlinie (also der Linie, die das Schlüsselbein – Klavikula – halbieren würde) im sechsten Interkostalraum (Costa – die Rippe; benannt werden die Zwischenwirbelräume immer nach der oberen Rippe).

Übrigens: Wenn Sie die Rippen und Zwischenrippenräume abzählen, denken Sie daran, daß bei den meisten Menschen die erste Rippe nicht tastbar ist, die Zählung also bei Zwei beginnt.

Das Abhören des Herzens – die Auskultation

Das Abhören des Herzens gehört sicherlich zu den *schönsten* Untersuchungen überhaupt – leider wohl auch zu den frustrierendsten. Schön, weil es eine wirklich interessante Erfahrung ist, seinem eigenen Herzschlag mehrere Minuten zuzuhören. Frustrierend vor allem dann, wenn man angestrengt bemüht ist, auch nur die Hälfte all der Dinge zu hören, die in den vielen medizinischen Lehrbüchern beschrieben werden.

Übrigens: Man kann sicherlich auch recht gut ohne ein eigenes Stethoskop leben, keine Frage. Doch gerade wenn Sie sich etwas mehr für Ihren Körper interessieren, sollten Sie sich vielleicht doch eines zulegen. Zwar können Sie die Herztöne auch – mehr schlecht als recht – hören, wenn Sie Ihr Ohr auf die Brust legen, nur ist das leider etwas schwierig, wenn Sie Ihr *eigenes* Herz abhören wollen …

Um Ihnen den Spaß an der Sache nicht zu verderben, beschränken wir uns hier auf die »einfachen«, d. h. vom jedem – mit einiger Übung – zu erkennenden Herztöne und -geräusche.
Eines noch zur Erklärung: Auch wenn es eigentlich etwas spitzfindig und musikalisch nicht ganz korrekt ist – aber in der Medizin hat es sich eingebürgert, die *normalen* Herzgeräusche als *Herztöne* und die *krankhaften* Geräusche als Herzgeräusche zu bezeichnen. D. h., sobald *Herzgeräusche* auftreten, ist irgend etwas nicht ganz in Ordnung.
(Und natürlich ist das Lunge alles wieder anders – dort heißen die *normalen* Töne *Geräusche* und die *krankhaften* Geräusche *Nebengeräusche*. Logisch, oder?)

Der erste und der zweite Herzton

Auch wenn jeder der beiden Herztöne eigentlich die Summe *mehrerer* verschiedener Bewegungsabläufe im Herzen ist, so macht es doch Sinn, vereinfacht von *Klappenschluß-Tönen* zu sprechen.

Die vier Herzklappen
Das Blut passiert auf seinem Weg durch das Herz folgende Stationen: Obere Hohlvene → *rechter Vorhof* → **Trikuspidalklappe** → *rechte Herzkammer* → **Pulmonalklappe** → Lunge → *linker Vorhof* → **Mitralklappe** → linke Herzkammer → **Aortenklappe** → Aorta(→ Arterien → Körper/Organe → Venen → Hohlvene …)

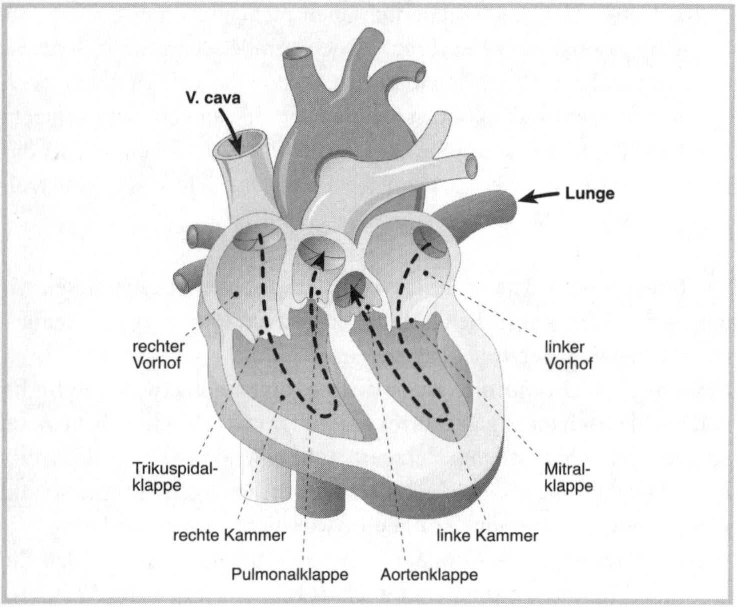

Die **Herztöne** entstehen durch das »Zuschlagen« jeweils zweier Herzklappen. Und so kann man sich die Abläufe (vereinfacht) vorstellen: Das mit Blut gefüllte Herz bzw. die beiden Herzkammern beginnen, sich ruckartig zusammenzuziehen. Die offenen »Eingangsklappen« zu den Herzkammern (die Mitral- und die Trikuspidalklappe) werden durch den plötzlichen Druckanstieg »zugeschlagen«, so daß der dabei entstehende **erste Herzton** den Beginn der Austreibungsphase (der sog. Systole) markiert.

Die beiden »Ausgangsklappen« der Herzkammern sind jetzt offen, und das Blut fließt in die Lunge (aus der rechten Herzkammer) und in die Aorta (aus der linken Herzkammer).

Nachdem das Blut aus den Kammern herausgepumpt wurde, erschlafft das Herz und die »Ausgangsklappen« (die Pulmonal- und die Aortenklappe) schließen sich wieder. Durch dieses »Zufallen« der Klappen entsteht der **zweite Herzton**, der damit das Ende der Austreibungsphase oder den Beginn der Füllungsphase (der Diastole) markiert. Während der Füllungsphase des Herzens werden die »Eingangsklappen« automatisch durch das einströmende Blut »aufgestoßen«. Die Herzklappen funktionieren damit ähnlich wie Ventile, die ein Gas oder eine Flüssigkeit (in diesem Fall Blut) nur in eine Richtung passieren lassen.

Wenn Sie das erste Mal mit einem Stethoskop das Herz abhören, dann probieren Sie nacheinander alle möglichen Stellen auf der Brust aus – und suchen Sie sich die, an der Sie die Herztöne am besten hören. Normalerweise sollte diese Stelle (der sog. Erbsche Punkt) links neben dem Brustbein in Höhe der vierten/fünften Rippe liegen.
Wenn Sie Ihre Herztöne deutlich hören, entspannen Sie sich, und hören ein paar Minuten einfach nur zu. So ungefähr müßte sich Ihr Herz anhören:

– *Bumm* –* *Bumm* – (Pause **) – *Bumm* – *Bumm* – Pause – *Bumm* – *Bumm* – Pause – ...

Stellen Sie sich dabei bildlich vor, wie Ihr Herz arbeitet:
Zwischen den beiden kurzen Tönen (in nur rund 1/4 Sekunde andauernden Systole*) pumpt die linke Herzkammer jedesmal rund 70 ml Blut in die Aorta und die rechte Herzkammer genausoviel Blut in die Lunge.
In der hörbar längeren Pause (die Diastole ** dauert etwa 1/2 Sekunde) füllen sich die Herzkammern dann wieder mit Blut.

Die Herzgeräusche

In einem gesunden Herzen öffnen sich die Herzklappen lautlos und schließen mit einem hörbaren Ton. Der Fluß des Blutes *durch* die Herzklappen ist bei einem gesunden Herzen nicht zu hören.
Das ändert sich aber, sobald die Herzklappen nicht mehr richtig

funktionieren. Entweder schließen die Klappen nicht mehr hundertprozentig, dann kann auch bei geschlossener Klappe ein Teil des Blutes (in die falsche Richtung) zurückfließen. In diesem Fall spricht man von einer (Klappen-)*Insuffizienz*. Um das hierbei entstehende, sog. Rückstromgeräusch zu hören, braucht es aber etwas Übung.
Oder – eine andere Möglichkeit – die Klappen lassen sich nicht mehr vollständig öffnen. Diese Veränderung bezeichnet man als (Klappen-) *Stenose*. Dann muß das Herz mehr Druck aufwenden, um trotzdem die gleiche Menge Blut durch die Klappe hindurchzupumpen. Das Strömungsgeräusch, das durch den – schneller als normal fließenden – Blutstrom verursacht wird, ist in der Regel auch von einem »Anfänger« gut erkennbar.
Die Aortenklappe ist von allen vier Klappen am häufigsten von einer Stenose betroffen. Welche Geräusche in diesem Fall hörbar wären, versucht die folgende Abbildung graphisch darzustellen:

Graphische Darstellung der Strömungsgeräusche bei einer **Aorten(klappen)stenose**

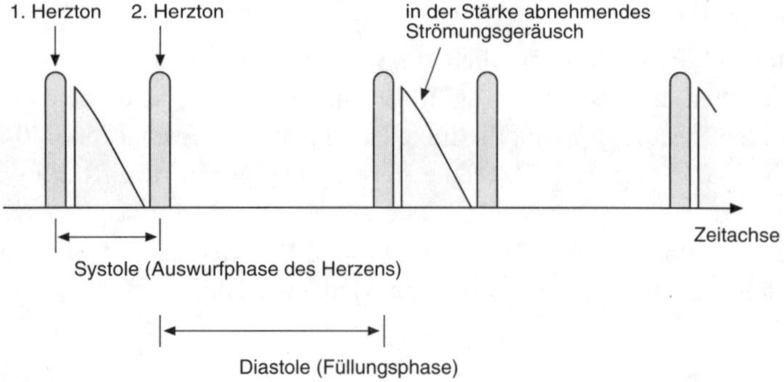

Zur Erklärung: Die beiden »Eingangsklappen« schließen völlig normal und sind entsprechend deutlich zu hören. Gleichzeitig öffnen sich auch die beiden »Ausgangsklappen« – die Aortenklappe wegen der Stenose aber nicht vollständig. Durch die Pumpaktion des Herzens entsteht an der Aortenklappe ein Strömungsgeräusch, das mit abnehmendem Pumpdruck wieder leiser wird. Der Schluß der »Ausgangsklappen« ist dann wieder als regulärer zweiter Herzton hörbar.

Die Herzinsuffizenz

Wenn das Herz nicht mehr in der Lage ist, den Körper mit der ausreichenden Menge an Blut zu versorgen, spricht man vom Herzinsuffizienz. Je nachdem, welche Seite des Herzens erkrankt ist, unterscheidet man noch einmal zwischen Rechtsherz- und Linksherzinsuffizienz.

Beiden Formen gemeinsam sind u. a. die folgenden Symptome:
- eingeschränkte Belastbarkeit
- Herzrhythmusstörungen
- Tachykardie (»Herzrasen«)
- mehrmaliges nächtliches Wasserlassen
- Vergrößerung des Herzens
- Blauverfärbung der Haut an Händen und Füßen (sog. periphere Zyanose s. S. 370 f.)

Bei der *Rechtsherzinsuffizienz* schafft es die rechte Herzkammer nicht, ausreichend Blut in die Lunge zu fördern. Dadurch staut sich das Blut *vor* der Lunge zurück, unter Umständen bis in die Leber und andere Organe.

Symptome bei der Rechtsherzinsuffizienz sind:
- Stauung des Blutes in die Venen (sichtbar an den Halsvenen, s. Kap. *Der Hals*)
- Stauung in die Leber (evtl. mit schmerzhafter Vergrößerung und/oder Druck in der Lebergegend)
- Flüssigkeitseinlagerung im Unterhautgewebe (Ödeme s. Kap. *Die Haut*) oder Bauchraum (sog. Aszites) mit entsprechender Gewichtszunahme

Ist die Funktion der linken Herzkammer eingeschränkt, kann vom Herzen nicht mehr genügend Blut in den Körper gepumpt werden. Das Blut staut sich deshalb bei der **Linksherzinsuffizienz** in die beiden Lungenflügel zurück.

Symptome der Linksherzinsuffizienz sind:

- Atemschwierigkeiten (Dyspnoe), zunächst nur unter Belastung, später auch in Ruhe
- andauerndes nächtliches Husten
- Flüssigkeitseinlagerung in der Lunge (Lungenödem) mit entsprechenden feuchten Rasselgeräuschen (s. Kap. *Die Lunge* → Auskultation)

Der Puls

Bei jeder Kontraktion pumpt die linke Herzkammer in nur 1/4 Sekunde rund 70 ml Blut in die Hauptschlagader (die Aorta). Die Aorta reguliert durch die sogenannte Windkesselfunktion (s. S. 219) den ankommenden (Blut-)Druck zwar etwas, trotzdem läuft dieser auch weiterhin als Pulswelle – vereinfacht meist nur als Puls bezeichnet – durch die anschließenden Blutgefäße. In den großen und elastischen Blutgefäßen fließt die Pulswelle etwas langsamer bzw. anders gesagt: Je kleiner und starrer die Gefäßwände sind, desto schneller fließt die Pulswelle.

Recht anschaulich, wenn auch medizinisch nicht ganz korrekt, kann man sich die Pulswelle wie ein Ei vorstellen, das von einer Schlange verschluckt und langsam hinuntergewürgt wird. Oder erinnern Sie sich noch an den Elefanten im »Kleinen Prinzen«? Oder an die zahlreichen Trickfilmfiguren, die irgendwann alle einmal durch einen Schlauch laufen oder fallen? Genau so – oder zumindest so ähnlich – bewegt sich auch die Pulswelle durch die Arterien.

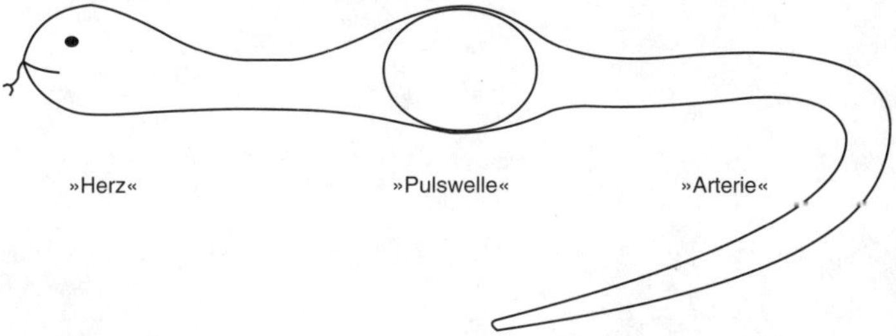

Aber zurück zur sachlichen Medizin. Das Ertasten der Pulse ist eine uralte heilkundliche Methode, um einen ersten Eindruck von der Funktion des (eigentlich nur linken) Herzens zu bekommen. Nicht nur die Herzfrequenz (und damit die Quantität), sondern auch die Qualität der Herzfunktion läßt sich für einen geübten Untersucher allein aus dem Pulsschlag herauslesen (bzw. -tasten). Auch wenn einige der nachfolgenden Übungen für Sie am Anfang etwas (zu) schwierig sein sollten, lassen Sie sich nicht entmutigen. *Üben Sie immer wieder – Sie brauchen dazu keinerlei Hilfsmittel und keinerlei Vorbereitungszeit.*

Wo messen?

Die wichtigste Frage ist natürlich die, *wo* sich der Puls ertasten läßt. Allgemein kann man sagen: an *jeder* Arterie – so diese nahe genug an der Körperoberfläche verläuft.

Die wichtigsten (und in der Praxis bewährten) Stellen zur Pulsmessung sind in der folgenden Zeichnung abgebildet.

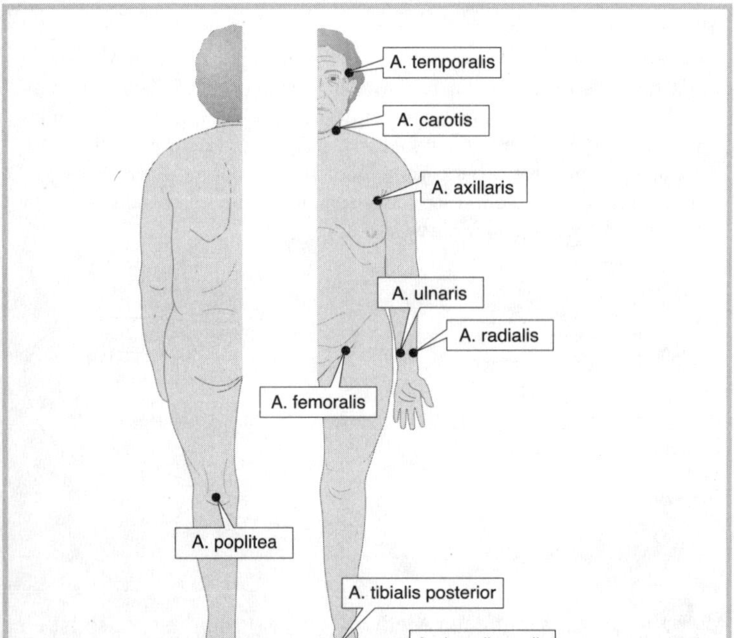

Nun sind aber nicht alle der hier abgebildeten Pulse auch gleich gut zu ertasten, deshalb ein paar kurze Anmerkungen.

Gewußt wie:

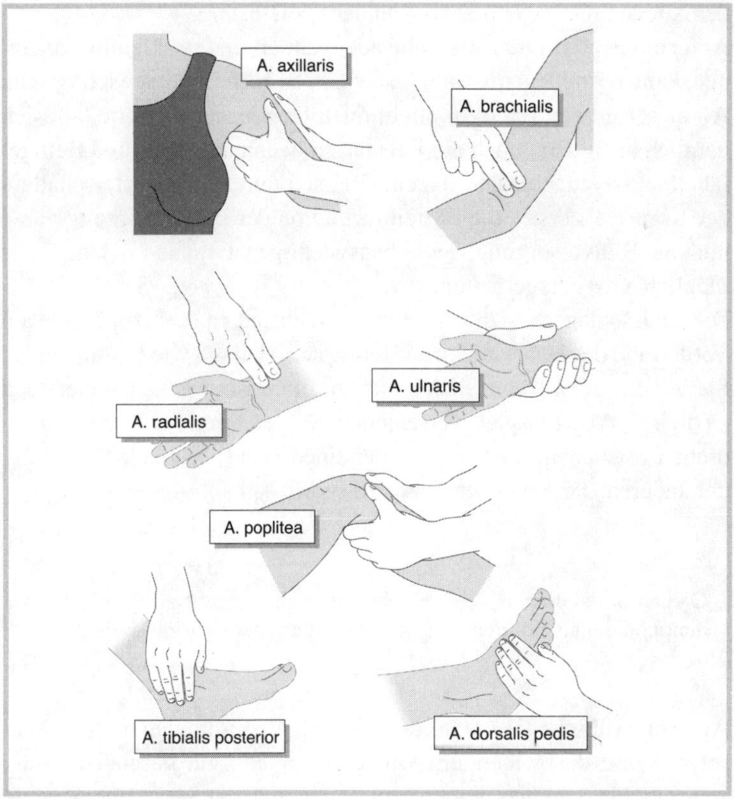

Pulsmessung – von Kopf bis Fuß

Arteria temporalis: Die *Schläfenarterie* ist eine der unmittelbaren Fortläufer(innen) der Halsschlagader. Tasten läßt sich die direkt unter der Haut verlaufende (äußere) Schläfenarterie am leichtesten seitlich der Augen und Augenbrauen – an der Schläfe.
Arteria carotis: Die Halsschlagader schnell und problemlos zu finden, kann besonders im Rahmen der Ersten Hilfe äußerst wichtig sein. An dieser großen (und vor allem relativ herznahen) Arterie läßt sich nämlich auch dann noch ein Puls tasten, wenn die Arm- und Beingefäße längst »zugemacht« haben. (Bei starkem Blutverlust »schaltet« der Körper als erstes die Extremitäten von der Blutversorgung »ab«, um die Blutversorgung der lebenswichtigen Organe so lange wie möglich aufrechtzuerhalten.)
Die Halsschlagader läßt sich am einfachsten in Kehlkopfhöhe am Vorderrand des Halswendermuskels tasten. (Diesen wiederum können Sie leicht tasten, wenn Sie versuchen, Ihren Kopf gegen Widerstand zu drehen. Also beispielsweise, indem Sie, während Sie Ihren Kopf zu drehen versuchen, Ihr Kinn mit der einen Hand »festhalten« und mit der anderen Hand den hervortretenden Muskel abtasten.)

> Gleiten Sie einfach mit den Fingern am Kehlkopf vorbei, bis Sie nach einigen Zentimetern den Puls der **Halsschlagader** deutlich spüren.

Arteria axillaris: Die Achselarterie verläuft zusammen mit der Achselvene und den wichtigen Armnerven relativ gut geschützt in der Achselhöhle. Um hier den Puls zu finden, müssen Sie u. U. ein wenig in der Achselhöhle suchen. Lassen Sie den betreffenden Arm bei dieser Suche locker (!) herunterhängen, oder üben Sie – wie abgebildet – zuerst bei Ihrem Partner. Meist läßt sich diese Arterie beim Tasten mit beiden Händen leichter auffinden.
Die Achselarterie geht unmittelbar im Anschluß in die Armarterie, die **Arteria brachialis**, über. Diese Arterie verläuft in der Regel durch die

Ellenbeuge, wo sie problemlos getastet werden kann. Allerdings gibt es hier relativ viele Ausnahmen von der Regel, so daß Sie Ihre Armarterie eventuell auch einmal im »näheren Umfeld« aufstöbern müssen (kein Grund zur Beunruhigung).

Die wohl bekannteste Methode, den Puls zu messen, dürfte das Tasten des **Radialispulses** darstellen. Die Arterie (A. radialis) verläuft an der Daumenseite des Unterarmes und läßt sich an der Kante der deutlich tastbaren Handsehnen direkt »unterhalb« des Handgelenkes leicht auffinden.

Den **Ulnarispuls** auf Anhieb zu finden ist schon etwas schwieriger, bei gut »gepolsterten« Handgelenken meist sogar unmöglich. Hier verläuft die Arterie (A. ulnaris) auf der Kleinfingerseite des Unterarms und kann quasi auf der gegenüberliegenden Seite vom Radialispuls ertastet werden.

In der Bauchgegend verläuft **die Hauptschlagader** gut verborgen unter zahlreichen Gewebeschichten (u. a. Muskeln, Fettgewebe und Darmschlingen). Lediglich bei sehr schlanken Personen läßt sich die Aorta auf der linken Seite (in Bauchnabelhöhe) bei starkem Fingerdruck aufspüren. Um Erfolg zu haben, sollte die Bauchdecke aber völlig entspannt sein – und welche Bauchdecke ist das schon, wenn sich eine Hand »hineinbohrt«.

Arteria femoralis: Die *Oberschenkelarterie* verläuft direkt unter dem Leistenband und läßt sich dort meist problemlos tasten. Vielleicht müssen Sie einen etwas stärkeren Druck als gewöhnlich ausüben, dann aber sollten Sie diese relativ dicke Arterie deutlich spüren. Sollten Sie jemals im Rahmen der Ersten Hilfe eine (spritzende) arterielle Blutung am Bein zum Stillstand bringen müssen, eignet sich die Oberschenkelarterie dazu am besten. In diesem Fall müßten Sie allerdings so stark zudrücken (zur Sicherheit nehmen Sie dazu Ihre Faust), daß der *gesamte* Blutfluß des Beines gestoppt wird.

Übrigens: Kurzzeitig – nur einige Sekunden! – könnten Sie dieses Abdrücken gefahrlos üben, indem Sie das richtige Abdrücken anhand der ausbleibenden Fußpulse überprüfen (lassen).

Arteria poplitea: Die *Kniearterie* folgt im Anschluß an die Oberschenkelarterie. Ähnlich wie die Achselarterie verläuft auch dieses Gefäß wieder gut geschützt im Verbund mit der Vene und den Nerven in der Tiefe der Kniekehle. Um hier den Puls tasten zu können, müssen Sie das Knie anwinkeln und entsprechend lockerlassen, um in der Tiefe suchen zu können.
Auch die beiden oberflächlich verlaufenden Fußarterien lassen sich relativ zuverlässig tasten – vorausgesetzt man weiß, wo man suchen muß.
Die **Arteria tibialis posterior** (die hintere Schienenbeinarterie) bildet die direkte Fortsetzung der Kniearterie. Zu tasten ist diese Arterie am Rand des inneren Fußknöchels – wie auf der Abbildung ersichtlich.
Die **Arteria dorsalis pedis** (die Fußrückenarterie) verläuft am Fußrücken seitlich der – deutlich spürbaren – Strecksehne der großen Zehe. Legen Sie zum Pulstasten am besten mehrere Finger – s. Abbildung – *nebeneinander* auf den Fußrücken, dann dürfte auch diese Arterie keine Schwierigkeiten machen.
Die beiden letztgenannten Fußarterien sicher zu tasten ist besonders für die Beurteilung der Durchblutung des Fußes wichtig. Näheres dazu im Kap. *Die Beine* (s. S. 325 ff).

Seitenvergleich

Wenn Sie die Pulse tasten, vergleichen Sie diese immer mit den Pulsen auf der gegenüberliegenden Körperseite. Nicht überall, aber an vielen (Puls-)Stellen können Sie diese Pulse sogar gleichzeitig messen. Um beispielsweise die *beiden* Radialispulse am linken und rechten Handgelenk zu tasten, legen Sie einfach beide Handflächen in entgegengesetzter Richtung übereinander.

Die Pulswellen sollten auf beiden Körperseiten nahezu identisch sein. (Oder spüren Sie gar, daß die Pulswelle wegen der anatomischen Lage der Aorta die linke Körperseite eine Spur schneller erreicht?)

Pulsdefizit

Als Pulsdefizit bezeichnet man die Differenz zwischen der Zahl der (wirklichen) Herzschläge und der Anzahl der Pulswellen, die dann auch im Körper nachweisbar sind. Im Normalfall setzt sich natürlich jede Herzaktion auch als Pulswelle fort, d. h., ein festgestelltes Pulsdefizit wäre in jedem Fall ein krankhafter Befund.
Ein solches Pulsdefizit können Sie feststellen, indem Sie entweder mit einer Hand ein Stethoskop an Ihr Herz halten und mit der anderen Hand Ihren Puls suchen. Oder Sie legen einfach eine Ihrer beiden Hände auf Ihr Herz und suchen mit der anderen einen Puls.

> *Übrigens:* Fällt Ihnen auf, wieviel Zeit die Pulswelle benötigt, um vom (links gelegenen) Herzen aus in den Körper zu gelangen? Je weiter der Ort der Pulsmessung vom Herzen entfernt ist, desto später kommt auch die Pulswelle dort an.

> Falls Sie es noch genauer interessiert: Die Geschwindigkeit einer Pulswelle beträgt in der gesunden (und damit dehnbaren) Aorta ungefähr 4–6 m/s, in den weniger dehnbaren, kleineren Arterien sogar 8–12 m/s. (Quelle: Schmidt/Thews). Damit benötigt die Pulswelle nur etwa 0,2 Sekunden, um den Weg vom Herzen bis zum Fuß zurückzulegen.

Pulsfrequenz

Die Pulsfrequenz wird immer mit der Anzahl der Schläge pro Minute angegeben. Ein Puls von »86« heißt also, daß das Herz 86mal pro Minute Blut in die Arterien pumpt. Da sich im Krankenhausalltag kaum noch jemand die Zeit nimmt (oder die Zeit hat), die Zahl der

Pulsschläge auch wirklich eine Minute lang auszuzählen, hat es sich dort eingebürgert, jeweils nur fünfzehn Sekunden auszuzählen und das Ergebnis dann mal vier zu nehmen.
Zu Hause sollten Sie sich jedoch immer die Zeit nehmen, die Zahl Ihrer Pulsschläge auch wirklich über (mindestens) eine Minute auszuzählen. (Oder auch einmal über zwei oder drei Minuten.) Selten auftretende, zusätzliche Herzschläge (sog. Extrasystolen) oder auch plötzlich auftretende Unregelmäßigkeiten (Arrhythmien) können dann bei dieser langen Zeitspanne nicht so leicht übersehen werden.

Als **Extrasystolen** werden Herzschläge bezeichnet, die *außerhalb* des normalen Grundrhythmus des Herzens auftreten. Nicht immer handelt es sich bei diesen Extrasystolen um Zusatzschläge, manchmal sind dies auch einfach nur »verspätete« oder »verfrühte«, normale Herzschläge.

Nahezu alle Menschen haben gelegentlich Extrasystolen, auch wenn die meisten dies nicht bemerken. Lediglich ein Teil der Betroffenen spürt während der Extrasystole manchmal ein »Herzstolpern« oder einen kurzen »Aussetzer«. Treten Extrasystolen häufiger auf, wird vom Arzt ein sogenanntes Langzeit-EKG abgenommen, bei dem sämtliche Herzaktionen über einen Zeitraum von mehreren Stunden oder Tagen aufgezeichnet werden. Aber erst, wenn die Extrasystolen so häufig auftreten, daß ein funktionierender Grundrhythmus des Herzens nicht mehr gewährleistet ist, müssen die Extrasystolen medikamentös (oder in seltenen Fällen sogar operativ) behandelt werden.
Die Angabe der »gesunden« Pulsfrequenz ist eigentlich kaum möglich – schließlich hängt diese von vielen, sich ständig ändernden, Faktoren ab. (Beispielsweise: Sind sie aufgeregt? Haben Sie sich gerade angestrengt? Haben Sie gerade Kaffee getrunken? usw.)
Als Normalwert wird deshalb in diesem Fall immer ein Bereich angegeben, in den meisten Lehrbüchern von 60 bis 90 Schlägen pro Minute. (Einige wenige Autoren gestehen auch schon einmal 100 Schläge zu, andere gehen auch auf 50 runter.)

Um vergleichbare Werte zu erhalten, sollten Sie es sich deshalb angewöhnen, Ihren Puls immer unter ähnlichen Bedingungen zu messen. Am besten eignet sich dazu die frühe Morgenstunde – wenn Ihr »Gehirn« gerade erwacht ist, Ihr Körper aber noch »schläft«. *(Lagen Sie schon einmal im Krankenhaus? Dann kennen Sie ja sicherlich das Ritual des allmorgendlichen Puls- und Fiebermessens.)*

Einteilung der Pulsfrequenz unter Ruhebedingungen

< 60 = *Bradykardie* (zu langsame Herzaktionen)
60–90 = normale Pulsfrequenz
>90 = Tachykardie (zu schnelle Herzaktionen, »Herzrasen«)

Eine sehr niedrige Pulsfrequenz findet sich oft auch bei aktiven Sportlern, hier besonders bei Leistungssportlern. Durch das ständige Training vergrößert sich das Herz zum sogenannten Sportlerherz, das dann in der Lage ist, auch mit weniger Schlägen die gleiche (ausreichende) Menge Blut in den Körper zu pumpen.

Eigene Pulsfrequenz in Ruhe: ....

Pulsrhythmus

Nicht nur die reine Anzahl der Herzschläge pro Minute (die Pulsfrequenz) gibt Ihnen eine wichtige Auskunft über die Funktion Ihres Herzens, sondern auch der *Rhythmus* und damit der Abstand der einzelnen Pulsschläge.

Im Normalfall sind die einzelnen Pausen zwischen den Herzschlägen immer gleich lang. Bemerken Sie jedoch Unregelmäßigkeiten in Ihrem Pulsrhythmus, so sollten Sie zunächst einmal feststellen, ob dieser im Zusammenhang mit Ihrer Atmung steht. Eine solche sog. *respiratorische Arrhythmie* ist bei jüngeren Menschen normal, nimmt aber im Verlauf des Älterwerdens ab. Außerdem tritt sie häufiger bei niedrigen

Pulsfrequenzen auf, so daß sie bei jungen (Leistungs-)Sportlern am häufigsten zu beobachten ist.

Respiratorische Arrhythmie
Während der Atmung (lat.: *Respiration)* ändern sich ständig die Platzverhältnisse im Brustraum, beispielsweise dehnt sich die Lunge bei der Einatmung aus und drückt dabei gegen das Herz. (Beim Ausatmen zieht sich die Lunge dann wieder zusammen.) Dadurch ändern sich auch gleichzeitig die Druckverhältnisse in den großen Gefäßen, besonders in den beiden zum Herzen führenden Hohlvenen (Obere und Untere Hohlvene).

Als Ergebnis dieser (respiratorischen) Veränderungen ändert sich auch der Rhythmus der Herzschläge: Während des Einatmens steigt die Herzfrequenz an, um nach dem Beginn der Ausatmung wieder abrupt abzufallen. Während des weiteren Ausatmens – und des anschließenden Einatmens – steigt die Pulsfrequenz dann wieder kontinuierlich an.
Versuchen Sie einmal, diese atmungsabhängigen Rhythmusunregelmäßigkeiten anhand des Pulsschlages festzustellen. Atmen Sie mehrmals langsam tief ein und aus und tasten Sie während dieser Zeit kontinuierlich Ihren Pulsschlag. Bemerken Sie, wie die Pausen zu Beginn des Ausatmens plötzlich (nur ein wenig, zugegeben) größer werden?
(Wenn nicht, macht das auch nichts. Dann testen Sie doch einfach einmal eines Ihrer Kinder.)

Die einzelnen Pulsqualitäten

Das ist nun wirklich die hohe Schule des Pulstastens, die zu einer Zeit entwickelt wurde, als den Ärzten kaum technische Geräte zur Diagnostik zur Verfügung standen. (Und die – so jedenfalls behauptete es ein desillusionierter Medizinprofessor – heutzutage kaum noch von einem

Arzt beherrscht wird.) Ähnlich wie beim Auto das Motorengeräusch über den Motor, so geben beim Menschen die einzelnen Pulsschläge über das *Funktionieren* des Herzens Auskunft. Die eigentliche Kunst besteht zum einen darin, eventuelle »Störgeräusche« zu hören (hier: zu ertasten), zum anderen, daraus dann die richtigen Rückschlüsse zu ziehen.

Hier soll vor allem ersteres besprochen werden – die entsprechenden Diagnosen stellen Sie dann besser in Zusammenarbeit mit Ihrem Hausarzt. (Schließlich soll und kann ja dieses Buch weder ein Medizinstudium ersetzen, noch den Hausarzt überflüssig machen.)

Um die einzelnen Pulsqualitäten besser beurteilen zu können, messen Sie Ihren Puls am besten, indem Sie *mehrere Finger nebeneinander* auf die gewünschte Arterie legen. Wenn Sie spüren, wie sich die Pulswelle unter Ihren Fingern fortbewegt, werden Sie nach einiger Zeit auch ein besseres Gefühl für den Verlauf jeder einzelnen Pulswelle bekommen.

Zunächst einmal lassen sich für den geübten Pulstaster (und damit bald auch für Sie) drei wichtige Pulsqualitäten unterscheiden: die Amplitude, die Steilheit des Anstieges und die Härte.

Die **Amplitude** bezeichnet die Größe der Pulswelle. Erinnern Sie sich noch an das oben zitierte Bild von der Schlange und dem Ei? In diesem Beispiel würde die Amplitude dann von der *Größe* des Eies abhängig sein.

Auf das Pulstasten übertragen heißt das, daß die Höhe der Amplitude davon anhängt, wieviel Blut bei jedem Herzschlag durch die Arterien gepumpt wird. Damit ist die Amplitude das direkte Ergebnis des Schlagvolumens der linken Herzkammer.

Ihre (Haus-)Aufgabe ist es jetzt, die Höhe einer Pulswelle ertasten zu lernen. Die alten Mediziner unterschieden dabei einfach zwischen »klein« (lat.: *parvus*) und »groß« (lat.: *magnus* oder *altus*).

Nachdem Sie ein Gefühl für den »Ausschlag« der Pulswelle bekommen haben, versuchen Sie, auch einmal festzustellen, ob alle Pulswellen gleich hoch sind – so wie sie es normalerweise sein sollten. Werden die Amplituden abwechselnd größer und kleiner, nennt man das auch *pulsus alternans* (wechselnder Puls).

Ein praktisches Beispiel:
Ein hoher, steil ansteigender Puls (lat.: *celer et altus)* ist fast immer das Resultat einer nicht mehr richtig schließenden Aortenklappe. Ein Teil des hinausgepumpten Blutes strömt durch die nicht vollständig verschlossene Aortenklappe zurück in die linke Herzkammer und muß beim nächsten Herzschlag *zusätzlich* mit hinausgepumpt werden.
Dieses erhöhte Blutvolumen »schwappt« dann bei jedem Herzschlag als große, steile Pulswelle durch die Arterien. Besonders gut sichtbar ist dies an den Halsarterien.

Pulsierende Halsarterien
Die Halsarterien liegen zum einen nur ein kurzes Stück hinter dem Herzen (betrachtet man die gesamte Wegstrecke, die das Blut zurücklegen muß), zum anderen liegen sie relativ dicht unter der Haut. Eine stark erhöhte Pulswelle ist deshalb zuerst an diesen – links und rechts am Hals verlaufenden – Arterien sichtbar.

Kapillarpulse
»Kneifen« Sie sich einmal vorsichtig auf den Rand Ihres Fingernagels. Dabei wird das Blut aus den kleinen Kapillargefäßen des Fingers gedrückt, und der Finger wird unter dem Nagel – zumindest vorn – »weiß«.
Die oben beschriebene, (zu) starke Pulswelle wird trotz des Drucks die Kapillaren kurzzeitig auffüllen, was als sichtbares »Pulsen« unter dem Fingernagel sichtbar wäre. (Der Finger würde abwechselnd durch die Pulswelle »erröten« und wegen des bestehenden Drucks wieder »erblassen«.)

Die Bezeichnung **Anstiegssteilheit** beschreibt diese Pulsqualität schon recht gut. Eine Pulswelle – wie auch jede Meereswelle – kann langsam und damit abgeflacht (lat.: *tardus*) oder plötzlich und steil (lat.: *celer*) ansteigen.
Und auch hier gibt es natürlich wieder eine zusätzliche Schwierigkeitsstufe: Versuchen Sie einmal zu ertasten, ob der Anstieg der Pulswelle gleichmäßig erfolgt oder ob im Anstieg ein kleines Stechen spürbar ist. Eine solche Pulswelle würde man als *pulsus anacrotus* (unterbrochener Puls) bezeichnen.

Von allen Pulsqualitäten hängt die **Härte** der Pulswelle am direktesten von der Höhe des Blutdrucks ab. Vereinfacht kann man sagen: Je höher der Blutdruck, desto härter ist die Pulswelle. Je niedriger der Blutdruck, desto weicher der Puls. Mit etwas Übung könnten Sie deshalb sogar anhand des Pulses den ungefähren Wert des Blutdrucks abschätzen.

Die Härte einer Pulswelle stellen Sie am einfachsten fest, indem Sie versuchen, das Blutgefäß – und damit die Pulswelle – abzudrücken. Je härter die Pulswelle, desto schwerer kann sie mit dem Finger abgedrückt werden. Legen Sie zu diesem Test wieder mehrere Finger nebeneinander auf die zu untersuchende Arterie, und versuchen Sie die Pulswelle mit dem »ersten« (d. h. dem herznächsten) Finger so lange abzudrücken, bis die Finger daneben keine Pulswelle mehr wahrnehmen. Bemühen Sie sich dabei, die Abdrückbarkeit und damit die Härte der Pulswellen zu beurteilen. Die klassische Einteilung lautet hier: »hart« (lat.: *mollis*) und »weich« (lat.: *durus*).

Achtung! Ein oder zwei Pulsschläge abzudrücken schadet im Normalfall an keiner Arterie, trotzdem sollten Sie das *nicht* an den Halsgefäßen üben. Das Gehirn nimmt eine Unterversorgung mit Sauerstoff von allen Organen am schnellsten übel – und Sie wissen nie, ob Ihr Gehirn über die andere (gerade nicht abgedrückte) Halsarterie ausreichend Blut erhält.

Trauen Sie sich schon zu, Ihren eigenen Puls zu beschreiben?

Amplitude ....
Anstiegssteilheit ....
Härte/Unterdrückbarkeit ....

Falls Sie jetzt immer noch Lust haben, Ihren Puls zu beurteilen, folgt hier noch eine Extraaufgabe:

Bei niedrigem Blutdruck (Hypotonus) läßt sich manchmal ein »kurioses« Phänomen beobachten. Die Pulswelle verläuft natürlich auch hier

vom Herzen weg in die Peripherie des Körpers. Die Gefäßwände dehnen sich durch die Pulswelle etwas aus und pumpen dadurch das Blut in den Körper. Durch die wieder nachgebenden Gefäßwände wird aber auch immer ein kleiner Anteil des Blutvolumens in die entgegengesetzte Richtung – also zurück in Richtung Herz – gedrückt. Die zurückkommende Pulswelle wird deshalb auch als Reflexions- oder Rückstoßwelle bezeichnet.
Diese (schwache) Rückstoßwelle überschneidet sich mit der normalen Pulswelle, was zur sog. *Doppelgipfligkeit* der Pulswelle führen kann. Der größere Gipfel gehört dann zur normalen, der kleinere Gipfel zur Rückstoßwelle.
Wie gesagt: Die Beurteilung der einzelnen Pulsqualitäten ist sozusagen Ihre Meisterprüfung – ärgern Sie sich deshalb nicht, wenn Ihre Lehrlings- und Gesellenzeit etwas länger dauern sollte …

Der Blutdruck

Lexikon:
Korotkow-Geräusche: Strömungsgeräusche des Blutes beim Ablassen der aufgeblasenen Blutdruckmanschette (das »Pochen«), benannt nach dem russischen Erstbeschreiber
mmHg: alte, aber immer noch verwendete Einheit des Blutdrucks; ausgesprochen: Millimeter Quecksilbersäule
RR: Blutdruckmessung mittels aufblasbarer Manschette nach *Riva- Rocci*
diastolischer Blutdruckwert: der »untere« der beiden Zahlenwerte
systolischer Blutdruckwert: der »obere« der beiden Zahlenwerte

Damit das sauerstoffreiche (= arterielle) Blut auch die letzten Winkel des menschlichen Körpers erreicht, wird es vom Herzen mit hohem Druck in die Hauptschlagader (= Aorta) gepumpt. Hier weiten sich zunächst die Gefäßwände ein wenig aus, so daß die Druckspitzen dadurch etwas gekappt und damit gleichmäßiger an die nachfolgenden Arterien abgegeben werden. (Das gleiche Prinzip benutzte man früher auch bei sog. Windkesseln der Feuerwehr – daher der Name *Windkesselfunktion* der Aorta. Wer die alten Feuerwehren nicht einmal mehr aus dem Museum kennt, erinnert sich vielleicht noch an die handgetriebenen Blasebälge alter Orgeln oder auch an das Prinzip Dudelsack. Auch hier wird periodisch ein hoher Druck hineingeblasen, der dann langsam und relativ gleichmäßig – via Pfeifen – wieder abgegeben wird.)
Den Spitzenwert, der nach einem Herzschlag erreicht wird, bezeichnet man als systolischen Blutdruck(wert). Dieser Maximalwert fällt während der Füllungsphase des Herzens (der Diastole) jeweils wieder auf einen Minimalwert (den sog. diastolischen Blutdruckwert), ehe der Blutdruck durch den nächsten Herzschlag erneut ansteigt.
Am genauesten läßt sich der arterielle Blutdruck messen, wenn man einen Druckmesser direkt *in* die Arterie einführt. Wegen des größe-

ren – und nicht ganz ungefährlichen – Aufwandes wird diese »blutige Messung« (so die medizinische Bezeichnung) aber fast nur auf den Intensivstationen der Krankenhäuser durchgeführt. Für die meisten Situationen reicht eine unblutige Messung mit einer aufblasbaren Blutdruckmanschette völlig aus.

Einfache Blutdruckmanschetten gibt es schon für weniger als hundert Mark in den Sanitätsfachgeschäften zu kaufen. (Technisch kompliziertere Geräte – beispielsweise mit automatischer Pumpfunktion und elektronischer Druckanzeige – kosten allerdings schnell das Doppelte oder mehr.) Die normalen Blutdruckmanschetten haben eine Breite von 14 cm und reichen damit für die Oberarme von Erwachsenen aus. Kinder oder Erwachsene mit sehr dünnen Oberarmen benötigen zur genauen Messung eine kürzere, korpulentere und/oder stark muskulöse Personen eine etwas längere (und gegebenenfalls breitere) Manschette. *Ein Grund mehr, sich beim Kauf von geschultem Fachpersonal beraten zu lassen.*

Vor allem Menschen, die »Schwierigkeiten« mit ihrem Kreislauf haben, sollten sich überlegen, sich ein Blutdruckmeßgerät zuzulegen. Ob es gleich das teuerste sein muß, ist sicherlich Geschmackssache – ihre Funktion erfüllen auch die einfachen Geräte.

Blutdruckmessung nach Riva-Rocci (abgekürzt RR)

Zur Blutdruckmessung wird die Manschette um den Oberarm – etwa drei Fingerbreit oberhalb der Ellenbeuge – gewickelt. Wichtig ist es hierbei, daß keine Kleidungsstücke unter die Blutdruckmanschette rutschen oder durch das Aufkrempeln den Oberarm sogar abschnüren. Will man es ganz korrekt machen, sollte man außerdem darauf achten, daß die Manschette (und somit der Oberarm) sich etwa in Höhe des Herzens befindet. Zu beachten ist dies besonders bei den neueren – elektronischen – Meßgeräten, die den Blutdruck am Handgelenk messen. Hier darf die Hand auf keinen Fall herunterhängen, da sonst zu hohe Werte gemessen würden.

Den genauesten Wert erhält man deshalb bei allen Meßgeräten, wenn

Die noch heute – im wesentlichen unverändert – angewendete Methode der unblutigen (bzw. indirekten) Blutdruckmessung wurde erstmalig 1896 vom italienischen Arzt **Riva-Rocci** beschrieben. Zur Blutdruckmessung verwendete er ein Gerät, das er sich aus einem Fahrradschlauch (als Manschette) und einem Quecksilbermanometer (als Druckanzeige) zusammengebastelt hatte. Der Name dieses genialen Meßgerätes war »Sphygomanometer«, frei übersetzt etwa: Handpulsmeßgerät. (Der Puls wurde bei dieser Meßmethode zunächst am Handgelenk mit den Fingern ertastet. Erst einige Jahre später benutzte der russische Arzt **Korotkow** erstmalig ein Stethoskop zum Feststellen der Pulsgeräusche.) Als Anerkennung für diese einfache Methode benennt man die Blutdruckmessung auch heute noch nach Riva-Rocci, abgekürzt RR. Nach Korotkow wurden die im Stethoskop zu hörenden Strömungsgeräusche benannt.

sich der Untersuchte zum Blutdruckmessen hinlegt. Für den Hausgebrauch reicht es aber auch, wenn der Untersuchte sitzt und den Unterarm auf einem Tisch »ablegt«. Um die Werte besser vergleichen zu können, sollte der Blutdruck jedesmal in der gleichen Position gemessen werden.

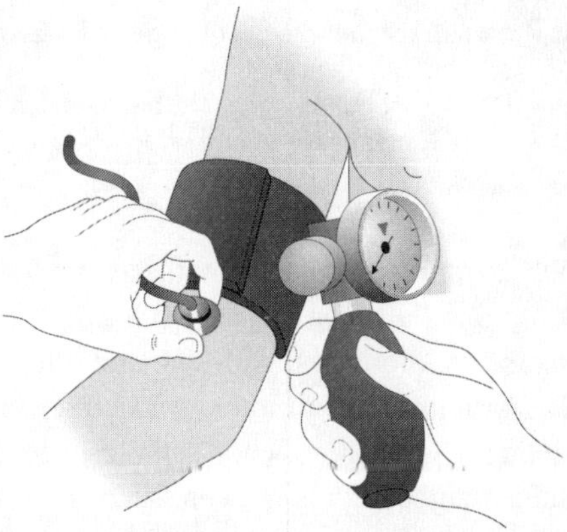

Apropos vergleichen: Besonders bei den ersten Malen ist es wichtig, den Blutdruck an *beiden* Armen nacheinander zu messen. Stimmen beide Werte immer überein, reicht später die Messung an einem Arm. Stimmen sie nicht überein, sollte der Hausarzt darauf angesprochen werden.
Ist die Manschette dann dort, wo sie sein sollte, befestigt und ist sie richtig verschlossen, wird sie mit dem Handballon zügig bis etwa

30 mmHg über den oberen (= systolischen) Blutdruckwert aufgeblasen, vorausgesetzt, der ungefähre Blutdruckwert ist bekannt. Ist er es nicht, dann wird die Manschette versuchsweise bis etwa 200 mmHg aufgeblasen. Höhere Werte richten zwar (kurzzeitig!) auch keinen Schaden an, sind für den Untersuchten jedoch unangenehm. Während des Aufblasens kontrolliert man die Druckanzeige, die sich bei jeder Pumpbewegung ruckartig nach vorn bewegt.
Wenn der Wert von etwa 170 mmHg erreicht ist, drückt man das Stethoskop leicht auf die Ellenbeuge. Ist bereits jetzt ein Pulsgeräusch zu hören, dann muß die Manschette noch stärker aufgepumpt werden. (Bis die Geräusche verschwunden sind – und dann noch etwas darüber hinaus.)

Kurzanleitung – Blutdruckmessung

- Manschette am Oberarm anlegen und auf ca. 200 mmHg aufpumpen.
- Stethoskop auf die Ellenbeuge aufsetzen und Manschettendruck langsam ablassen.
- Druckwert beim ersten und beim letzten hörbaren »Pochen« notieren.
- Das Ganze noch einmal wiederholen.

Wer zwar eine Blutdruckmanschette, jedoch kein Stethoskop besitzt, kann den Puls statt dessen auch mit der freien Hand am Handgelenk messen. Allerdings läßt sich auf diese Weise nur der systolische Blutdruckwert bestimmen. An sich selbst den Blutdruck zu messen ist mit dem Stethoskop schon schwierig genug, will man dabei auch noch seinen eigenen Puls messen, setzt das schon fast akrobatische Fähigkeiten voraus. (Es ist aber möglich – einfach mal ausprobieren!)
Durch den hohen Manschettendruck werden alle Blutgefäße des Oberarms abgedrückt, so daß das Blut weder durch die Arterien in den Arm noch durch die Venen aus dem Arm fließen kann. Wird jetzt der Druck langsam und gleichmäßig abgelassen, öffnen sich die Gefäße wieder so weit, daß das Herz mit jedem Pulsschlag Blut durch die Arterien pumpen kann. Dieses Fließgeräusch hört man deutlich als rhythmi-

sches Pochen im Stethoskop. Der Druckwert, bei dem dieses Pochen erstmalig zu hören ist, entspricht dem oben bereits beschriebenen, *systolischen* Blutdruckwert. (Der Begriff Systole kommt aus dem Griechischen und bezeichnet das Zusammenziehen des Herzens, den eigentlichen »Herzschlag«.)
Wird der Manschettendruck weiter (immer noch langsam und gleichmäßig) abgelassen, ist das Fließgeräusch des Blutes noch eine ganze Weile zu hören, bis es dann plötzlich leiser wird und verschwindet. Jetzt sind die Gefäße so weit offen, daß das Blut gleichmäßig hindurchfließen kann, so daß keine Pumpgeräusche mehr entstehen. (Natürlich fließt das Blut immer noch in pulsförmigen Wellen, nur ist das jetzt nicht mehr hörbar.) Der Druckwert, bei dem das Pochen verschwindet, entspricht dem *diastolischen* Blutdruckwert (*Diastole* = griech. für Ausdehnung).
Die beiden erhaltenen Blutdruckwerte werden dann einfach als Zahlenpaar angegeben – also beispielsweise RR = 120/80 (sprich: 120 zu 80). Die Druckangabe mmHg wird als bekannt vorausgesetzt und deshalb im Alltag meist weggelassen.
Eine beliebte **Fehlerquelle** beim Blutdruckmessen ist das zu schnelle Ablassen der aufgeblasenen Manschette. Erwischt man zufällig gerade die Pause zwischen zwei Geräuschen, verpaßt man so den ersten Ton – und der Blutdruck wird viel zu niedrig gemessen. Erhält man bei zwei aufeinanderfolgenden Messungen zwei sehr unterschiedliche Werte, bleibt nichts anderes übrig, als ein drittes Mal zu messen. (Einfach den Mittelwert zu bilden wäre in jedem Fall falsch.)
Falsche Werte erhält man außerdem, wenn die Blutdruckmanschette im Verhältnis zum Armumfang zu schmal (zeigt zu hohe Werte an) oder zu breit (zu niedrige Werte) gewählt wurde.

Übrigens: Irgendwo fand sich die folgende Formel zur »Berechnung« der richtigen Manschettenlänge: Armumfang in cm x 1,2/π. Wenn diese Formel auch kaum praktische Relevanz haben dürfte, so ist sie doch ganz witzig, zumindest für Freunde des Taschenrechners.

Und zu guter Letzt darf das Stethoskop natürlich nicht so stark in die Ellenbeuge gepreßt werden, daß allein dadurch die Blutgefäße abgedrückt werden.

Die Blutdruckmessung am Bein

Nach der bekannten Methode der Messung am Arm läßt sich der Blutdruck auch am Bein messen. Hierzu wird die (möglichst breite und lange) Manschette um den Oberschenkel gewickelt und das Stethoskop auf die Kniekehle gesetzt. Wegen der stärkeren Muskelmasse am Bein braucht man aber erheblich mehr Druck, um die dort verlaufenden Gefäße abzudrücken. Der obere (systolische) Wert liegt – im Liegen gemessen – am Bein rund 10 bis 40 mmHg über dem am Arm gemessenen. Der untere (diastolische) Wert bleibt hingegen fast unverändert.
Wegen der beschriebenen Meßungenauigkeiten wird diese Methode jedoch in der Klinik nur selten angewendet. (Und wenn, dann wird statt des Stethoskops meist ein Doppler-Ultraschallgerät zum Feststellen des Blutflusses benutzt.)

Blutdruckmessung bei Kindern

Im Prinzip funktioniert die Blutdruckmessung bei Kindern genau wie bei den Erwachsenen – mit dem Unterschied, daß eine schmalere Blutdruckmanschette benutzt werden muß. Als Richtwert gilt dabei, daß die Manschette zwei Drittel des kindlichen Oberarmes bedecken sollte. (Daß man bei kleinen Kindern die Manschette etwas zurückhaltender aufpumpt als bei Erwachsenen, versteht sich von selbst.)

Der normale Blutdruck

Untersuchungen zum »normalen« Blutdruck füllen mittlerweile ganze medizinische Bibliotheken. Um weltweit *vergleichbare* Blutdruckwerte zu haben, hat die Weltgesundheitsorganisation WHO deshalb folgende Richtlinien erlassen.

Blutdruck-Normalwerte (in mmHg)

	systolischer	*diastolischer Wert*
Hypotonie (s.u.)	<100	<60
Normaldruck	100–140	60– 90
erhöhter Blutdruck	140–160	90–100
Hypertonie (s.u.)	>160	90

Danach gilt ein Blutdruck mit einem Wert unter 140/90 mmHg noch als normal. Blutdruckwerte von 140 bis 160/90 bis 100 mmHg werden als erhöht, Werte über 160/100 mmHg als Bluthochdruck (= *Hypertonie*) bezeichnet. (Der dauerhafte Anstieg des diastolischen Wertes >100mmHg ist übrigens schädlicher für den Körper als gelegentliche systolische Spitzenwerte, die ja auch beim Sport oder ähnlichen »Abenteuern« erreicht werden können.)

Blutdruck-Normwerte bei Kindern und Jugendlichen (in mmHg)

Alter	*systolischer*	*diastolischer Richtwert*
Neugeborenes	80	45
1 Jahr	90	65
6 Jahre	95	55
12 Jahre	115	60
16 Jahre	120	80

Die hier angegebenen Werte sind nur Richtwerte, die als Mittelwerte aus einer Vielzahl von Messungen errechnet wurden. Im Einzelfall kann der Blutdruck durchaus etwas – nach oben oder unten – abweichen, auch ohne daß deshalb schon eine Krankheit vorliegt.

Mit diesen Richtwerten wurde übrigens die alte Definition verabschiedet, nach der man vom Bluthochdruck sprach, wenn der *systolische Wert > Alter + 100* erreichte.

Alte Definition: Bluthochdruck, wenn RR > Alter + 100

Auch wenn es »normal« ist, daß im Alter die Gefäßwände zunehmend verkalken und der Blutdruck damit ansteigt – gesund ist das deshalb noch lange nicht. Statt also einen rüstigen Neunzigjährigen mit einem Blutdruck von 190/110 unverrichteter Dinge wieder nach Hause zu schicken (»*Alles normal!*«), würde man heute versuchen, diesen Bluthochdruck medikamentös zu senken.

Hypertonie (Bluthochdruck)

Bei ungefähr 90% aller krankhaft erhöhten Blutwerte läßt sich keine *direkte* Ursache feststellen. Oftmals stammen die Betroffenen aus Familien, in denen der Bluthochdruck seit Generationen vorkommt; nicht selten sind sie übergewichtig, bewegen sich zuwenig und ernähren sich außerdem »falsch« (zu salzhaltig, beispielsweise).

Allgemeine Symptome, die auf Bluthochdruck hinweisen

- Kopfschmerzen nach dem morgendlichen Aufwachen (v. a. im Hinterkopf)
- Herzklopfen
- Ohrensausen
- Schwindel
- Nervosität
- häufiges Nasenbluten

Hypotonie (zu niedriger Blutdruck)

Zwar gibt es auch für den zu niedrigen Blutdruck, die sog. *Hypotonie*, einen eigenen WHO-Richtwert von 100/60 mmHg (s. Tab.), ob diese niedrigen Werte jedoch als Krankheit oder sogar als »Segen« anzusehen sind, ist allerdings umstritten.
In England kam beispielsweise die Hypotonie in den medizinischen Lehrbüchern als Krankheit bis vor kurzem überhaupt nicht vor. (Jetzt gibt es sie als »German disease« = »deutsche Krankheit«).

Allgemeine Symptome, die auf zu niedrigen Blutdruck hinweisen:

- Schwindel und kurze Ohnmacht bei langem Stehen oder abrupten Lagewechseln
- Morgenmüdigkeit, Schlafstörungen, nur langsames »In-Fahrt-kommen«
- eingeschränkte Leistungsfähigkeit

Speziellere Symptome, die zeigen, daß die Ursache der Hypotonie in einer gestörten Kreislaufregulation zu suchen ist, sind:

- »Sternchensehen«
- Flimmern vor den Augen
- »Schwarzwerden« vor den Augen
- zunehmende Blässe
- Schweißausbruch, Herzrasen
- Schwindel bis hin zur Ohnmacht

In der Regel »zeigt« sich der zu niedrige Blutdruck erst im aufrechten Stand. Vor allem, wenn sich die Betroffenen (zu) schnell aus der liegenden Position aufrichten, kann unter Umständen der Kreislauf schon einmal »in den Keller sacken«. Die Mediziner sprechen in diesem Fall von orthostatischer Dysregulation, frei übersetzt: Fehlregulation im aufrechten Stand.
Falls Ihnen diese Schwierigkeiten nicht unbekannt sind, dann sollten Sie (wieder einmal) eine Hilfsperson bitten, mit Ihnen den sog. Schellong-Test durchzuführen (s. S. 228)

Schellong-Test

Bei diesem Test liegt der Untersuchte zunächst längere Zeit in der Waagerechten (etwa 10–20 Minuten). Ideal – für den Test, weniger für den Untersucher – wäre es deshalb, das »Opfer« direkt aus dem Schlaf zu wecken. Noch im Liegen werden dann das erste Mal der Blutdruck und der Puls gemessen.

Anschließend steht der Untersuchte schnell auf und steht für die nächsten zehn Minuten senkrecht vor dem Bett. Gleich nach dem Aufstehen – und anschließend im Abstand von zwei Minuten – wird die Blutdruck- und Pulsmessung wiederholt und die erhaltenen Werte aufgeschrieben. (Was in der Praxis heißt, daß der Untersuchende zehn Minuten lang alle Hände voll zu tun hat.) Werden die Werte anschließend in ein Diagramm eingetragen, ergeben sich drei aussagekräftige Kurvenverläufe (systolischer und diastolischer Druckwert, Pulsfrequenz).

Bei normal funktionierendem Kreislauf sieht das Ganze dann etwa so aus:

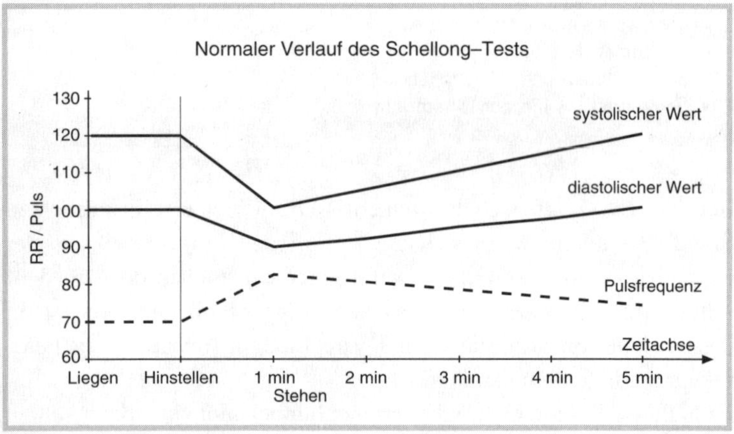

Das heißt, daß bereits durch das Aufstehen der Blutdruck ein wenig »absackt«. Der obere (systolische) Wert um ≈ 20 mmHg und der »untere« (diastolische) Wert um ≈ 10 mmHg. Um diesen Blutdruckabfall auszugleichen, erhöht sich gleichzeitig die Pulsfrequenz (um maximal 10–15 Schläge pro Minute).

Eine Störung dieser Kreislaufregulation hat in der Mehrzahl der Fälle eine zu starke Aktivität des sympathischen Nervensystems (s. Kap. *Nerven*) als Ursache. In diesem Fall würde das (graphisch dargestellte) Testergebnis beispielsweise so aussehen:

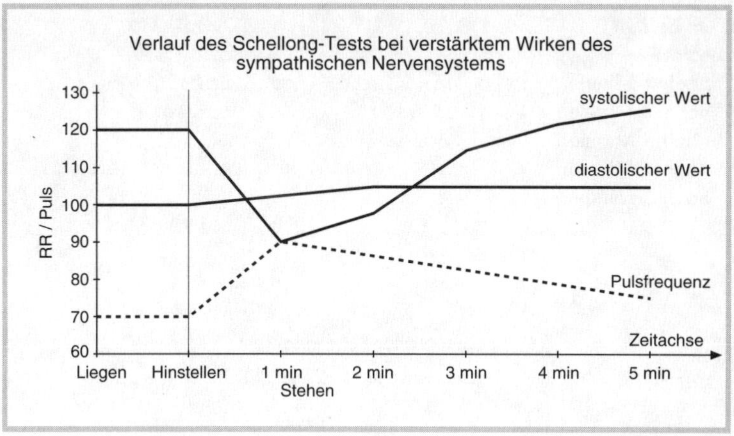

Auch hier fällt der systolische Blutdruckwert nach dem Aufstehen etwas ab – allerdings steigt gleichzeitig der diastolische Wert. Die Pulsfrequenz steigt um mehr als 15/Minute an.
Testen Sie jetzt einmal den Kreislauf Ihres Partners, oder lassen Sie Ihren eigenen Kreislauf testen. Die Werte, die Sie erhalten, tragen Sie dann hier ein.

eigene	**Blutdruck- und** (in mmHg)	**Pulswerte** (Anzahl/Minute)
im Liegen	....	....
im Stehen	....	....
sofort	....	....
nach 1 Minute	....	....
nach 2 Minuten	....	....
nach 3 Minuten	....	....
nach 4 Minuten	....	....
nach 5 Minuten	....	....

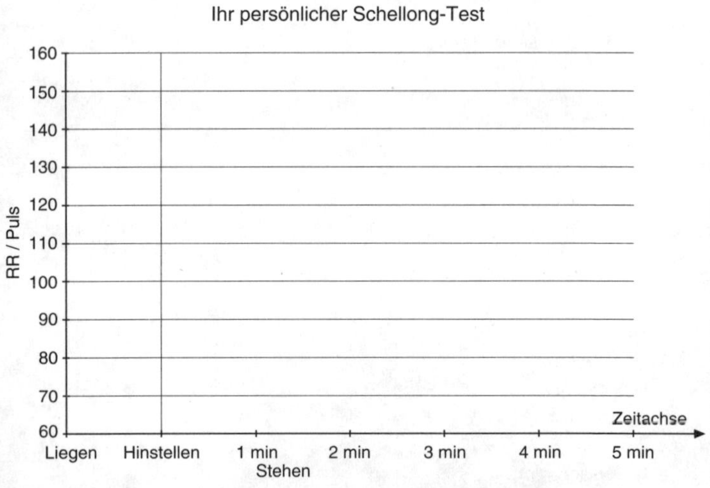

Exkurs: Blutgerinnung

Der einfachste Test zur Überprüfung der Blutgerinnung besteht in der Messung der **Blutungszeit.** Jede Verletzung, bei der »nur« *kleine* Blutgefäße verletzt wurden, hört (irgendwann) von allein zu bluten auf, vorausgesetzt, die sog. primäre Blutstillung funktioniert. Diese sorgt nämlich dafür, daß sich die verletzten Blutgefäße zusammenziehen und zusätzlich durch die Blutplättchen (die Thrombozyten) verschlossen werden. Ohne eine ausreichende Anzahl dieser Thrombozyten wäre deshalb die Blutungszeit weit über die normale Blutungszeit hinaus (s.u.) verlängert.

Bestimmung der Blutungszeit

Bei diesem Test haben Sie nichts weiter zu tun, als die Zeit zu messen, die eine kleine Blutung benötigt, um zum Stillstand zu kommen. (Mit kleiner Blutung sind keine Gefäß- oder ähnlich schwere Verletzungen gemeint, sondern wirklich nur Kapillarblutungen direkt unter der Haut.)

Falls Sie irgendwann einmal an sich solch eine Stich- oder Schnittwunde entdecken, dann versuchen Sie nicht sofort, die Blutung »abzudrücken«, sondern warten statt dessen einfach ab – und stoppen die Zeit. Bei einem intakten Gerinnungssystem kommt jede Kapillarblutung spätestens nach 4–6 Minuten von allein zum Stillstand.

Normale Blutungsdauer:	2 bis 6 Minuten
längere Blutungszeit:	Störung der Blutgerinnung (bitte dem Arzt mitteilen)
Eigene Blutungszeit:	.... Minuten

Falls die Blutung so geringfügig ist, daß sich kein »Rinnsal« bildet, dann brauchen Sie nur alle paar (10–20) Sekunden ein Papiertaschentuch auf die Wunde zu halten. Solange noch Blut vom Taschentuch angesaugt wird, ist die Blutung noch nicht zum Stillstand gekommen. Ob Sie sich für diesen Test nun extra eine leichte (!) Schnitt- oder Stichwunde zufügen oder ob Sie einfach den nächsten »unachtsamen Moment« abwarten, müssen Sie selbst entscheiden. Die Hauptsache ist aber, daß Sie, wenn Sie das nächste Mal bluten, daran denken, die Zeit zu stoppen …

Übrigens: Wissen Sie eigentlich, wieviel Liter Blut Sie täglich mit sich herumschleppen?
In der Regel wird diese Frage mit der Angabe: *6–8%* des Körpergewichtes beantwortet. Also brauchen wir nur das Körpergewicht in kg durch irgendeinen Zahlwert, der zwischen 12,5 und 16,7 liegt, zu dividieren, und schon haben wir unser ungefähres Blutvolumen in Liter. Ein 70 kg schwerer Mann hätte demnach etwa fünf Liter Blut – eine grobe, aber für den Alltag ausreichende Angabe.
Allerdings – und das ist der Haken an dieser Formel – würden demnach in einem 140-kg-Mann rund zehn Liter Blut fließen. Weil aber das Übergewicht vor allem durch (schlecht durchblutetes) Fettgewebe gebildet wird, liegt das wirkliche Volumen etwas niedriger (s. Nomogramm S. 233).
Diese Besonderheiten sind in Nomogrammen berücksichtigt, aus denen sich das wirkliche Blutvolumen relativ genau ablesen läßt.

Verbinden Sie Ihre Körpergröße und Ihr Körpergewicht, dann können Sie an der mittleren Linie Ihr (ganz persönliches) Blutvolumen pro kg Körpergewicht ablesen. Und diesen Wert multiplizieren Sie dann noch mit Ihrem Körpergewicht, teilen ihn durch tausend – und schon haben Sie den Gesamtwert in Liter.
(Warum einfach, wenn es auch so umständlich geht, oder?)

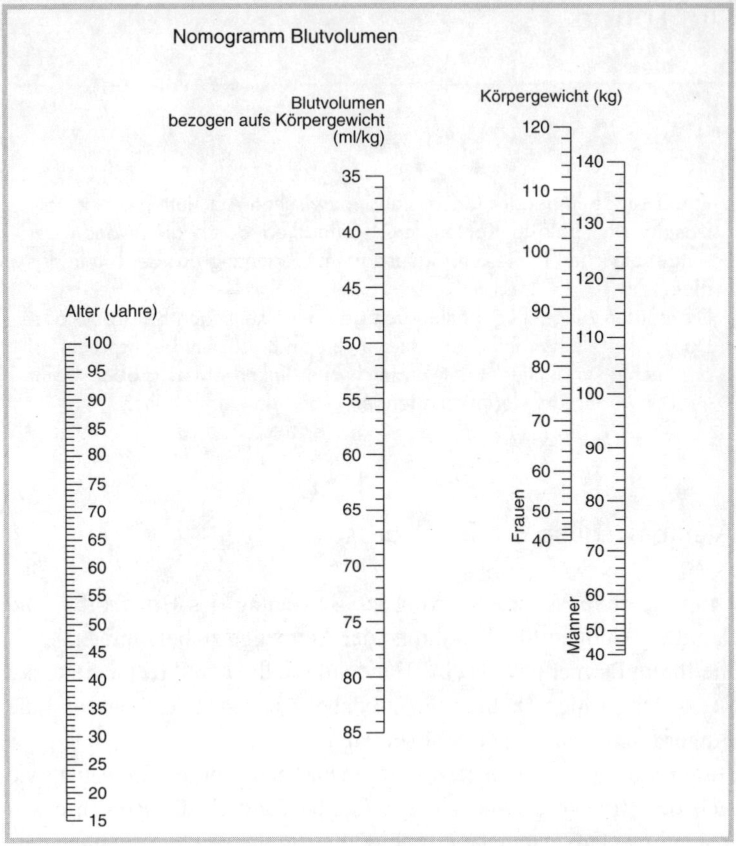

Blut/kg Körpergewicht	x	Körpergewicht	=	Gesamtblutvolumen
....	x	....	=	...............ml

Die Lunge

In der Lunge findet der Gasaustausch zwischen Atemluft und Blut statt. Das im Blut gelöste Kohlendioxid diffundiert durch die Wände der Lungenbläschen in die Luft, Sauerstoff im Gegenzug aus der Luft in das Blut.
Die beiden Lungenflügel füllen den gesamten seitlichen Brustraum aus. Da das Herz einen Teil des Platzes im linken Brustraum beansprucht, ist der rechte Lungenflügel im Vergleich zum linken etwas größer. Dafür liegt er wegen der darunterliegenden Leber ein wenig höher.

Atembewegung des Brustkorbs

Um eine erste Vorstellung von der Bewegung des Brustkorbs (und damit der Lungenflügel) während der Atemzüge zu bekommen, legen Sie Ihrem Partner jeweils eine Hand auf die linke und rechte Seite der Brust. Die beiden Daumen liegen dabei auf dem Brustbein, und die Finger reichen bis zum Schlüsselbein.
Bitten Sie Ihren Partner jetzt, tief einzuatmen. Spüren Sie dabei, wie sich der Brustkorb anhebt und wie sich dadurch die Rippen etwas gegeneinander verschieben? Achten Sie bei dieser Untersuchung darauf, ob diese Bewegungen auf beiden Seiten der Brust gleichartig (d. h. in gleichem Ausmaß) ablaufen.
Wiederholen Sie anschließend diese Untersuchung auch am Rücken Ihres Partners – die abgespreizten Daumen liegen jetzt an der Wirbelsäule, die Hände über den hinteren Rippenabschnitten.

Das Abklopfen der Lunge

Von allen inneren Organen läßt sich die Lunge am leichtesten »abklopfen«. Das liegt zum einen am hohen Luftgehalt, der einen besonders schönen Klang (die Mediziner nennen ihn »sonorer Klopfschall«) entstehen läßt. Zum anderen stoßen die Lungenflügel beinahe (nicht ganz, aber fast) an die Rippen an, so daß der Schall vom Klopffinger gut auf das Lungengewebe übertragen werden kann.

Lungengrenzen

Wie Sie richtig »abklopfen« (perkutieren), ist bereits im Kapitel *Untersuchungstechniken/Perkussion* ausführlich beschrieben worden. Hier deshalb nur noch einmal die Kurzfassung:
Legen Sie den ausgestreckten Mittel- oder Zeigefinger der linken Hand (Linkshänder rechten) mit mäßigem Druck auf das Gebiet, das Sie untersuchen wollen. Mit einem Finger der anderen Hand (am besten wieder mit dem Mittelfinger) klopfen Sie jetzt schwungvoll auf Ihre eigene Fingerkuppe.
Versuchen Sie, die Grenzen Ihrer Lunge genau zu bestimmen. Über der Lunge werden Sie einen lauten, tiefen und hohlen (sonoren) Schall hören – jenseits der Lunge hingegen einen leisen, dumpfen, schwach klingenden Klopfschall. Die Ausdehnung der Lungenflügel läßt sich dadurch ziemlich genau bestimmen. Um beide Brustseiten (und damit die beiden Lungenflügel) besser miteinander vergleichen zu können, suchen Sie sich senkrechte Linien – beispielsweise die Linie, die das Schlüsselbein halbieren würde (Medioklavicularlinie) oder die Linie, die in der Achselmitte (mittlere Axillarlinie) verläuft, usw.
Sie können sich natürlich auch andere Linien ausdenken – bis Sie einmal den Oberkörper umrundet haben.
Zumindest auf der Brustseite dürfte das Abklopfen keine großen Probleme machen. Für das Abklopfen des Rückens sollten Sie vielleicht doch lieber eine »Hilfskraft« hinzuziehen.
Die Größe, oder besser die Ausdehnung, der Lunge ist von Mensch zu

Mensch verschieden. Folgende Lungengrenzen gelten jedoch als Richtwerte für einen gesunden Erwachsenen:

senkrechte Klopflinie	**linker Lungenflügel**	**rechter Lf.**
Sternallinie	4. ICR*	6. ICR
Medioklavikularlinie	6.	7.
mittlere Axillarlinie	8.	8.
Skapularlinie	10.	10.
Paravertebrallinie	11.	11.

* Der **I**nter**c**ostal**r**aum (ICR, wörtlich übersetzt: *Zwischenrippenraum)* wird immer nach der *oberen* Rippe benannt. Der vierte ICR ist danach der Raum zwischen der vierten und der fünften Rippe.

Testfrage: *Welches ist dann der »erste« ICR? Antwort: der zweite.*

Atemverschieblichkeit

Die Lunge wird beim Einatmen (Inspiration) durch die Atemmuskulatur aktiv ausgedehnt. Das Zusammenziehen beim Ausatmen (Expiration) geschieht im Gegensatz dazu passiv durch das Erschlaffen der Atemmuskulatur.

Durch die Ausdehnung der Lungenflügel verschieben sich auch die unteren Lungengrenzen etwas weiter nach unten. Man bezeichnet diese atemabhängige

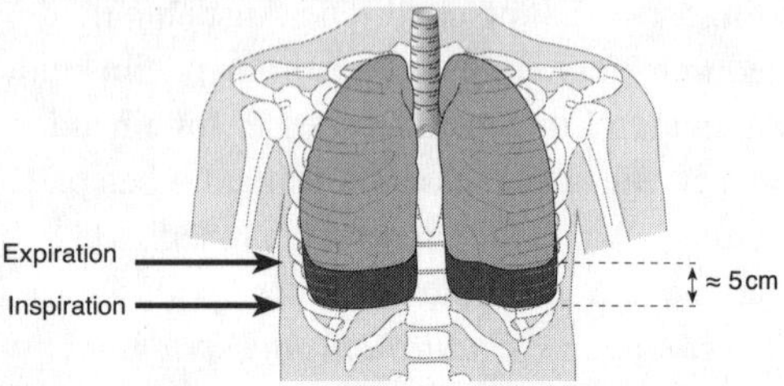

Ausdehnung der Lunge auch als Atemverschieblichkeit. Auch diese können Sie gut mit Hilfe eines Partners testen. Stellen Sie sich hinter den Rücken Ihres Partners und bitten ihn, möglichst tief einzuatmen und dann die Luft anzuhalten. Vorher suchen Sie sich wieder eine

(gedachte) senkrechte Linie, an der Sie senkrecht herunterklopfen. (Am besten eignet sich dazu die sog. Skapularlinie. Das ist die senkrechte Linie in der Verlängerung des nach unten spitz auslaufenden Schulterblattes.)
Sobald Sie den unteren Lungenrand (klopfend) erreicht haben, werden Sie deutlich hören, wie sich der Klopfschall verändert. Diese Grenze markieren Sie mit einem Stift.

Übrigens: Jetzt können Sie auch Ihrem Partner das Atmen wieder erlauben. Bitte nicht vergessen.

Das gleiche Spiel wiederholen Sie dann noch einmal, nachdem Ihr Partner so tief wie möglich ausgeatmet und die Luft angehalten hat. Auch jetzt bestimmen Sie wieder die unteren Lungengrenzen und markieren diese mit einem Stift.
Bei einem gesunden Erwachsenen sollte zwischen den unteren Lungenrändern beim Ein- und Ausatmen (und zwischen Ihren aufgemalten Markierungen) ein Höhenunterschied von 4 bis 6 cm bestehen. Bei Kindern und älteren Menschen kann die Differenz auch etwas geringer sein.

Das Abhören – die Auskultation

Das Abhören (die Auskultation) der Lunge erscheint auf den ersten Blick zwar als sehr einfache Untersuchung, benötigt aber, um genaue Aussagen zur Beschaffenheit und Funktion der Lunge machen zu können, sehr viel Erfahrung. (Auch wenn das Abhören der Lunge etwas einfacher ist als die Auskultation des Herzens – soviel als kleiner Trost.)
Lassen Sie sich aber bitte nicht abhalten, sich auch an dieses Kapitel heranzuwagen. Mit etwas Übung können auch Sie viele krankhafte Veränderungen erkennen – und das sogar ohne ein *Super-Exklusiv-Stethoskop*. (Näheres zu den Stethoskopen s. im Kap. *Die ärztlichen Untersuchungstechniken*, S. 17.)
Das Abhören des (entkleideten) Oberkörpers kann eigentlich in jeder

Körperposition (Sitzen, Stehen, Liegen) durchgeführt werden – vorausgesetzt, die Lunge wird beim Atmen nicht eingeengt.

Achtung: Bitte übertreiben Sie es nicht mit dem angestrengten Aus- und Einatmen. Ansonsten stellt sich ziemlich schnell ein Zustand ein, den die Mediziner **Hyperventilation** nennen und der Ihnen vielleicht vom Aufblasen der Luftmatratze vertraut ist.
Durch das (zu) starke Ausatmen sinkt der Kohlendioxidanteil im Blut so stark, daß es zu vorübergehender Bewußtlosigkeit kommen kann.

Auch beim Abhören spielt zunächst der Seitenvergleich die größte Rolle. Dabei ist gar nicht so wichtig, wo Sie das Stethoskop aufsetzen, Hauptsache, Sie hören anschließend zum Vergleich die gegenüberliegende Körperseite an der vergleichbaren Stelle ab. Ein gewisses Abhörschema (oben/unten; links/rechts o. ä.) sieht zwar »professioneller« aus, ist aber nicht unbedingt notwendig.
Beim Abhören der Lunge werden allgemein die sogenannten Atemgeräusche von den Atemnebengeräuschen unterschieden. Atemgeräusche finden sich *bei jedem* Atemzug – Atemnebengeräusche nur, wenn etwas nicht in Ordnung ist.

Die Atemgeräusche

Als Atemgeräusche werden alle Geräusche bezeichnet, die man während der ganz normalen Atmung wahrnehmen kann. Diese Atemgeräusche entstehen durch den Luftstrom, den die Atemluft auf ihrem Weg durch die verschiedenen Atemwegsabschnitte verursacht.
Welche Bezeichnung man einzelnen Atemgeräuschen dabei gibt, ist sicherlich nebensächlich – auch wenn die Mediziner hier teilweise sehr spezielle Ausdrücke gesucht (und gefunden) haben. (Etwa: »*Vesikuläratmen*« über der Luftröhre, oder »*Bronchialatmen*« über der Aufzweigung der Luftröhre – um nur zwei Beispiele anzuführen.)
Wichtiger (und interessanter) ist es hingegen, sich die unterschiedli-

chen Geräusche an den verschiedenen Abschnitten der Atemwege einmal in Ruhe anzuhören – und sich dabei vorzustellen, wie die Luft diese Abschnitte durchströmt.

Die Atemnebengeräusche

Sammelt sich in den Atemwegen Schleim an, so kommen zu den normalen Atemgeräuschen noch sog. **trockene Rasselgeräusche** hinzu.

»Trockene Rasselgeräusche« klingt im wahrsten Sinne des Wortes sehr »trocken«, deshalb hat man dafür auch so lautmalerische Bezeichnungen wie:

- Giemen
- Brummen
- Pfeifen

gewählt. Diese Atemnebengeräusche hört man (als Betroffener, aber auch als »Zuhörer«) oftmals schon ohne Stethoskop. Beispielsweise beim (»pfeifenden«) Asthma, wenn der Betroffene Mühe hat, die Atemluft wieder aus den Lungen herauszubekommen.

Häufiger noch als Schleim lagert sich Flüssigkeit in der Lunge ab. Das können dünnflüssige Sekrete, aber auch Geweb- oder ähnliche Flüssigkeiten sein. (Allgemein sagt man deshalb, der Betroffene habe »Wasser in der Lunge«.) Diese Flüssigkeit in der Lunge führt beim Atmen zu den sog. **feuchten Rasselgeräuschen**. Je kleiner die Lungenabschnitte sind, in denen sich das »Wasser« abgelagert hat, desto feinblasiger (oder anders ausgedrückt: höher) klingen diese Rasselgeräusche. Das heißt, daß erfahrene Untersucher bereits anhand der Rasselgeräusche den Ort der Wassereinlagerung angeben können.

Auch bei gesunden Menschen fallen die Lungen im Schlaf ein wenig in sich zusammen. Klingelt dann morgens der Wecker, startet der

Körper sein »Aufwachprogramm«, und die Lunge entfaltet sich zur vollen Größe. Diese Entfaltung kann man manchmal als sog. *Knistern* hören. (Die »zusammengeklebten« Lungenbläschen lösen sich wieder voneinander.) Bereits nach wenigen Atemzügen ist die Lunge dann entfaltet, und das Knistern verschwindet wieder.
Ist das Knistern auch in anderen Situationen zu hören (oder vom Betroffenen zu spüren), ist dies ein Zeichen dafür, daß mit der Lunge irgend etwas nicht stimmt.

Pleurareiben

Sowohl die Lunge als auch die Innenseite des Brustkorbs sind mit einer Bindegewebsschicht – der sog. Pleura – überzogen. Normalerweise gleiten diese beiden Gewebsschichten bei jedem Atemzug glatt (und für das Ohr »stumm«) gegeneinander.
Eine Entzündung dieser Pleurablätter führt jedoch dazu, daß sich an der Oberfläche kleine (Fibrin-)Auflagerungen bilden, die sich bei jedem Atemzug gegeneinander reiben. Dieses *Pleurareiben* kann sogar so stark ausgeprägt sein, daß der »Zuhörer« glaubt, (neue) Schuhe knarren zu hören.
(Eine solche Entzündung wäre aber mit zahlreichen anderen Krankheitszeichen verbunden und Sie damit sicherlich längst in ärztlicher Behandlung.)

Der Stimmfremitus (»66« und »99«)

Um das »Rauschen« (lat.: *fremitus*) der Stimme mit den Händen zu fühlen, benötigen Sie zwar wieder die Hilfe einer weiteren Person, ansonsten aber keinerlei technische Hilfsmittel.
Zunächst einmal muß sich der Untersuchte mit freiem Oberkörper aufrecht hinsetzen. Legen Sie dann Ihre Handflächen auf den Rücken des Untersuchten (etwa in Höhe der untersten Rippen).
Während der Untersuchte jetzt mit lauter und tiefer Stimme das Wort

Neunundneunzig ausspricht, müssen Sie versuchen, die Schwingungen der Stimme am Brustkorb zu erfühlen. (Falls Sie zunächst gar nichts spüren, bitten Sie den Untersuchten, beim nächsten Mal noch etwas lauter zu sprechen.)

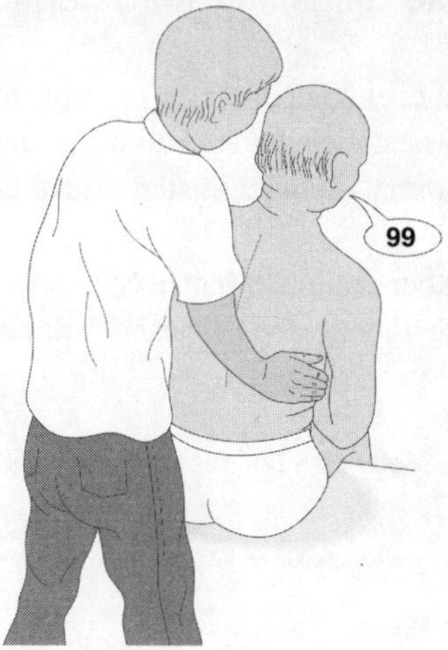

Im Normalfall (d. h. auch bei normaler Konstitution und Körperfülle) kann man den Stimmfremitus auf beiden Körperseiten etwa gleich stark (oder besser: gleich schwach) spüren.

Anders bei einer Lungenentzündung: Auf der betroffenen Seite würden durch die krankhaften Veränderungen der Lunge die Schallwellen sogar noch besser weitergeleitet werden, so daß der Stimmfremitus auf dieser Seite deutlich verstärkt wäre.

Hätte sich hingegen zwischen der Lunge und der Wand des Brustkorbs ein (krankhaftes) Hindernis (beispielsweise ein sog. Pleuraerguß) gebildet, so wäre der Stimmfremitus auf dieser Seite ganz aufgehoben.

»66« (Die Bronchophonie)

Als Variante dieses »99er-Tests« kann man den Untersuchten auch die Zahl *Sechsundsechzig* sprechen lassen. Die in diesem Zahlwort enthaltenen, hohen (Zisch-)Töne lassen sich allerdings nur mit einem Stethoskop »empfangen«, in tastbare Schwingungen wird der Brustkorb nur durch tiefere Töne (»99«) versetzt.

Die Auswertung ist aber auch in diesem Fall entsprechend: Normalerweise hört man mit dem Stethoskop die »66« auf beiden Lungenseiten ungefähr gleich schwach. Entzündete Bezirke verstärken hingegen die Übertragung, Hindernisse schwächen sie ab.

Die Lungenfunktionsdiagnostik

Die einzelnen Tests der (professionellen) Lungenfunktionsprüfung lassen sich leider kaum zu Hause durchführen. Trotzdem sind hier einmal die wichtigsten »Eckdaten« dieser Untersuchung aufgeführt.

Aber vielleicht haben Sie ja eine Idee, wie Sie auch ohne aufwendige Testgeräte einige dieser Parameter messen können?

Meßwerte bei der Lungenfunktionsprüfung

		Normwerte *
Atemzugvolumen =	bei normaler Atmung eingeatmetes Volumen	0,5 l
Reservevolumen:		
inspiratorisches =	zusätzliches maximales Einatemvolumen	2,5 l
expiratorisches =	zusätzliches maximales Ausatemvolumen	1,5 l
Residualvolumen =	Restluft in der Lunge nach max. Ausatmung	1,5 l
funktionelles R. =	Restluft nach normaler Ausatmung	3,0 l
Totalkapazität =	nach max. Einatmung enthaltenes Volumen	6,0 l
Vitalkapazität =	nach max. Einatmung max. ausgeatmetes Volumen	5,0 l
Totraum =	Raum in den Atemwegen, in dem kein Gasaustausch stattfindet (Abschnitte *bis* zur Lunge)	0,2 l

(Ein-)Sekundenkapazität: nach max. Einatmung innerhalb einer Sekunde max. ausgeatmetes Volumen

absolute =	Volumenangabe in l	>4,0 l
relative =	Angabe in % der Vitalkapazität	>70 % (0,7)

* Die Normwerte richten sich hier noch stärker als bei anderen Untersuchungen nach Größe, Alter und Gewicht des Untersuchten, angegeben ist deshalb hier ein »Durchschnittsmann«.

Kerzen ausblasen

Es gibt einen einfachen Test, um (wenigstens) die Stärke des Atemstoßes zu bestimmen. (Zwar gehört auch dieser eigentlich nicht zu den »originalen« Meßwerten, doch so ungefähr stimmt er mit der *Einsekundenkapazität* überein.)

Bei diesem Test brauchen Sie einfach nur mit einem kräftigen Atemstoß (also maximal eine Sekunde lang) eine Kerze auszupusten. Messen Sie dabei die maximale Entfernung, über die Ihnen dies (gerade noch) möglich ist. (Wenn auch nicht unbedingt beim ersten Mal, schließlich müssen Sie sich ja erst noch im »Zielen« üben.)

Als Erwachsener mit gesunder Lunge sollten Sie hier mindestens (!) fünfzig Zentimeter schaffen.

Ihr eigener Wert: .... cm (Mund → Kerze)

Atem und Atmung

Lexikon:
Respiration: Atmung
Inspiration: Einatmung
Expiration: Ausatmung

Atemanhaltevermögen

Erinnern Sie sich noch, wie Sie als Kind im Schwimmbad regelmäßig »Wettauchen« mit Ihren Freunden veranstalteten? Erinnern Sie sich auch noch an die längste Dauer, die Sie damals, ohne Luft zu holen, unter Wasser bleiben konnten?
Dann wiederholen Sie diesen »Test« doch einfach einmal bei Gelegenheit, und vergleichen Sie den jetzigen Wert mit dem damaligen. Sehr viel schlechter sollte er nicht geworden sein.
Aber ernsthaft, wie lange Sie den Atem anhalten können, ist nicht nur eine Sache der Lungengröße, sondern auch des Trainings.
Zur Orientierung können Ihnen vielleicht folgende Normalwerte dienen:
Nach optimaler Einatmung (Inspiration) sollten Sie – unabhängig von Training und Alter – Ihren Atem für mindestens zwei *(geht so)* bis drei *(schon recht gut)* Minuten anhalten können. Haben Sie zuvor gerade ausgeatmet, sollte es immer noch für 30 bis 40 Sekunden »Luftanhalten« reichen.

Übrigens: Lassen Sie sich nicht davon verunsichern, daß es Menschen gibt, die ihren Atem über zehn Minuten anhalten können.

Ihr eigener Wert (Minuten/Sekunden):

in Ruhe (Nase zuhalten): ....
unter »erschwerten« Bedingungen (Kopf unter Wasser): ....

Atemfrequenz

Als Atemfrequenz bezeichnet man die Anzahl der Atemzüge pro Minute. (Natürlich könnte man ebensogut die Anzahl der Atemzüge während einer Stunde zählen und die Summe dann anschließend durch 60 teilen.)
Wegen der großen Spannbreite kann die Atemfrequenz nur ein sehr ungenaues Gesundheitskriterium sein. Trotzdem geben größere Abweichungen von den unten angegebenen Normwerten oft bereits einen wichtigen Hinweis auf eine bestehende Erkrankung.

normale durchschnittliche Atemfrequenz (Atemzüge/Minute)

Neugeborene:	30–60
Säuglinge:	30–60
Kleinkinder:	20–30
Erwachsene in Ruhe:	5–20
Erwachsene bei Arbeit:	30

DER BAUCH

Untersuchung der Bauchorgane

Inspektion – Betrachten

Normalerweise sollte der Bauch immer eine halbwegs symmetrische Form haben – selbst nach der opulentesten Mahlzeit. Unregelmäßigkeiten, Vorwölbungen oder ähnliche »Asymmetrien« haben meist ein krankhafte Veränderung (beispielsweise vergrößerte Organe) als Ursache.

Palpation – Abtasten

Viele Bauchorgane (Magen, Darm, Bauchspeicheldrüse, Gallenblase) lassen sich normalerweise gar nicht, andere nur mit etwas Glück (Milz, Nieren, Leber) ertasten. Trotzdem sollte Sie das nicht abschrecken, es bei Gelegenheit einmal (und dann immer wieder) zu versuchen.
Geschieht dieses Abtasten vorsichtig, kann eigentlich nichts passieren. Allein durch das (vorsichtige!) Eindrücken der Bauchhaut mit den Fingern wird noch kein Organ verletzt.
Egal, wo Sie am Bauch tasten: die Untersuchung kann unangenehm sein, kann drücken oder kitzeln – nur schmerzen sollte sie nicht.
Wenn Sie bereits durch das Abtasten Schmerzen auslösen, dann sollten Sie dies mit Ihrem Arzt besprechen – vielleicht haben Sie ja ein erkranktes Organ entdeckt.

Auskultation – Abhorchen

Das Abhorchen des Bauches ist eine recht lustige Angelegenheit. Regelmäßige Nahrungsaufnahme vorausgesetzt, ist im Darm eigentlich immer etwas los. Die Nahrung wird kontinuierlich verdaut und

gleichzeitig weiterbefördert. Dabei fließen (*blubbern*) diverse Flüssigkeiten durch den Darm, entweichen Gase, und es geschehen andere – mehr oder weniger – geräuschvolle *(Knurren und Brummen)* Aktivitäten.
All das läßt sich manchmal bereits mit bloßem Ohr, um ein Vielfaches deutlicher aber mit dem Stethoskop, hören. Machen Sie sich einmal die Mühe, einige Minuten Ihrem Bauch zuzuhören – Sie werden überrascht sein.
Richtig »brenzlig« wird es erst, wenn – trotz Nahrungsaufnahme – *gar keine* Geräusche mehr in Ihrem Bauch zu hören sind. Dann kann unter Umständen ein Darmverschluß vorliegen. (Können diesen Darmverschluß noch Flüssigkeiten passieren, so würde man eventuell spritzende Geräusche hören.)

Bauchschmerzen

Bauchschmerzen sind ein so allgemeines Symptom, daß jedes Organ des Körpers der Verursacher sein kann. Um die Ursachenforschung etwas einzugrenzen, sind in der folgenden Abbildung die Organe nach Regionen aufgeteilt, in denen sie sich mit Vorliebe bemerkbar machen.
Bitte nicht verwechseln: Die hier angegebenen Schmerzbezirke beziehen sich auf die in der »Tiefe« spürbaren Bauchschmerzen.
Daneben gibt es auch noch die sog. *Headschen Zonen* – das sind Hautbereiche, die von denselben Nerven mitversorgt werden, die auch die einzelnen inneren Organe versorgen.

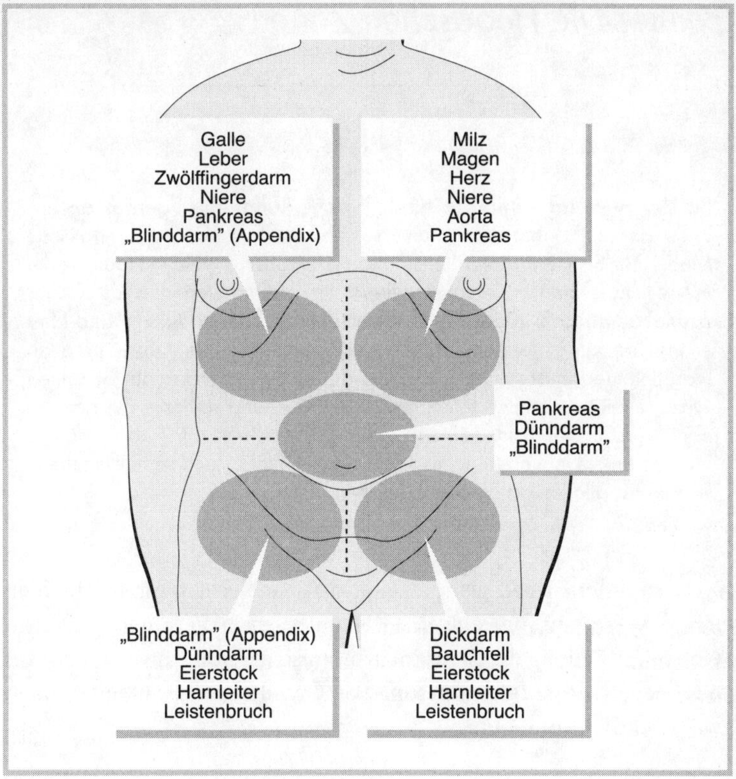
Galle
Leber
Zwölffingerdarm
Niere
Pankreas
„Blinddarm" (Appendix)
Milz
Magen
Herz
Niere
Aorta
Pankreas
Pankreas
Dünndarm
„Blinddarm"
„Blinddarm" (Appendix)
Dünndarm
Eierstock
Harnleiter
Leistenbruch
Dickdarm
Bauchfell
Eierstock
Harnleiter
Leistenbruch

Exkurs: Die Headschen Zonen

Sir Henry Head – und der medizinische Ruhm im allgemeinen
Ende des 19. Jahrhunderts untersuchte und beschrieb der englische Mediziner Sir Henry Head erstmalig systematisch, welche Hautbezirke mit welchen inneren Organen wie in Verbindung stehen. Was wieder einmal zeigt, daß in der Medizin vor allem derjenige »Ruhm und Ehr« erringt, der als erster den Schritt in die Öffentlichkeit geht (bzw. oft auch wagt). Immerhin ist schon seit Jahrhunderten bekannt, daß die einzelnen Organe mit bestimmten Hautarealen in Beziehung stehen – nur hat das eben vor Sir Henry Head noch niemand veröffentlicht. (Ob es bereits jemand untersucht hatte, weiß man natürlich nicht.) Und so heißen diese Areale für alle Zeiten *Headsche Zonen*.

Auch schon vor Head war bekannt, daß die Nerven, die die inneren Organe versorgen, mit einzelnen Hautnerven in Verbindung stehen. (Wobei Verbindung durchaus im anatomischen Sinn zu verstehen ist.) Diese gegenseitige Beeinflussung von Organen und Haut hat deshalb zwei wichtige Konsequenzen:

Erstens: Störungen eines Organes, Erkrankungen o. ä., werden zum entsprechenden Hautbezirk weitergeleitet. Dort wird das kranke Organ beispielsweise als Schmerz, als Kribbeln oder als Berührungsüberempfindlichkeit (als sog. Hyperästhesie) verspürt. So kann manchmal allein durch die Kenntnis der Headschen Zonen das erkrankte Organ festgestellt und damit die richtige Diagnose gestellt werden.
Zweitens: Diese Verbindungen funktionieren auch in die entgegengesetzte Richtung. Über die entsprechenden Hautbezirke lassen sich (zumindest teilweise) die dazugehörenden Organe – positiv und negativ – beeinflussen.
In der Physikalischen Medizin nutzt man diese Möglichkeit beispielsweise, um über Wärme- oder Kälteanwendungen, Massagen oder

ähnliche Techniken Erkrankungen an den Organen positiv zu beeinflussen.
Die Abbildung zeigt die wichtigsten Headschen Zonen. Sie sehen, daß die jeweiligen Hautgebiete im Einzelfall auch ziemlich weit vom verursachenden Organ entfernt liegen können. (So hat z. B. das Zwerchfell seine Headsche Zone an den Schultern.)

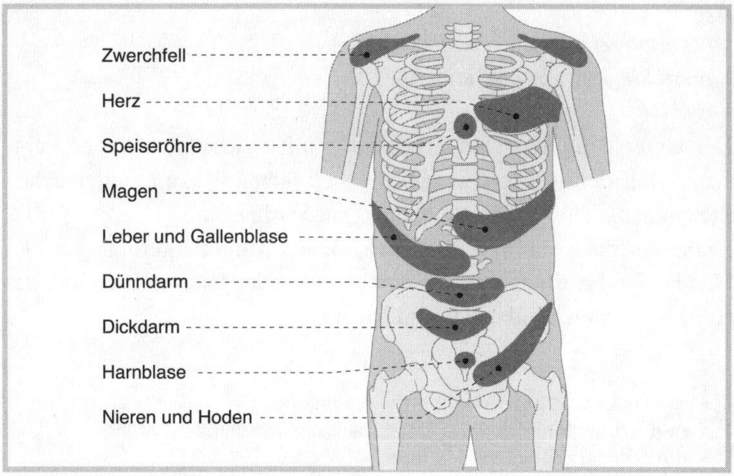

Untersuchung der Headschen Zonen

Ob und in welchen Bereichen die Haut empfindlich reagiert, können Sie oft bereits beim bloßen Darüberstreichen spüren. Wenn Sie testen wollen, wie es um die »Etage« darunter (also um das Unterhautgewebe) bestellt ist, dann sollten Sie sich den nächsten Test einmal näher anschauen – und ausprobieren.

Kibler-Hautfalte

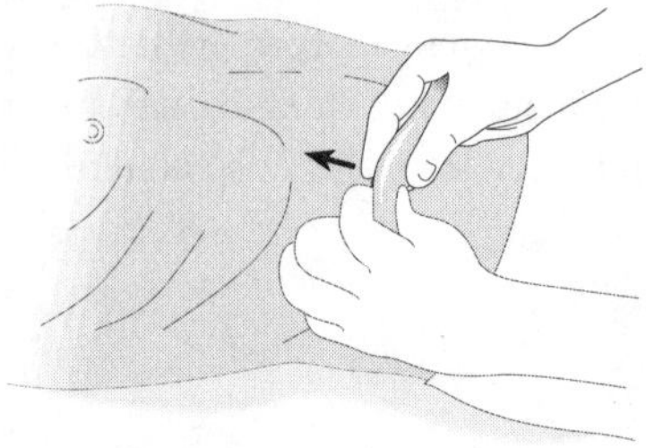

Suchen Sie sich zunächst ein »Opfer«, dessen Headsche Zonen Sie einmal auf Veränderungen testen wollen/dürfen.
(Die Bezeichnung »Opfer« scheint bei diesem Test nicht ganz unangemessen – aber probieren Sie ihn einfach einmal aus …)
Der Untersuchte legt sich am besten – mit freiem Oberkörper – entspannt auf den Rücken. Setzen Sie sich neben ihn, und untersuchen Sie zunächst die Abschnitte parallel zur Wirbelsäule.
Bilden Sie dazu mit (bzw. zwischen) Daumen und Zeigefingern beider Hände eine Hautfalte und verschieben diese langsam in Richtung des Kopfes. Achten Sie dabei besonders auf:

- die Dicke und Beschaffenheit der Hautfalte,
- den Widerstand, den die Hautfalte beim Verschieben leistet
- die Schmerzhaftigkeit des Tests

Zonen, die übererregbar oder krankhaft verändert sind, fallen bei diesem Test beispielsweise durch folgende Reaktionen auf:

- eine starke Hautrötung (immer im Vergleich zur Gegenseite)
- ein erschwertes Verschieben der Hautfalte
- die Hautfalte selbst ist dicker und fester als die auf der Gegenseite
- eine stärkere Schweißbildung im untersuchten Bereich
- übermäßig starke Schmerzen

Falls dieser Test mit der Hautfalte zu schmerzhaft oder unangenehm sein sollte, können Sie den Test auch etwas »entschärfen«, indem sie mit den Daumen (oder dem zusammengelegten Zeige- und Mittelfinger) statt der Falte lediglich einen Wulst verschieben.
Natürlich können und sollten Sie auch alle anderen andere Bereiche des Körpers nach dieser Methode »abrollen«. (Für alle Bereiche des Körpers – wie überhaupt für alle Tests – gilt immer: *Wenn's weh tut, aufhören!)*

Die Bauchmuskulatur

Legen Sie sich für diesen einfachen Test der Bauchmuskulatur auf den Rücken, und stellen Sie Ihre Füße – bei angewinkelten Beinen – fest auf den Boden.
Versuchen Sie jetzt, nacheinander den Kopf, den Hals und die Brustwirbelsäule langsam »hochzurollen«, möglichst ohne die Hände zu Hilfe zu nehmen und ohne die Füße irgendwo festzuklemmen.
»Gut« sind Sie (bzw. Ihre Bauchmuskeln), wenn Sie das »Hochrollen« auch mit im Nacken verschränkten Armen schaffen. »Geht so«, wenn Sie diesen Test nur mit vorgestreckten Armen bewältigen. Und »Na ja«, wenn Ihnen das vollständige Aufsetzen ohne Hilfe nicht möglich ist.

Die Verdauungsorgane

Lage und Funktion

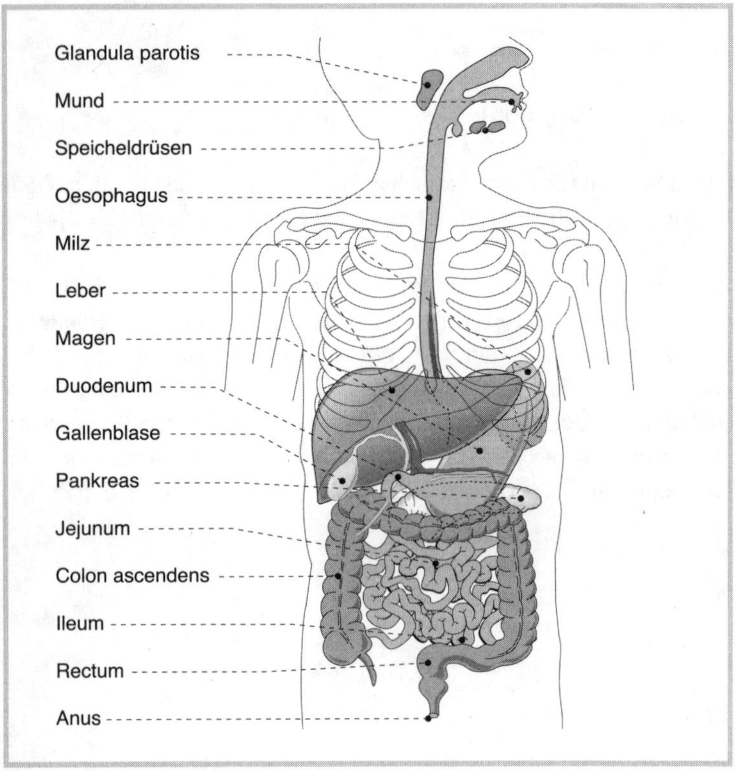

Organ	**Funktion**
Mund	Aufnahme und Zerkleinerung der Nahrung
Speicheldrüsen	Bildung von Verdauungsenzymen
Speiseröhre	Transportweg zum Magen
Magen	(Zwischen-)Speicherung der aufgenommenen Nahrung
Darm	(in Klammer die ungefähre Länge der einzelnen Abschnitte)*
Dünndarm	Vermischen der Nahrung mit Verdauungsenzymen Verdauung, Transport u. Aufnahme der Nahrung
– Duodenum (Zwölffingerdarm)	(≈ 0,25 m)
– Jejunum (Leerdarm)	(≈ 1,50 m)
– Ileum (Krummdarm)	(≈ 2,00 m)
Leber	Entgiftung, Auf- und Abbau von zahlreichen Substanzen (Hormonen u. a.)
Gallenblase	Speicherung der in der Leber gebildeten Galle
Pankreas (Bauchspeicheldrüse)	Bildung von Verdauungssekreten und Hormonen (z. B. Insulin)
Dickdarm	bakterielle »Verarbeitung« der Nahrungsreste Wasserresorption und damit Eindickung
– Zäkum (Blinddarm)	(≈ 0,10 m)
mit Appendix (Wurmfortsatz)	(≈ 0,10 m) (lymphatisches Organ)
– Kolon (Grimmdarm)	(≈ 1,00 m) (Speicherung der Nahrungsreste = Stuhl)
Colon ascendens	(aufsteigender Abschnitt)
Colon transversum	(Querkolon)
Colon descendens	(absteigender Abschnitt)
Colon sigmoideum	(= Sigma)
– Rektum (Mastdarm)	(≈ 0,15 m) Speicherung

* Die Angaben entsprechen den »arbeitenden« Darmabschnitten, im erschlafften Zustand kann sich der Darm teilweise bis auf die doppelte Länge ausdehnen.

Der Magen

Lexikon:

Gastritis:	Entzündung der Magenschleimhaut
• Typ A	Ursache: **A**utoimmunerkrankung
• Typ B	Ursache: **B**akterien
• Typ C	Ursache: **C**hemische Einflüsse
Ulcus ventriculi:	Magengeschwür
Ulcus duodeni:	Zwölffingerdarmgeschwür

Der Magen läßt sich – ohne technische Hilfsmittel – nicht *direkt* untersuchen. Störungen, Erkrankungen o. ä. können deshalb (zu Hause) nur an den Auswirkungen erkannt werden.
Statt richtiger (d. h. praktischer) Tests sind in diesem Kapitel deshalb »nur« die wichtigsten Magenerkrankungen mit ihren Symptomen aufgeführt.
Die häufigste Erkrankung des Magens ist die Entzündung der Magenschleimhaut, die *Gastritis*. Die Ursachen für eine solche Entzündung können vielfältig sein – angefangen von »Vergiftungen« (Alkohol!) über Streßfaktoren bis zum Magenbefall mit Bakterien (die sog. Helicobacter pylori – s. u.).
Die Symptome einer Gastritis (vor allem der chronischen Form) sind oftmals so allgemein, daß die Diagnose nicht selten als reine »Verlegenheitsdiagnose« gestellt wird.
In der folgenden Tabelle sind einige dieser – allgemeinen – Symptome zusammengefaßt:

Chronische Gastritis
- wenige und wenn, dann nur allgemeine Symptome
- z. B. ständig Völlegefühl nach den Mahlzeiten oder
- häufige Blähungen

Akute Gastritis
- Appetitlosigkeit
- Übelkeit
- Erbrechen
- Aufstoßen
- Druckgefühl im Oberbauch
- Druckschmerz in der Magengegend (unterhalb des Brustbeins)
- unangenehmer Geschmack im Mund

Das Magen-Darm-Geschwür

Ähnliche Faktoren, die eine Gastritis verursachen, können u. U. auch ein Magen- (oder Darm-)Geschwür auslösen. Von einem Geschwür (Ulcus) spricht man, wenn an der betroffenen Stelle ein Defekt vorliegt, der über die (oberflächliche) Schleimhaut hinausgeht.
Ob sich der Ulcus im Magen oder im Zwölffingerdarm (dem Dünndarmabschnitt, der sich dem Magen anschließt) befindet, kann letztlich nur durch eine Magenspiegelung (Gastroskopie) beurteilt werden. Und doch gibt es einige Symptome, die bereits wichtige Hinweise auf die Stelle des Geschwürs geben.

Magengeschwür – Ulcus ventriculi
- Nüchternschmerz (d. h. »Magenschmerzen« bei beginnendem Hunger, also beispielsweise spät in der Nacht oder am Morgen)
- Besserung der Schmerzen nach Nahrungsaufnahme

Zwölffingerdarmgeschwür – Ulcus duodeni
- Sofortschmerz *nach* Nahrungsaufnahme oder
- »Magenschmerzen« unabhängig von der Nahrungsaufnahme

Aber: Diese Symptome bieten lediglich einen Hinweis auf den möglichen Ort des Geschwürs. Wo es sich wirklich befindet, kann nur durch eine Gastroskopie (Magen-Darm-Spiegelung) geklärt werden.

Magenbakterien – Helicobacter pylori

Und dann gibt es auch noch die berühmten Magenbakterien namens Helicobacter pylori. Daß diese »geschraubten« Bakterien hauptverantwortlich für die Entstehung des Magengeschwürs sind (bzw. sein sollen), hat man erst vor relativ kurzer Zeit herausgefunden.

Allerdings erlaubt der alleinige *Nachweis* von Helicobacter pylori noch keine vollständige Diagnose. Immerhin haben 50% aller älteren Menschen – auch ohne erkrankt zu sein! – diese Bakterien in ihrem Magen. Das heißt, daß nicht nur die Bakterien allein ein Magengeschwür (oder auch eine Gastritis) auslösen, sondern daß immer noch andere Faktoren hinzukommen müssen. (Beispielsweise ein erhöhter Magensäurespiegel.)

Wenn Sie also erfahren möchten, ob Sie ebenfalls derartige »Untermieter« beherbergen, dann lassen Sie bei Ihrem Hausarzt einen entsprechenden Test durchführen.

Die Leber

Lexikon:

Biopsie:	Entnahme einer kleinen Gewebeprobe zu diagnostischen Zwecken
Fettleber:	Größenzunahme der Leber durch (krankhafte) Fetteinlagerung in die Leberzellen
Hepatomegalie:	krankhaft vergrößerte Leber
Ikterus:	Gelbfärbung der Haut durch Einlagerung des Gallefarbstoffs (auch als »Gelbsucht« bekannt)
Zirrhose:	knotiger Umbau der Leber als Ergebnis verschiedener Erkrankungen

Die etwa 1,5 kg schwere **Leber** ist die größte Drüse des menschlichen Körpers. Neben der normalen Drüsenfunktion (also der Produktion von Körpersäften) erfüllt die Leber so viele Aufgaben, daß man kaum untertreibt, wenn man sie als »Zentrallabor« des Menschen bezeichnet. Die wichtigsten Aufgaben der Leber sind im einzelnen:

- Auf- und Abbau der Bluteiweiße
- Auf- und Abbau von Speicherformen des Blutzuckers (= Glykogen; Blutzucker = Glukose)
- Auf- und Abbau von Fettsäuren und Cholesterin
- Entgiftung schädlicher Stoffwechselendprodukte und anderer »Schadstoffe« (wie Arzneimittel)
- Bildung und Ausscheidung von Galle

Tastuntersuchung der Leber

Auch wenn es nicht ganz so einfach ist, die Leber zu »finden«, spricht das ja nicht dagegen, es überhaupt einmal zu versuchen. Die eigene

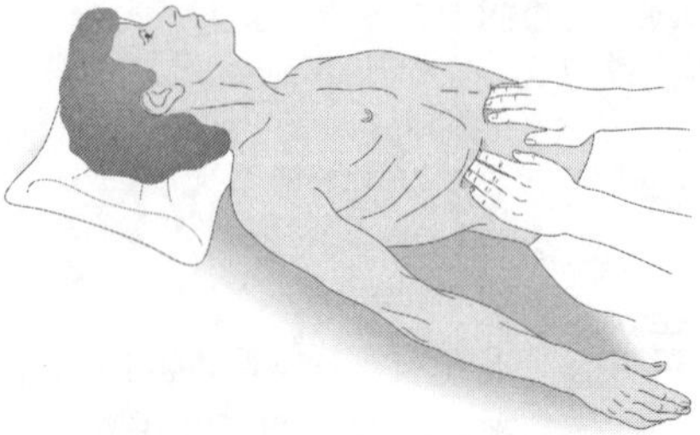

Leber zu ertasten erweist sich allerdings als nahezu unmöglich, so daß Sie auch diese Untersuchung besser gegenseitig mit einer weiteren Person durchführen.
Die Person, deren Leber Sie ertasten wollen, sollte sich zur Untersuchung entspannt und ausgestreckt auf den Rücken legen – Sie setzen sich am besten in Beckenhöhe neben sie. Da sich die Leber auf der rechten Körperseite befindet, sollten Sie sich ebenfalls auf die rechte Seite setzen. (Vom Untersuchten aus gesehen, von Ihnen aus gesehen auf die linke Seite des Liegenden.)
Die Leber versteckt sich nahezu vollständig unter dem rechten Brustkasten, unter dem sie nur ein, zwei Fingerbreit hervorragt. Diesen Rand können Sie nun mit etwas Glück (und viel Übung) mit den Fingerspitzen ertasten, wenn Sie beide Hände *vorsichtig* unter den Rippenbogen des Untersuchten schieben.
Leichter wird diese Untersuchung, wenn Sie sich einen »Trick« zunutze machen: Durch tiefes Einatmen dehnt sich der rechte (und natürlich auch der linke) Lungenflügel aus und schiebt dadurch die Leber etwas nach unten, in Richtung des Bauchraums. Bitten Sie also den Untersuchten, tief einzuatmen, während Sie gleichzeitig wie beschrieben nach dem Leberrand tasten. In den meisten Fällen spüren Sie jetzt, wie sich dieser beim Einatmen unter Ihren Fingern vorschiebt.
Der Leberrand sollte glatt und weich *(wer schon einmal Leber zubereitet hat …)* und schmerzfrei zu ertasten sein. Eine harte Leber oder gar eine knotige Oberfläche zeigt, daß sich die Leber krankhaft verändert hat und umgehend dem Arzt vorgestellt werden sollte.

Lebergröße für »Fortgeschrittene«

Geübte Untersucher können die Größe der Leber bereits durch das bloße *Abklopfen* mit dem Finger bestimmen. Am einfachsten ist dabei die Abgrenzung zur Lunge – und damit die Bestimmung der Ausdehnung nach oben. Beim Abklopfen des Brustkorbs erzeugt der rechte (luftgefüllte) Lungenflügel einen relativ hohlen Schallton, im Gegensatz zur Leber, die beim Abklopfen »satter« und voller klingt.
(Einfach einmal ausprobieren, sicher finden Sie eine bessere Umschreibung für die Klopfgeräusche.)
Die Abgrenzung der Leber nach unten, also in Richtung Bauchraum, ist meist etwas schwieriger. (Da die Leber hier zunehmend dünner wird, ist eine Unterscheidung zum Bauchraum allein durch Klopfen oftmals nicht möglich.)
Falls Sie (inzwischen?) ein Stethoskop haben sollten, können Sie es auch einmal mit dem »*Abkratzen*« ausprobieren:

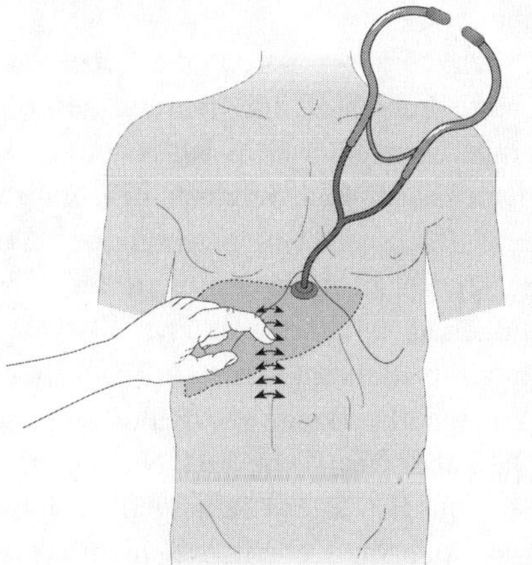

Setzen Sie dem Untersuchten das Stethoskop unterhalb des Brustbeins (im sog. Rippenbogenwinkel) auf die Haut, und kratzen Sie (zart!) mit dem Fingernagel der anderen Hand die Haut unterhalb des Rippenbogens – angefangen über den Rippen, weiter in Richtung Bauchraum. Solange sich noch Leber unter dem kratzenden Finger befindet, wird der Ton (über die Leber bis zum Unterrand des Brustbeines) zum Stethoskop weitergeleitet. Dadurch hören Sie das – ziemlich weit entfernte – Kratzgeräusch relativ deutlich. Ist der Leberrand erreicht, bricht das Kratzgeräusch abrupt ab, so daß Sie die untere Ausdehnung der Leber ausreichend genau bestimmen können.

Insgesamt sollte der Abstand zwischen oberem (Lungen-Leber-Grenze) und unterem Leberrand beim Erwachsenen nicht mehr als 12 cm betragen.

Lebergröße (oben/unten):	...... cm
unterer Leberrand:	...... Fingerbreit unter dem Rippenbogen

Krankhafte Größenzunahme der Leber (= Hepatomegalie)

Mit dem Begriff *Hepatomegalie* wird jede krankhafte Größenzunahme der Leber beschrieben. In den meisten Fällen steckt hinter dieser Größenzunahme eine sog. Fettleber (s. u.), möglich sind jedoch auch zahlreiche andere Ursachen. Jeder Verdacht auf eine zu große Leber sollte deshalb durch weitere Untersuchungen gründlich abgeklärt werden.

Durch die Vergrößerung der Leber verschiebt sich natürlich auch der untere Leberrand in Richtung des Bauchraums. Statt also nur 1–2 Fingerbreit unter dem Rippenbogen kann der Leberrand in diesem (Krankheits-)Fall durchaus eine ganze Handbreite tiefer sitzen. Bei einer flüchtigen Untersuchung besteht so die Gefahr, den Leberrand zu übersehen (bzw. zu übertasten). Um diesen Fehler möglichst zu umgehen, sollten Sie sich beim Abtasten deshalb immer langsam von unten in Richtung Brustkorb vorarbeiten – die Leber kann auf diese Art eigentlich kaum »verpaßt« werden.

Die Leber wird – wie auch Nieren oder Milz – von einer Hülle (»Kapsel«) aus Bindegewebe umgeben. Nimmt die Leber stark an Größe zu, kann sich die Leberkapsel nicht schnell genug ausdehnen, und der Betroffene verspürt einen dumpfen Druckschmerz im rechten Oberbauch. Dieser Schmerz wird nach seiner Ursache deshalb auch als *Kapselspannungsschmerz* bezeichnet.

Fettleber

Die häufigste krankhafte Leberveränderung ist die sogenannte Fettleber. Hier kommt es innerhalb der Leber zu gesteigertem Fettaufbau und vermindertem Fettabbau. Dieses Fett wird deshalb in den einzelnen Leberzellen eingelagert, wodurch die Leber beträchtlich an Größe zunimmt.

Ursachen: Als Ursachen für eine Fettleber steht übermäßiger (und/oder regelmäßiger) Alkoholgenuß unangefochten an erster Stelle. Über- oder Unterernährung können zwar ebenso zu Fettleber führen, wie auch Diabetes mellitus oder die längerfristige Einnahme giftiger Substanzen. Diese Ursachen finden sich im Vergleich zur Nr. 1 jedoch ungleich seltener.
Aber: In etwa 20% der Fälle hat die Leber trotz beginnender Verfettung – noch – normale Leberwerte und entgeht damit einer Entdeckung durch eine Laboruntersuchung. Eine sicherere Diagnose läßt sich erst durch die Ultraschalluntersuchung (Größenzunahme!) stellen, eine ganz sichere Untersuchung erst durch eine Gewebeprobe im Rahmen einer Leberbiopsie.

Leberzirrhose

Die Leberzirrhose ist keine eigenständige Erkrankung, sondern das *Endergebnis* unterschiedlicher, krankhafter Prozesse der Leber. Innerhalb der Leber kommt es dabei zu Entzündungen und zum Absterben (zur Nekrose) einzelner Bezirke. Diese Bezirke vernarben, wodurch sich die Leberoberfläche »huckelig« einzieht. Gleichzeitig bilden sich innerhalb des Lebergewebes Bindegewebsstränge, die den knotigen Umbau der Leber noch zusätzlich verstärken.

Ursachen: Mit etwa 60% führt auch hier wieder der übermäßige Alkoholkonsum die Liste der häufigsten Ursachen an. (Die direkte »Vorgängerin« der Leberzirrhose ist dabei in den meisten Fällen die oben beschriebene Fettleber.) Zu weiteren 20% ist die Leberzirrhose das Ergebnis einer abgelaufenen Leberentzündung (Hepatitis), hier besonders der Hepatitis B, seltener auch der Hepatitis C oder D. (Zumindest in Mitteleuropa – weltweit gesehen ist die Virushepatitis die *häufigste* Zirrhoseursache.)

Andere – seltenere – Ursachen sind verschiedene Stoffwechselerkrankungen, entzündete oder durch einen »Stein« verschlossene Gallenwege oder die Aufnahme giftiger Substanzen. (Wozu auch die langjährige Einnahme bestimmter Arzneimittel gehören kann.)

Manchmal läßt sich eine beginnende Leberzirrhose bereits *ertasten.* Die Leber (bzw. der tastbare Leberrand) ist in diesem Fall nicht mehr glatt und weich, sondern höckerig und hart. (Durch den narbigen Umbau der Leber »schrumpft« diese in vielen Fällen etwas; eine große Fettleber kann sich dadurch u. U. wieder auf »Normalgröße« zurückbilden.)

Die Leberzirrhose ist *immer* ein Zeichen für einen fortgeschrittenen Krankheitsprozeß, der in den meisten Fällen bereits zu einem Funktionsausfall einzelner Bereiche der Leber geführt hat.

Diese Ausfälle lassen sich in den meisten Fällen in einem relativ frühen Stadium durch eine Laboruntersuchung feststellen – durch das Bestimmen der sogenannten *Leberwerte* im Venenblut.

Die wichtigsten Leberwerte sind:

Name	**Normbereich**	**Erhöht bei:**
γ-GT	<28 U/l	Leber»vergiftung« (Alkohol!)
GOT	<20 U/l	allg. Leberschädigung
GPT	<20 U/l	allg. Leberschädigung
GLDH	<10 U/l	Untergang von Leberzellen

Ist die Lebererkrankung jedoch bereits in einem fortgeschritteneren Stadium, bewirken die Funktionseinbußen vielfältige – und auch vom Laien leicht festzustellende – Veränderungen am Körper. Diese Veränderungen bezeichnet man deshalb auch als *Leberzeichen.*

Die Leberzeichen

Die Leber nimmt im Körper so viele Funktionen wahr, daß krankheitsbedingte Ausfälle von Teilen der Leber die unterschiedlichsten Symptome (Krankheitszeichen) bewirken können. Jedes einzelne dieser sogenannten *Leberzeichen* kann für sich genommen natürlich auch andere (nicht selten völlig harmlose) Ursachen haben. Und doch sind diese Zeichen nicht selten erste Symptome für eine bestehende Erkrankung der Leber.

Um rechtzeitig (gemeinsam mit dem Arzt) eine erfolgreiche Behandlung der erkrankten Leber beginnen zu können, sollten Sie die wichtigsten Leberzeichen kennen (und erkennen können).

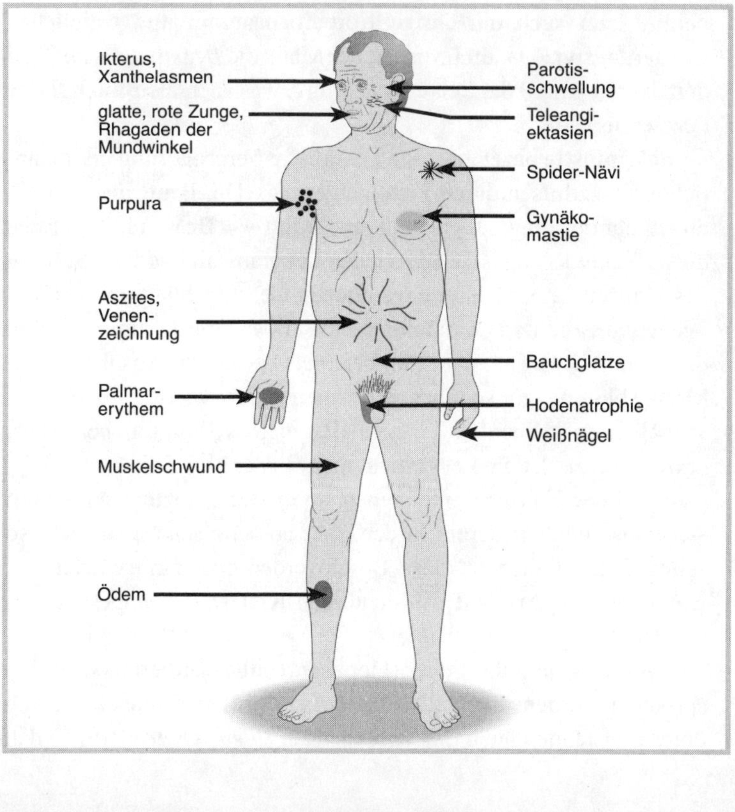

Die wichtigsten Leberzeichen

(in alphabetischer Reihenfolge):

- Ein ebenso allgemeines wie häufiges Symptom bei Lebererkrankungen ist die allgemeine **Abgeschlagenheit**, oft verbunden mit *Müdigkeit* und *Antriebsarmut*.
  Das gleiche gilt auch für anhaltende *Übelkeit*, die bei Lebererkrankungen ebenfalls häufig auftritt.
- Als **Aszites** (frei übersetzt: Bauchwassersucht) bezeichnet man die Ansammlung von Flüssigkeit im Bauchraum. Bei größeren Flüssigkeitsansammlungen erscheint der Bauch dem Betrachter aufgebläht.
- Das Überwiegen der weiblichen Geschlechtshormone verändert beim Mann auch die übrige Körperbehaarung zum weiblichen Behaarungstyp. Dadurch verliert der Mann die *Brustbehaarung* und den oberen Anteil der Schambehaarung, was auch als **Bauchglatze** bezeichnet wird.
- **Gynäkomastie** bezeichnet die krankhafte Vergrößerung der männlichen Brustdrüsen durch Fetteinlagerung. (Die Brust des Mannes ähnelt der der Frau: »Gyn-« = Frau, »mast-« = Brust.) Die Ursache dieser Veränderung ist die durch den Leberausfall bedingte Störung des Hormonhaushaltes: die weiblichen Geschlechtshormone überwiegen gegenüber den männlichen. Bei der Frau kommt es durch den gestörten Hormonhaushalt beispielsweise zum Ausbleiben der Monatsblutung, zur sogenannten Amenorrhoe.
- **Hautjucken** ist ebenfalls ein sehr allgemeines Symptom bei Lebererkrankungen. Ist die Leber nicht mehr in der Lage, die – beispielsweise in der Nahrung enthaltenen – Giftstoffe abzubauen, lagern sich diese unter anderem in der Haut ab. *Übrigens:* Gar nicht so selten fallen Patienten diese Beschwerden erst dann wieder ein, wenn sie vom Arzt auf die sichtbaren Kratzspuren angesprochen werden.
- Die Vergrößerung der Leber (**Hepatomegalie**) ist bereits oben besprochen worden. Durch den Rückstau des Leberblutes kann sich unter Umständen auch die Milz (griech. *splen)* vergrößern, so daß

man von einer *Splenomegalie* spricht. (Wie die Milz ertastet werden kann, ist im Kap. *Der Bauch/Die Milz* beschrieben, s. dort.)

- **Ikterus** ist der griechische Name für Gelbsucht. Die (gelben) Gallefarbstoffe werden normalerweise in der Leber abgebaut und über den Darm ausgeschieden (s. dazu auch das Kap. *Der Bauch/Die Galle).* Ist die Leber zum Abbau dieser Farbstoffe nicht in der Lage, gelangen diese ins Blut und führen später zur Gelbverfärbung der Haut. Zuerst ist diese Verfärbung an den Sklera (der sonst weißen Lederhaut) des Auges sichtbar, erst im fortgeschrittenen Stadium verfärbt sich dann die gesamte Haut des Körpers gelb.
- Als **Lacklippen** und **Lackzunge** bezeichnet man die unnatürlich glänzenden und glatten Lippen und Zunge eines Leberkranken.
- **Muskelschwund** ist meist ein Zeichen allgemeiner körperlicher Auszehrung. Nicht immer, aber oft, sind chronische Lebererkrankungen die Folge einseitiger *Ernährung (mit überwiegendem Alkoholanteil …).* Die Auszehrung ist also weniger die Folge der Lebererkrankung als vielmehr eine andere Auswirkung der gleichen Grundursache.
- Als **Ödeme** bezeichnet man Flüssigkeitseinlagerungen im Gewebe. Wie Sie Ödeme erkennen (und tasten) können, ist im Kap. *Die Haut* beschrieben, s. dort.
- Als **Palmarerythem** wird die andauernde Rötung (Erythem) der Handfläche/n (palma) bezeichnet. Besonders deutlich wird diese Rötung meist am Kleinfingerballen sichtbar.
- Angeschwollene Ohrspeicheldrüsen (med.: **Parotisschwellung**) kommen nicht nur beim »Ziegenpeter« (Mumps) vor, sondern können auch Zeichen für eine bestehende Lebererkrankung sein.
- Die Leber produziert wichtige Bestandteile der Blutgerinnung. Ist diese Funktion eingeschränkt, kommt es in der Folge zu Störungen der Blutgerinnung, die sich durch winzigkleine Blutungen der Haut oder Schleimhaut, die sog. **Purpura**, bemerkbar machen können.
- **Rhagaden** sind feine Hautrisse (eine Abb. dieser Risse s. im Kap. *Die Haut).* Rhagaden finden sich besonders häufig an den Lippen und Mundwinkeln.
- **Spider-Nävi** (auch als Spinnen- oder Stern-Nävi bezeichnet) sind

kleine, aus haarfeinen Arterien bestehende Gefäßneubildungen in der Haut. Ihren Namen verdanken diese Blutgefäße ihren spinnenförmigen Ausläufern, die sternförmig von einem zentralen Gefäßpunkt ausstrahlen.

- Allgemeine Erweiterungen kleinster Hautgefäße (vorwiegend Kapillaren) bezeichnet man als **Teleangiektasien**. Diese Gefäßerweiterungen treten besonders häufig im Gesicht an den Wangen auf.
- **Venenzeichnung:** Weil der Abflußweg der Lebervenen durch die Leberzirrhose stark behindert ist, sucht sich das Blut andere Umgehungsmöglichkeiten, die sich durch den vermehrten Blutzustrom stark ausdehnen. Solche Umgehungswege sind beispielsweise die Speiseröhrenvenen (Ösophagusvarizen), die leicht einreißen können. Dadurch kann es zu schweren Blutungen kommen.
  Einen anderen Ausweg bieten die Venen der Bauchdecke, die sich durch den Zustrom deutlich sichtbar um den Bauchnabel herumschlängeln. Und weil Mediziner plastische Namen lieben, bezeichnen sie diese Venenzeichnung auch als **Caput Medusae**, als das Haupt der Medusa. (Bevor Perseus dem Treiben ein Ende setzte, wurde das Haupt der Medusa von zahlreichen Schlangen umschlängelt – behaupten zumindest die griechischen Sagen.)
  Und nicht zuletzt gibt es auch noch den Umweg über die Analregion, wodurch sich eventuell **Hämorrhoiden** bilden können.
- Als **Weißnägel** bezeichnet man helle, weißliche Nägel mit (oft) blaßschimmernder Oberfläche.

Exkurs: Alkohol

Alkohol am Steuer

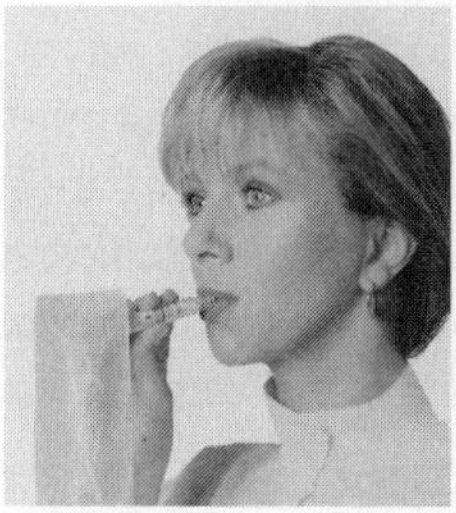

Alkoholspiegel	*Wirkung*
<0,3‰	• Abnahme der Sehleistung • Fehleinschätzung von Entfernungen • schlechtere Wahrnehmung von beweglichen Lichtquellen
<0,5‰	• Anstieg der Reaktionszeit • Fehleinschätzung von Geschwindigkeiten
<0,8‰	• Verminderung der Sehleistung um 15% • deutliche Verlängerung der Reaktionszeit • Abnahme des Hörvermögens
<1,1‰	• Verminderung der Sehleistung um 25% • Verlängerung der Reaktionszeit um 50% • spürbare Gleichgewichtsstörungen • Sprachstörungen • Einschränkung des räumlichen Sehvermögens
<4,0‰	• schwere Alkoholvergiftung: Gedächtnisverlust, Lähmungen, Atemstillstand möglich

»Promille-Tests«

Nachdem die Promille-Höchstgrenze für Autofahrer vor noch gar nicht allzulanger Zeit von 0,8 auf 0,5 Promille gesenkt wurde, stellt sich natürlich um so mehr die Frage, ab wann man diese Grenze überschritten hat.

Im Handel gibt es dazu die unterschiedlichsten Testgeräte, die allesamt den Promillewert in der *Ausatemluft* messen, unabhängig davon, ob Sie Ihren Atem in das berühmte »Röhrchen« (s. Abb. oben) oder in ein

»High-Tech-Gerät« hineinpusten. Daß Sie sich besser *vor* dem Trinken von Alkohol darüber informieren sollten, ob und wie diese Tests im einzelnen funktionieren, dürfte klar sein.

Alkoholismus

Alkoholismus ist ein Problem, das eigentlich jeden Bereich des täglichen Lebens berührt. Eine umfassende Darstellung auf wenigen Seiten scheint deshalb nahezu unmöglich.
Um das Problem trotzdem kurz und sachlich anzusprechen, hier einige allgemein verwendete Definitionen und Einteilungen.

Definitionen (zitiert nach *Möller*)
Alkoholmißbrauch: Alkoholkonsum, der gegenüber der soziokulturellen Norm erhöht ist
Alkoholabhängigkeit (chronischer Alkoholismus): Vorliegen von psychischer und/oder körperlicher Abhängigkeit von Alkohol
Psychische Abhängigkeit: Unwiderstehliches Verlangen, häufig Kontrollverlust
Körperliche Abhängigkeit: Toleranzsteigerung/Entzugserscheinungen

Alkoholikertypen (nach Jellinek)**:**

Alpha-Typ (»Konflikt-« bzw. »Erleichterungstrinker«): Alkohol wird hier v. a. als »Problemlöser« konsumiert, »nur« psychische Abhängigkeit, Verzicht auf Alkohol auch längere Zeit möglich
Beta-Typ (»Gelegenheitstrinker«): keine Abhängigkeit (als »normal« geltender Alkoholkonsum)
Gamma-Typ (der eigentliche »süchtige« Alkoholabhängige): psychische und körperliche Abhängigkeit, zeitweilige Abstinenz möglich, beim Trinken »Kontrollverlust« (d. h. evtl. »Saufen bis zum Umfallen«)
Delta-Typ (»Spiegeltrinker«): v. a. körperliche Abhängigkeit, Alkoholkonsum kontinuierlich über den Tag verteilt (das Trinken beginnt bereits morgens!), selten »richtiger« Alkoholrausch
Epsilon-Typ (»Quartalssäufer«): »nur« psychische Abhängigkeit, regelmäßige »Trinkgelage«

Die Galle(nblase)

Auch die Gallenblase hat es geschafft, sich einer körperlichen Untersuchung weitestgehend zu entziehen. Im Normalfall kann sie – tief unter der Leber verborgen – weder getastet noch abgehört werden. Trotzdem sollten Sie auch einmal die »Suche« nach der Gallenblase üben. Schließlich gibt es Erkrankungen, bei denen sich die Gallenblase vergrößert, ansonsten aber (noch) keine weiteren Krankheitszeichen festgestellt werden.
Beispielsweise im Rahmen einer krankhaften Abflußbehinderung der Galle. Weil die Leber auch in diesem Fall mit der Galleproduktion fortfährt, nimmt die Gallenblase verständlicherweise beträchtlich an Umfang zu. Derart angeschwollen ist sie dann unter dem rechten Rippenbogen (tief eindrücken!) als prallelastischer Ball tastbar.
Um die Gallenblase zu finden, orientieren Sie sich am besten an der Abb. auf S. 256. Am einfachsten läßt sich die Gallenblase im Stehen bei gleichzeitiger tiefer Einatmung ertasten. (Das dann erfolgende »beherzte« Suchen nach der Gallenblase wird auch als »*Gallengriff*« bezeichnet.)
Das Abbrechen der Einatmung wegen plötzlich einschießender Schmerzen in der Gallenblasenregion wird als **Murphy-Zeichen** beschrieben. Dieses Zeichen ist charakteristisch für eine durch Gallensteine verursachte Erkrankung der Gallenblase oder des Gallengangs.

Gallensteine

Etwa 15% der Bevölkerung tragen Gallensteine mit sich herum – die meisten, ohne etwas davon zu wissen. Solange die »Steine« in der Gallenblase frei herumschwimmen, verursachen sie in der Regel keine Beschwerden und stören deshalb auch niemanden. Erst wenn sich die Gallensteine im Gallengang festklemmen, kommt es zu den oben

beschriebenen Galleabflußstörungen. In selteneren Fällen können die Gallensteine auch die Innenwand der Gallenblase verletzen und so eine Entzündung der Gallenblase (Cholezystitis) verursachen.
Im Gegensatz zu Männern sind Frauen dreimal häufiger von Gallensteinen betroffen. Amerikanische Studien haben ergeben, daß es besonders Frauen trifft, die folgende Eigenschaften besitzen:

5 x F: die »typische« Gallen-Patientin

Female	(logisch: Patientin)
Fair	blond, hellhäutig
Fat	übergewichtig
Forty	(>)vierzig
Fecund	»fruchtbar« (d. h.: mehrere Kinder)

Allgemeinsymptome bei Gallensteinbeschwerden:

Gallensteine verursachen zunächst allgemeine Beschwerden wie:

- Druck- und Völlegefühl im rechten Oberbauch
- Blähungen
- Übelkeit, Erbrechen
- Schweißausbrüche
- Unverträglichkeit besonders von fetten Speisen

Falls sich ein Gallenstein im Gallengang festklemmt, kommt es in den meisten Fällen zu einer **Gallenkolik** (s. u.).
Bleibt der Stein dort stecken, kann die Galle nicht mehr in den Darm abfließen. Da die in der Galle enthaltenen Gallefarbstoffe aber dem Stuhl die typische »braune« Farbe verleihen, verliert der Stuhl bei Gallestau seine Farbe.
Achten Sie deshalb bei »allgemeinem Unwohlsein« (s. o.) auch immer auf die Farbe Ihres Stuhls (s. Kap. *Stuhl und Stuhlgang).*

Heller Stuhl = Gallengangsverschluß

Exkurs: Koliken

Koliken

Eine **Kolik** (das Zusammenziehen eines Hohlorgans) wird in den meisten Fällen als sehr schmerzhafter Krampf verspürt.

Typische Allgemeinsymptome einer Kolik sind:

- anfallsartige, starke Schmerzen
- wellenartiger Schmerzcharakter (der Schmerz steigert sich zunächst und flaut dann wieder ab)
- starke Unruhe des Betroffenen während der Kolik, oft läßt sich der Schmerz im Gehen oder Stehen besser ertragen.

Der Auslöser einer Kolik ist fast immer ein »Stein«, der sich in den (zu) engen Abflußwegen festgeklemmt hat. Oftmals läßt sich bereits am Ort der Entstehung und der Ausstrahlung der Schmerzen erkennen, welches Organ von der Kolik betroffen ist. Einige »organtypische« Symptome faßt die folgende Übersicht zusammen:

Gallenkolik

- heftige Schmerzen im rechten Oberbauch, die bis in die rechte Schulter oder in den Rücken ausstrahlen können
- Schweißausbruch, Völlegefühl, Übelkeit, Erbrechen, evtl. vorübergehende Gelbfärbung von Haut oder Skleren (das »Weiße« im Auge)

Nierenkolik

- heftige Schmerzen im Rücken oder im seitlichen Unterbauch
- Übelkeit, Erbrechen, Stuhl- und Windverhalt
- evtl. Blutbeimengung im Urin

Harnleiterkolik

- heftige Schmerzen, die bis in die Hoden/Schamlippen ausstrahlen können
- Übelkeit, Erbrechen, Stuhl- und Windverhalt
- während der Kolik nur wenig Abgang von Urin, zugleich jedoch heftige Schmerzen in der Harnblase
- evtl. Blutbeimengung im Urin

Die Bauchspeicheldrüse (Pankreas)

Lexikon:

Diabetes mellitus:	»Zuckerkrankheit«; der Körper erhält nicht genügend Insulin
Typ I:	»jugendliche Diabetes« (es wird nicht genug Insulin produziert)
Typ II:	»Altersdiabetes« (das Insulin kann nicht von den Zellen aufgenommen werden)
Glucose:	chem. Name für Traubenzucker
subcutan:	(»Spritze«) unter die Haut

(Nicht-)Untersuchung

Auch wenn die gesunde Bauchspeicheldrüse nicht getastet werden kann, so reagiert die krankhaft veränderte Bauchspeicheldrüse schmerzhaft auf das »Absuchen« des Oberbauches. Ein solcher Druckschmerz kann jedoch auch von anderen – in der Nähe liegenden – Organen verursacht werden.
In diesem Fall muß die weitere Abklärung der Schmerzursache durch den Arzt erfolgen.

Diabetes mellitus

Der Begriff **Diabetes (mellitus)** heißt übersetzt *honigsüßer Durchfluß* und entstand zu einer Zeit, als die Geschmacksprüfung (!) des Patientenurins noch normaler Bestandteil jeder Untersuchung war.
Übrigens: Dieser Test böte auch heute noch einen wichtigen Hinweis).
Hauptmerkmal dieser Erkrankung ist der zu hohe Glukosegehalt des Blutes. Die Ursache dafür ist ein Mangel an Insulin, einem in der Bauchspeicheldrüse produzierten Hormon.

Der Diabetes mellitus wird in zwei Typen unterteilt:
Typ I (auch »*jugendlicher*« oder *insulinabhängiger Diabetes* genannt) entsteht durch einen *absoluten Insulinmangel*; d.h., die Bauchspeicheldrüse ist nicht mehr in der Lage, genügend Insulin zu produzieren. Deshalb muß das fehlende Insulin von außen zugeführt (in der Regel subcutan – d.h. unter die Haut – gespritzt) werden.
Typ II (der sog. *Alters-* oder *insulinunabhängiger Diabetes*) wird durch einen *relativen Insulinmangel* verursacht (ca. 90% aller Diabetesfälle!): Es wird zwar genügend Insulin produziert, aber die »Empfangszellen« im Körper können dieses Insulin nicht verwerten. Hier macht eine weitere Insulingabe wenig Sinn, es muß statt dessen versucht werden, die Insulinaufnahme der Zellen zu verbessern. (An erster Stelle steht hier die Gewichtsabnahme und Steigerung der körperlichen Aktivität der Betroffenen.)

Diabetes mellitus	**Typ I** *»jugendlicher Diabetes«*	**Typ II** *»Altersdiabetes«*
Erkrankungsalter	Kindheit/Jugend	meist >40 Jahre
Erkrankungsbeginn	plötzlich	allmählich
Körpergewicht	↓	fast immer ↑
Ursache	Ausfall der Insulinproduktion Insulin im Blut ↓	Insulinrezeptordefekt ↑ (wirkt aber nicht)
Symptome	• erhöhte Harnmenge/Tag • starker Durst • erhöhte Trinkmengen • Gewichtsverlust	• anfallsweise • Heißhunger • Schwitzen • Kopfschmerzen
Allgemeinsymptome bei beiden Diabetes-Formen	• Müdigkeit • Leistungsminderung • nächtliche Wadenkrämpfe • Sehstörungen • Juckreiz der Haut • Potenzstörungen (Mann) • Ausbleiben der Regelblutung (Frau)	
Therapie:	Insulin	Diät, Medikamente

Blutzuckermessung

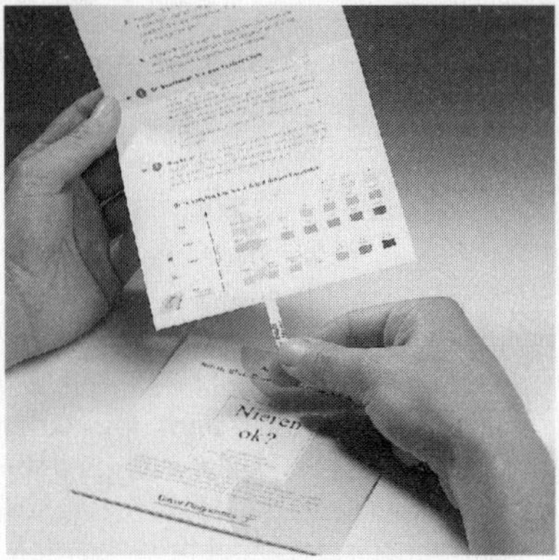

Erst wenn der Blutzuckerwert eine bestimmte Schwelle überschritten hat, wird die Glucose auch über die Nieren ausgeschieden – so daß der Blutzucker im Urin nachweisbar ist. Eine grobe Beurteilung des Blutzuckers ist deshalb auch über Harnteststreifen (s. Abb.) möglich.

Achtung: Auch ein unauffälliger Urintest schließt einen existierenden Diabetes nicht 100%ig aus!

Normaler Glucosewert: 70 – 100 mg/dl (= 3,9–5,5 mmol/l)

Genauer und zuverlässiger jedoch kann der Wert nur direkt im Blut gemessen werden. Trotz moderner Technik (und einer inzwischen großen Auswahl an Meßgeräten) ist es immer noch notwendig, einen Blutstropfen zu opfern. (Die – nahezu schmerzlose – Entnahme erfolgt dabei mit einer Lanzette, in den meisten Fällen sogar automatisch durch ein spezielles »Stich-Gerät«.) Die nebenstehende Abbildung zeigt ein handelsübliches Set mit einem automatischen »Pikser« (links), dem Meßgerät und drei Teststreifen. Die eigentliche Messung/Auswertung der einzelnen Teststreifen funktioniert (je nach Gerät) nach unterschiedlichen Prinzipien, die alle ihre Vor- und Nachteile haben. (Alle Geräte zeigen den Blutzuckerwert jedoch bereits nach wenigen Sekunden an.)

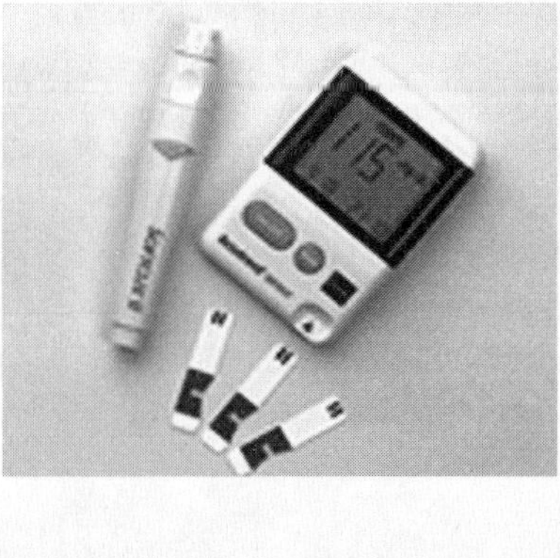

Die Milz

Die im linken Oberbauch gelegene, etwa 12 x 8 x 4 cm große, kaffeebohnenförmige **Milz** (griech.: *splen*, lat.: *lien*) erfüllt gleich mehrere Aufgaben. So erfolgt hier beispielsweise die »Ausmusterung«, die sog. *Blutmauserung* alter und defekter roter Blutkörperchen (der Erythrozyten). Da in der Milz auch Lymphozyten gebildet werden, spielt sie eine große Rolle bei der (Immun-)Abwehr von Krankheitserregern. Muß die Milz chirurgisch entfernt werden (= Splenektomie), können andere Organe zwar ihre Aufgaben übernehmen, eine erhöhte Anfälligkeit für Infektionserkrankungen bleibt aber bestehen.

Ertasten

Die Milz »versteckt« sich hinter dem Magen, zusammen mit der linken Niere, unter dem unteren seitlichen (linken) Rippenbogen. Und genau wie die Niere verschiebt sich auch die Milz beim Einatmen mit dem sich zusammenziehenden Zwerchfell nach »unten« (medizinisch korrekt: nach *kaudal* – s. S. 14/15).

Wenn überhaupt, dann läßt sich die normale Milz nur dann tasten, wenn sich der Untersuchte auf die linke Seite legt.

Bitten Sie den Untersuchten, tief einzuatmen, während Sie gleichzeitig die Milzgegend in der Tiefe absuchen. Tasten Sie nur mit einer Hand, und heben Sie gleichzeitig mit der anderen Hand – wie in der Abbildung ersichtlich – den abzutastenden Bereich vom Rücken her etwas an.

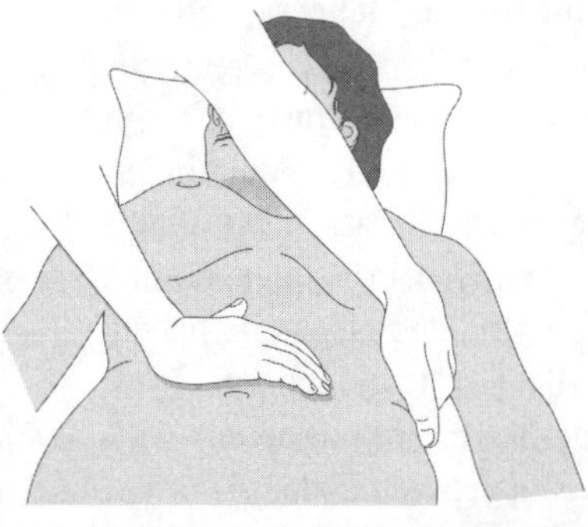

Mit viel Fingerspitzengefühl können Sie dabei den schmalen unteren Milzrand ertasten.

Erklopfen

Wenn Sie die Größe der Milz mittels der Perkussion (dem Abklopfen) auch nicht genau bestimmen können, so können Sie ihre Lage und Ausdehnung durch diese Untersuchungstechnik doch wenigstens erahnen.
Klopfen Sie dazu die Brustwand in der hinteren Axillarlinie (s. S. 235) langsam von oben nach unten (und anschließend von links nach rechts) ab.
Wenn Sie im Abklopfen schon etwas geübt sind, dann können Sie den Unterschied zwischen der »hohlen« (luftgefüllten) Lunge und der gedämpft klingenden Milz erkennen.
(Allerdings kann es beim Abklopfen leicht zu »Verwechslungen« kommen, da sich Milz und Niere allein durch das Klopfen nicht unterscheiden lassen.)

Die Harnwege/-organe

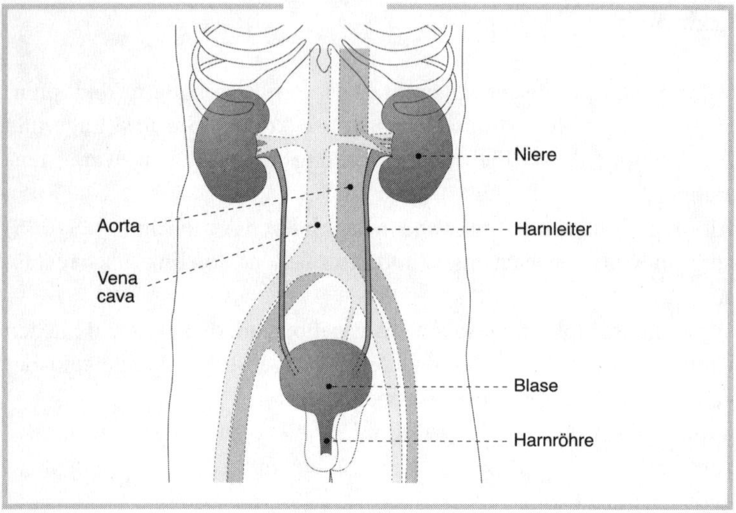

Die *Harnwege*, also die Wegstrecke, die der in der Niere gebildete Urin bis in die »Freiheit« zurücklegt, setzen sich aus mehreren Etappen zusammen:

- Nieren
- Harnleiter
- Harnblase
- Harnröhre

Die Niere

Die beiden etwa 12 x 6 x 3 cm großen Nieren sind für die Regulierung des Flüssigkeits-, des Salz- und des Säure-Basen-Haushaltes verantwortlich. Außerdem reinigen sie das Blut, indem sie die Abfallprodukte des Stoffwechsels über den Harn ausscheiden. Von den insgesamt 1500 Litern Blut, die die Nieren pro Tag durchströmen, werden am »Ende« (d. h. nach mehreren Filter- und Konzentrierungsprozessen) rund 1,5 Liter Harn ausgeschieden.

Inspektion

Nur wenige Erkrankungen der Nieren lassen sich bereits mit dem bloßen Auge erkennen. Dazu gehören zum Beispiel Erkrankungen, bei denen die Nieren derart an Größe zunehmen, daß sie als Vorwölbungen an den Flanken sichtbar werden, beispielsweise Zystennieren oder Stauungsnieren im fortgeschrittenen Stadium.

Palpation

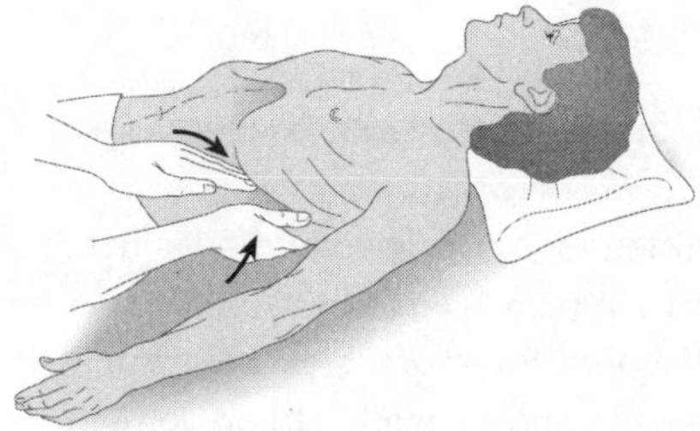

Bevor Sie wegen der mühseligen Suche nach der Niere frustriert werden, zunächst ein Hinweis: Bei vielen Menschen lassen sich die gesunden Nieren nur *schwer* bis *gar nicht* tasten. Schließlich liegen die Nieren sehr gut versteckt unterhalb des Zwerchfelles, geschützt von den untersten Rippen. Und besonders in den Fällen, in denen sowohl das Unterhautfettgewebe als auch das Bauchfell etwas mehr Fett eingelagert haben, ist die Suche nach der Niere ein relativ aussichtsloses Unterfangen.
Zum Üben sollten Sie sich deshalb am besten (zunächst) ein schlankes »Opfer« suchen, mit etwas mehr Erfahrung können Sie sich dann auch an die schwierigeren (= korpulenteren) Fälle heranwagen.
Das Abtasten der *eigenen* Niere ist zwar möglich, gerade am Anfang ist es jedoch einfacher, sich *gegenseitig* die Nieren zu ertasten.

Am besten lassen sich die Nieren tasten, wenn der zu Untersuchende mit leicht angezogenen Beinen auf dem Rücken liegt. (Durch das Anwinkeln der Beine wird die Bauchmuskulatur entspannt, was das Tasten in der »Tiefe« sehr erleichtert.)
Um die Niere leichter (bzw. *überhaupt*) tasten zu können, sollten Sie versuchen, sie mit der einen Hand vom Rücken her etwas anzuheben, während Sie gleichzeitig mit der anderen Hand die Niere »erwarten«. Wenn der Untersuchte jetzt noch tief einatmet, zieht sich das Zwerchfell zusammen und schiebt dadurch die Nieren etwas nach »unten«, (medizinisch korrekt hieße das nach *kaudal* = »schwanzwärts«). Mit etwas Glück und »Fingerspitzengefühl« können Sie jetzt den unteren Anteil als glattes, rundes Gebilde spüren.

> *Übrigens:* Falls Sie die linke Niere suchen, können Sie statt dieser leicht die – dann vergrößerte – Milz erwischen. Diese besitzt jedoch einen »scharfen« unteren Rand mit einer spürbaren Einkerbung – s. dazu das Kap. *Die Milz,* S. 280 f.

Das Abklopfen der Niere(nlager) – Palpation

Entzündungen der Niere oder der Nierenlager lassen sich in vielen Fällen bereits am Klopfschmerz erkennen.
Klopfen Sie dazu (sich oder Ihrem Partner) mit der Handkante zunächst leicht, dann stärker, seitlich in die Flanken. Gesunde Nieren verkraften diese leichten Schläge schmerzlos.
Verspüren Sie bei dieser Untersuchung jedoch (Klopf-)Schmerzen, so sollten Sie Ihren Arzt zur weiteren Abklärung der Schmerzursache aufsuchen.

Typische Beschwerden bei einer Nierenkolik:
- dumpfer Flankenschmerz
- Schmerzausstrahlung in den Unterbauch und/oder in den Rücken
- Klopfschmerz in der Nierengegend

Harnleiter

Wenn die (je nach Körpergröße) etwa 30–35 cm langen Harnleiter überhaupt einmal Schwierigkeiten machen, steckt in den meisten Fällen ein festgeklemmter Harnstein dahinter (bzw. darin).
Abgesehen davon, daß diese steckengebliebenen Harnleitersteine den Harnabfluß behindern und damit einen Harnrückstau bis in die Nieren verursachen, kommt es in vielen Fällen auch zur äußerst schmerzhaften Harnleiterkolik.

Beschwerden bei einer Harnleiterkolik:
- messerstichartige Schmerzen
- Ausstrahlung der Schmerzen in Richtung des Harnleiterverlaufs: zur Harnblase, in die Hoden/Schamlippen, evtl. sogar bis in die Oberschenkelinnenseiten

S. zu den verschiedenen Koliken auch den Exkurs *Koliken,* S. 275.

Harnblase

Im leeren Zustand liegt die Harnblase wie ein luftleerer Luftballon hinter dem Schambein. Erst durch die Füllung nimmt die Harnblase langsam Kugelform an. Wieviel Harn insgesamt gespeichert werden kann, variiert im Einzelfall sehr stark, normal ist beim Erwachsenen eine Füllmenge von mindestens $^1/_2$ Liter.

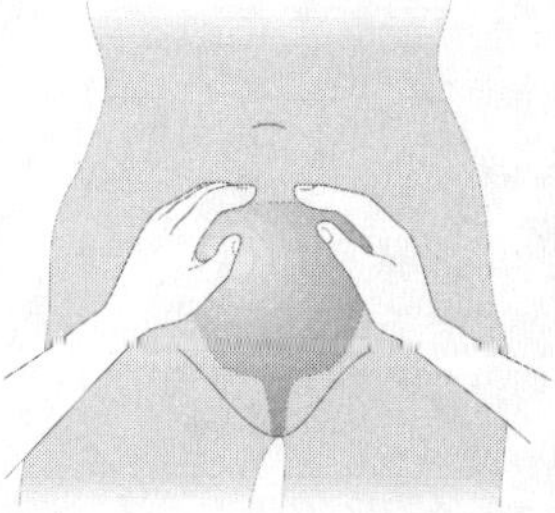

Da man jedoch bereits ab einer Füllmenge von etwa 200 ml Urin Harndrang verspürt, werden diese 500 ml wohl nur in Ausnahmefällen erreicht.
Die »zusammengefallene« (d. h. leere) Harnblase läßt sich auch vom geübtesten Untersucher nicht ertasten. Erst ab der oben angesproche-

nen Füllmenge von 200 ml »erscheint« die Harnblase, wenn Sie mit der Hand einige Fingerbreit oberhalb des Schambeins in der Tiefe suchen. Je stärker die Harnblase gefüllt ist, desto mehr verschiebt sich natürlich auch der Oberrand in Richtung des Bauchnabels. Im extrem vollen Zustand erreicht sie diesen annähernd. (Bei schlankem Bauch ist die volle Harnblase in der Seitenansicht sogar als Vorwölbung sichtbar.)
Wenn Sie die Harnblase ertasten können, dann üben Sie sich auch im Abklopfen. Bemerken Sie, wie der Klopfschall sich verändert, sobald Sie über der (flüssigkeitsgefüllten) Blase klopfen?

Exkurs: Harn

Die Beurteilung des Urins war über Jahrhunderte eine *der* ärztlichen Untersuchungsmethoden. (Nicht zufällig wurden Ärzte im Mittelalter regelmäßig mit einem Urin-Gefäß in der Hand – bei der sog. »Uroskopie«, der Harnschau – abgebildet.) Und ohne die wirklich gründliche (!) Prüfung des Urins wäre wohl auch ein anderer Name als ausgerechnet »Diabetes mellitus« (übersetzt: honigsüßer Durchfluß) für die »Zuckerkrankheit« gefunden worden.
Aber auch ohne die Geschmacksknospen zu bemühen, lassen sich viele krankhafte Veränderungen des Harns bereits ohne große Hilfsmittel feststellen.
Einige Kriterien zur Beurteilung des Harns werden im folgenden kurz vorgestellt:

Die Farbe des Urins

Frischer Harn ist normalerweise hell- bis dunkelgelb, klar und durchsichtig. Bei zunehmender Trinkmenge verdünnt sich der Harn und wird dadurch heller; bei starkem Flüssigkeitsverlust über die Haut (durch das Schwitzen) ist der Harn konzentrierter und dunkler.

Bestandteile

Gesunder Harn enthält keine *festen* Bestandteile. Ob allerdings doch »Fremdkörper« im Urin enthalten sind, läßt sich meist nur im Labor unter dem Mikroskop beurteilen. Um Ihnen trotzdem einmal zu zeigen, was sich bei den verschiedensten Krankheiten alles im Harn finden kann, sind in der folgenden Abbildung einige (!) dieser Bestandteile vorgestellt.

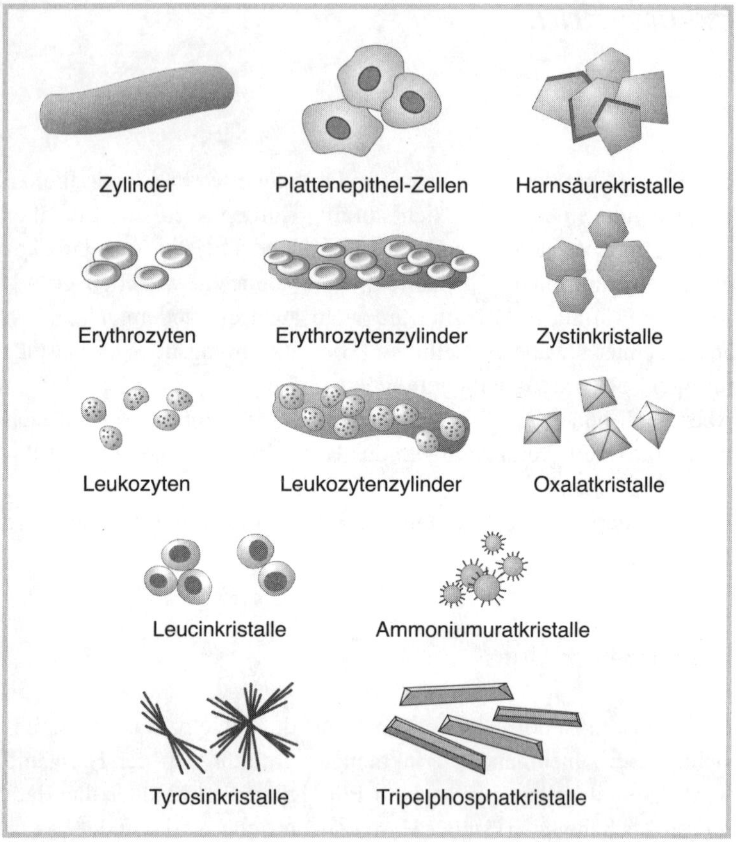

Geruch

Ein »beißender« Uringeruch bildet sich immer dann, wenn Bakterien den Urin zersetzen (bestes Beispiel: öffentliche Toiletten). Stellen Sie diesen Geruch jedoch auch am frischen Urin fest, spricht das für eine bakterielle Infektion der Harnwege und sollte deshalb vom Hausarzt/Urologen abgeklärt werden.

Die Harnmenge – Bestimmung von Ein- und Ausfuhr

Unter »normalen« Lebensbedingungen scheidet die Niere pro Tag nicht mehr als etwa 1,5 Liter Urin aus.

Wichtiger als die absolute Größe der ausgeschiedenen Menge ist jedoch das Verhältnis von aufgenommener zu ausgeschiedener Flüssigkeit.

Testen Sie dies einmal, indem Sie sowohl die aufgenommenen Trinkmengen zusammenrechnen, als auch die Menge Urin durch ein geeignetes Meßgefäß feststellen. Die Menge der ausgeschiedenen Flüssigkeit sollte dabei der aufgenommenen Flüssigkeit entsprechen – so ungefähr jedenfalls.

Durchschnittliche Flüssigkeitsaufnahme und -abgabe pro Tag

Aufnahme in ml		*Abgabe in ml über:*	
Flüssigkeit	1000–1500	Niere (Harn)	1000–1500
Feste Nahrung	700	Haut, Lunge (»Verdunstung«)	900
Oxidationswasser	300	Darm (Stuhl)	100
Gesamt:	2000–2500		2000–2500

(Quelle: modifiziert nach Herold)

Der pH-Wert

Der **pH-Wert** einer Flüssigkeit gibt die Konzentration an gelösten Wasserstoff-Ionen an – und ist damit ein Maß für den Säuregrad einer Flüssigkeit.

Ein pH-Wert von <7,0 wird als »sauer«, ein pH-Wert von 7,0 als »neutral« und ein pH-Wert von >7,0 als »basisch« bezeichnet.

Für den »Hausgebrauch« wird der pH-Wert mit – in der Apotheke erhältlichen – Teststreifen bestimmt, die kurz in den Harnstrahl gehalten werden. Anhand der Farbänderung des Teststreifens läßt sich der entsprechende pH-Wert an einer Farbskala ablesen.

Der Urin-pH-Wert ist nicht nur von den aufgenommenen Nahrungsmitteln (s. Tab. *Harnteststreifen* S. 293), sondern auch von der Tageszeit abhängig. So ist der Harn beispielsweise gegen Mitternacht am »sauersten« und am Morgen am »basischsten«. Allgemein sollte der pH-Wert des Urins jedoch (ungefähr) zwischen 6,2 und 7,0 liegen.

Zum Vergleich die pH-Werte einiger anderer Körperflüssigkeiten:

Flüssigkeit	**normaler pH-Wert**
Blut	≈ 7,4
Speichel	≈ 6,4
Magensaft	≈ 2,0
Tränen	≈ 7,4
Schweiß	4,0–7,0
Sperma	7,2–7,8

Die Stärke des Harnstrahls

Um zu messen, mit welcher Stärke der Harnstrahl (noch) fließt, hat sich für die Praxis die Angabe in »*Zentimeter-Schuhspitze*« bewährt. Näheres dazu s. im Kap. *Die männlichen Geschlechtsorgane/ Prostata*, S. 311 ff.

Eine »gerechtere« (weil nicht nur Männern vorbehaltene) Möglichkeit, die Stärke des Harnstrahls zu messen, ist die Bestimmung des sog. *maximalen Sekundenvolumens*. Normalerweise liegt dieser Wert irgendwo zwischen 20 und 50 ml Harn pro Sekunde. Auffällig (und damit meist krankhaft) wäre jeder Wert *unter* 20 ml/s.

Die Bestimmung des (groben) Sekundenvolumens ist relativ einfach – vorausgesetzt, Sie haben eine Uhr mit Sekundenzeiger und einen Meßbecher. Halten Sie den Meßbecher einfach für ein paar Sekunden in den (maximalen!) Harnstrahl, und teilen Sie anschließend die Harnmenge durch die Sekundenzahl. Und schon haben Sie einen hinreichend genauen Wert (den Sie alljährlich einmal kontrollieren sollten).

Blut im Urin (Hämaturie)

> **Mikrohämaturie:** die im Urin enthaltenen Blutkörperchen (Erythrozyten) sind nur unter dem Mikroskop erkennbar.
> **Makrohämaturie:** das Blut hat den Urin (je nach Blutmenge) hell- bis dunkelrot verfärbt.

Blut hat normalerweise außerhalb des Körpers nichts zu suchen. Also auch nicht im Stuhl oder im Urin.
Aber nicht immer ist soviel Blut im Urin, daß sich dieser dadurch rötlich verfärbt – und damit bereits mit dem bloßen Auge sichtbar wird. Manchmal findet man nur unter dem Mikroskop einige wenige rote Blutkörperchen (Erythrozyten). Da aber auch diese wenigen Blutkörperchen hier nicht hingehören (s. o.), sind auch sie immer Symptom einer bestehenden Erkrankung.
Doch auch ohne Mikroskop lassen sich diese Erythrozyten im Urin (sogar zu Hause) nachweisen – durch Teststreifen.

Urin-Teststreifen

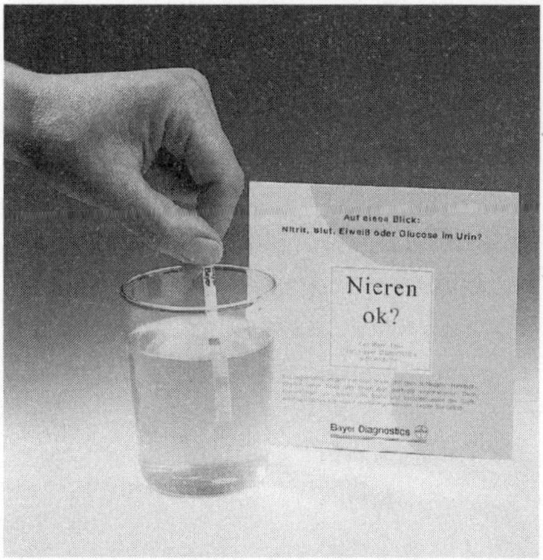

Die Untersuchung des Urins mittels Teststreifen ist ja bereits im Abschnitt über die Niere (S. 282 f) angesprochen worden.
Was mit diesen Teststreifen alles untersucht werden kann, soll hier noch einmal genauer zusammengestellt werden. »Einfache« Teststreifen beschränken sich zumeist auf wenige Parameter, mit denen sich die

Nierenfunktion (grob) beurteilen läßt. So besitzt der abgebildete Urintest vier verschiedene Felder, mit denen der Urin auf:

- Nitrit*
- Eiweiß*
- Glucose (Zucker)*
- Erythrozyten (Blut)*

untersucht wird. (*Was diese Parameter aussagen, s. in der Tab. auf S. 293.)

Bitte beachten: Die Ablesung/Auswertung der Teststreifen erfolgt im Originaltest über mehrfarbige Skalen – die hier leider nur s/w wiedergegeben werden können.

Umfangreichere Teststreifen sind zwar ebenfalls frei in der Apotheke erhältlich, diese werden aber – nicht zuletzt wegen des höheren Preises – vor allem in Arztpraxen und Krankenhäusern eingesetzt.
Mit einem solchen »10-Felder-Teststreifen« lassen sich beispielsweise folgende Parameter bestimmen:

Parameter:	**Hinweis auf:**
Nitrit:	bakterielle Infektion der ableitenden Harnwege oder Nieren durch nitratabbauende Keime
Eiweiß:	eingeschränkte Filterfunktion der Nieren, z. B. infolge Hypertonie, Harnwegsinfekt oder Diabetes mellitus, auch nach übermäßiger körperlicher Anstrengung
Glukose:	erhöhte Blutzuckerkonzentration (Diabetes mellitus)
Erythrozyten:	bakterielle Infektionen oder Tumoren der Nieren und ableitenden Harnwege, Herz-Kreislauf-Erkrankungen, Blutkrankheiten oder nach körperlicher Anstrengung
Keton:	erhöhter Fettabbau bei Fastenkuren, Erbrechen, Diarrhoe, Schilddrüsenüberfunktion oder Diabetes mellitus
Bilirubin:	Leber- und Gallenschäden
Urobilinogen:	erniedrigte Werte bei Gallenverschluß durch Steine oder Malignome, erhöhte Werte bei gestörter Leberfunktion, gesteigertem Hämoglobinabbau oder akuter Hepatitis
Leukozyten:	Entzündungsherde (z. B. Harnwegsinfekte)
pH-Wert:	nahrungsabhängig: sauer (pH $\approx$ 5) bei Fleisch; basisch (pH $\approx$ 8) nach Genuß von Gemüse und Zitrusfrüchten; stark basisch: Harnwegsinfekt
spezifisches Gewicht:	gibt Hinweis auf Harnkonzentration: starke Verdünnung (sG $\approx$1), starke Konzentration (sG $\approx$1,01–1,02)

Der Darm

Die möglichen (oder besser: unmöglichen) Untersuchungen des Darms sind bereits im Kap. *Der Bauch* beschrieben worden, S. 249. Näheres zu Lage und Funktion der einzelnen Darmabschnitte siehe die Übersicht *Verdauungsorgane* auf S. 256.

Appendix – Appendizitis

> Wer glaubt, einen entzündeten »Blinddarm« zu haben, sollte umgehend den Arzt aufsuchen – ohne Wenn und Aber. Lieber ein Arztbesuch »zuviel«, als einen geplatzten (perforierten) Blinddarm zu riskieren.

Trotzdem kann es sicherlich nicht schaden, wenn man einige wichtige Erkennungszeichen einer Appendizitis, so der korrekte Name für die »Blinddarmentzündung«, kennt.
Eine »simple« Appendizitis richtig (!) zu erkennen gehört auch heute noch zu den großen Herausforderungen der Chirurgie. Bei dieser Entzündung gibt es keine *sicheren* Symptome, die einem sofort zeigen, womit man es zu tun hat. Es gibt zwar eine Menge Symptome, die auf eine Appendizitis hinweisen, ob die Diagnose richtig war, bestätigt sich allerdings erst, wenn der Appendix »draußen« ist.
Die wichtigsten dieser Symptome sind in der folgenden Tabelle zusammengestellt. Jedes Symptom für sich kann vielerlei Ursachen haben, aber je mehr Symptome gleichzeitig vorhanden sind, desto wahrscheinlicher ist eine Appendizitis. (Aber wie gesagt: Auch die akuteste Appendizitis kann unter Umständen ohne die genannten Symptome ablaufen.)

Typische Symptome einer Appendizitis (Blinddarmentzündung):
- Appetitlosigkeit; Übelkeit und Erbrechen; evtl. trockene, belegte Zunge
- leichtes Fieber – wichtig: die rektal gemessene Temperatur liegt mehr als ein Grad über der unter der Achsel gemessenen Temperatur (normal ist eine Differenz von ca. 0,5 Grad – s. S. 101)
- rechtsseitiger Unterbauchschmerz (der im Verlauf der Entzündung aber auch in andere Bauchbereiche »wandern« kann)
- angespannte Bauchdecke (Abwehrspannung)

Falls der Wurmfortsatz bereits »geplatzt« (perforiert) ist:
- starke Schmerzen in der gesamten Bauchhöhle
- »bretthharte« Bauchdecke

Appendizitis-Zeichen

Die folgenden beiden Druckpunkte sind von Medizinern namens McBurney und Lanz beschrieben und später nach ihnen benannt worden. Für die Diagnose einer Appendizitis spricht, wenn an diesen Punkten Druckschmerz auslösbar ist (Schmerz beim Draufdrücken und/oder beim Loslassen).

McBurney-Punkt

Der McBurney-Punkt liegt etwa in der Mitte der Verbindungslinie zwischen dem (leicht zu tastenden) vorderen, oberen rechten Darm-

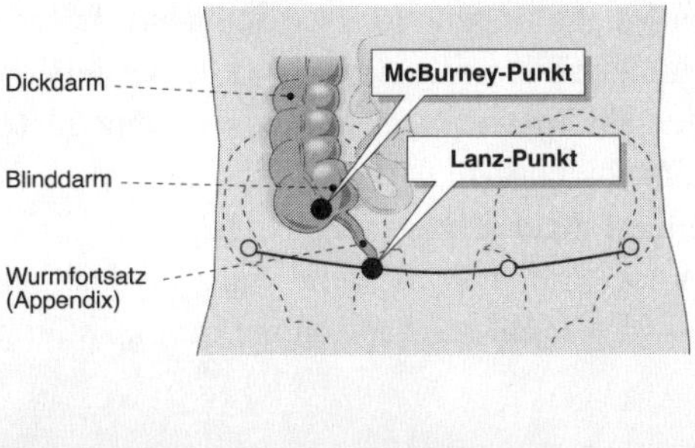

beinstachel und dem Bauchnabel. Das ist dann ungefähr der Punkt, wo der Wurmfortsatz aus dem (richtigen) Blinddarm abgeht.

Lanz-Punkt

Um den Lanz-Punkt zu finden, müssen Sie die beiden vorderen Darmbeinstachel mit einer Linie verbinden. In drei gleich lange Abschnitte geteilt, befindet sich der gesuchte Punkt genau am Ende des rechten Drittels. *(Sie wissen schon, links/rechts immer aus der Sicht des Untersuchten!)*
Der Lanz-Punkt liegt damit ungefähr an der Stelle, an der der Appendix normalerweise endet.
(Allerdings sind wenige Organe in ihrer Lage so variabel wie der Wurmfortsatz. Dieser kann im Grunde genommen in alle Richtungen verlaufen – in seltenen Fällen sogar nach oben.)

Loslaßschmerz

Der bereits erwähnte Loslaßschmerz tritt immer dann auf, wenn die Bauchhöhlenwand oder das Bauchfell (das Peritoneum) gereizt sind, beispielsweise durch eine Entzündung, und damit in den meisten Fällen auch bei einer *Appendizitis*.
Wegen der Ausdehnung des Bauchfells über den gesamten Bauchraum kann der Loslaßschmerz auch weit entfernt vom eigentlich Schmerzort (beispielsweise auf der anderen Bauchseite) provoziert werden.
Um den Loslaßschmerz auszulösen, drücken Sie die Bauchwand vorsichtig mit den Fingerkuppen ein. Der Schmerz, der gegebenenfalls durch das Eindrücken entsteht, sollte – trotz des bestehenden Drucks – langsam wieder abklingen. Nach einigen Sekunden (einige Ärzte warten bis zu einer halben Minute) heben Sie den Druck dann plötzlich auf, indem Sie die Finger schnell wegziehen.
Von Loslaßschmerz spricht man, wenn während des Wegziehens der Finger (also des »Loslassens«) der Schmerz stark zunimmt.

Blumberg-Zeichen

Der Arzt Blumberg hat Anfang des Jahrhunderts für den Loslaßschmerz (als Appendizitis-Zeichen) auch eine »typische« Stelle am Bauch beschrieben: auf der linken (!) Bauchseite, gegenüber den oben beschriebenen Druckpunkten. Sie brauchen also nur den McBurney- oder Lanz-Punkt auf die andere Seite zu »spiegeln«, schon haben Sie die die günstigste Stelle, um einen eventuellen Loslaßschmerz auslösen zu können.

Rovsing-Zeichen

Mit dem Blinddarm (und seinem kleinen Wurmfortsatz) geht der Dünn- in den Dickdarm über. Anschließend verläuft der Dickdarm wie ein auf dem Kopf stehendes »U« über den gesamten Bauchraum, auf der rechten Seite bis hoch an den Rippenbogen, dann quer bis an die linken Rippenbogen und dann wieder gerade herunter bis in das Becken (s. dazu die Abb. Verdauungsorgane auf S. 256)
Durch das Ausstreichen des Dickdarms entgegen seiner normalen Transportrichtung (d. h. jetzt: links unten → links oben → rechts oben → rechts unten) wird der Darminhalt bis in den Blinddarm »zurückgeschoben«. Wird durch das Ausstreichen des Dickdarms an dieser Stelle Schmerz ausgelöst (bzw. verstärkt), spricht das ebenfalls für eine bestehende »Blinddarmentzündung«.
Die nächsten drei Tests sind – zugegeben – etwas »exotischer«, sollen aber der Vollständigkeit halber auch kurz beschrieben werden.

Beuge-Schmerz

Wenn der Wurmfortsatz – statt normal »herunterzuhängen« – eine abweichende Lage eingenommen hat, kann durch das Beugen des Oberschenkels in der Hüfte gegen Widerstand (z. B. eine dagegendrückende Hand) Schmerz in der Blinddarm-Region provoziert werden.

Ten-Horn-Zeichen

Ähnlich bei diesem (»Männer-«)Zeichen: Hier löst der (vorsichtige) Zug am Hodensack – und damit am Samenstrang – Schmerzen in der Blinddarmregion aus.
(Zu kräftiger Zug führt allerdings zu ganz anderen Schmerzen, aber das hat dann nichts mit einer »Blinddarmentzündung« zu tun – also bitte Vorsicht.)

Sitkowski-Zeichen

Dieses letzte Zeichen beschreibt, daß sich bei einer »echten« Appendizitis der Schmerz im rechten Unterbauch *verstärkt*, wenn sich der Betroffene im Liegen auf die linke Körperseite dreht.

Exkurs: Cholesterin

Cholesterin ist ein Grundstoff zur »Herstellung« der Steroidhormone und kommt in fast allen Zellen des Körpers vor. Die benötigte Menge von ca. einem Gramm pro Tag wird nur zu einem Drittel über die Nahrung und damit über den Darm aufgenommen, der Rest muß im Körper (in der Leber und in der Darmwand) selbst produziert werden. Im Blut wird das Cholesterin von sog. **LD**- und **VLD-L**ipoproteinen (benannt nach ihrer Dichte: *low density* und *very low density*) zu den einzelnen Zellen und von **HD-L**ipoproteinen *(high density)* zur Leber als Ausscheidungsorgan des Cholesterins transportiert.
Vereinfacht gesagt, sollte die *HDL-Konzentration* also *möglichst hoch* und die *LDL-Konzentration* im Blut *möglichst niedrig* sein. Eine erhöhte Cholesterinkonzentration im Blut (über 200 mg/dl = Hypercholesterinämie) wird für zahlreiche Erkrankungen verantwortlich gemacht, u. a. für die Arteriosklerose (»Arterienverkalkung«) und – daraus resultierend – Herzinfarkt, Schlaganfall und arteriellen Verschlußkrankeiten (AVK).
Bestimmen läßt sich der Cholesterinwert (leider) auch wieder nur direkt im Blut.

Normalwerte (in mg/dl)

Gesamtcholesterin:	<200*
LDL-Cholesterin:	<150
HDL-Cholesterin:	>40
Triglyceride:	<180

* einige Autoren lassen aber sogar 240 mg/dl noch als »normal« durchgehen

Doch auch dafür gibt es mittlerweile Testgeräte im Handel, die nach dem gleichen Prinzip wie die Blutzuckermeßgeräte bedient werden. (Einige neuere Geräte können sogar beide Werte – Blutzucker und Cholesterin – in einer Messung bestimmen.)

Die nebenstehende Abb. zeigt eines von mehreren am Markt erhältlichen Geräten. Über die unterschiedlichen Gerätetypen lassen Sie sich am besten von Ihrem Apotheker bzw. Sanitätsfachhändler beraten.

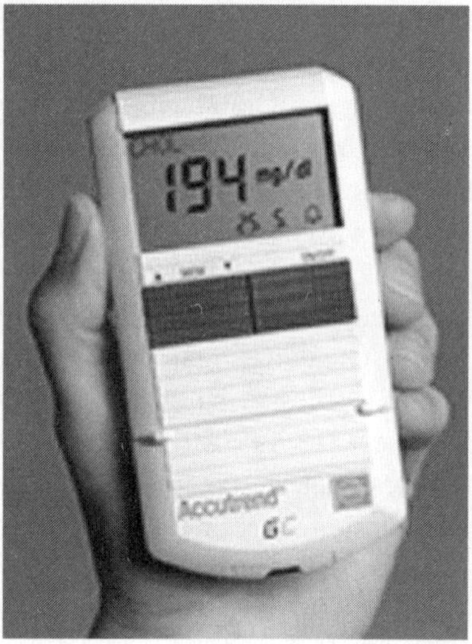

DIE LEISTE(NGEGEND)

Der Leistenkanal

Wie die Eierstöcke beim weiblichen, sind auch die Hoden beim männlichen Fötus im Unterbauch angelegt. Erst am Ende der Schwangerschaft wandern die Hoden dann über den *Leistenkanal* in den Hodensack (das Skrotum) hinab. Da der Hoden dabei alle Versorgungswege (Blutgefäße, Nerven, Samenleiter) hinter sich »herzieht«, verlaufen diese auch nach dem Abstieg durch den Leistenkanal. In der ansonsten von Muskelzügen gut geschützten Bauchwand bildet dieser Kanal die einzige Schwachstelle. Relativ häufig kommt es deshalb zur Bildung von Leistenhernien (s. u.).
Zur Orientierung: Der Leistenkanal verläuft parallel zum gut tastbaren Leistenband – s. Abb. S. 304.

Als Hernie (lateinisch für *Bruch*) wird eine *Vorwölbung (Ausstülpung) von Organen des Bauchraums durch Lücken der Bauchwand* (*Bruchpforten*) in einen *Bruchsack* bezeichnet. Schiebt sich das Bauchfell mit in den Bruchsack hinein – und bildet dadurch dessen innere Wand –, bezeichnet man diese Brüche als *komplette Hernien*. Bei den selteneren *Gleithernien* wird die Wand des Bruchsacks vom ausgestülpten Organ selbst gebildet. Wegen der Gefahr der vollständigen Abklemmung und des damit verbundenen Absterbens des Bruchinhaltes wird in den meisten Fällen ein *operativer Verschluß der Bruchpforte* (Herniotomie) empfohlen. »Höchste Zeit« für die Operation wird es, wenn sich der Bruchinhalt nicht mehr von außen mit der Hand zurückschieben läßt.

Leistenringe

Die Zugänge zum Leistenkanal werden als (»äußere« und »innere«) Leistenringe bezeichnet.
Wie diese Leistenringe ertastet werden können, s. im Kap. *Die Geschlechtsorgane,* S. 313 f.

Leistenhernie

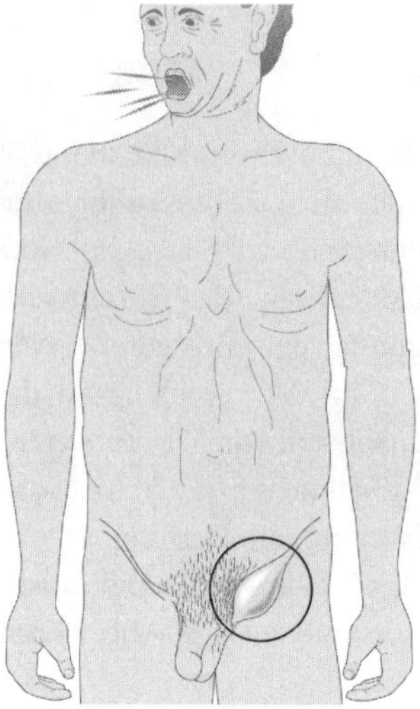

Wie oben bereits beschrieben, bildet der Leistenkanal die »Schwachstelle« der Bauchwand.
Erhöht sich im Bauch der Druck (beispielsweise durch Pressen oder auch durch Husten), dann kann sich unter Umständen Bauchinhalt durch den Leistenkanal vorschieben – im Extremfall bis ins Skrotum.
Da vor den Bauchorganen noch das »Bauchnetz« hängt, schiebt sich dieses in der Regel als erstes in die Bruchöffnung. Erst wenn die Öffnung etwas größer geworden ist (und/oder der Druck im Bauch angestiegen ist), können auch Teile des Darms hineingedrückt werden.
Erkennbar ist ein solcher Leistenbruch oftmals bereits an der deutlich sichtbaren Vorwölbung an der Leiste. Diese Vorwölbung vergrößert sich, wenn der Druck im Bauch »künstlich« erhöht wird – also beispielsweise durch Husten (s. Abb.).

Symptome eines beginnenden Leistenbruchs:
- ziehende Schmerzen an der Bruchstelle
- sichtbare Vorwölbung an der Leiste (Verstärkung beim Husten)
- Bruchinhalt läßt sich vorsichtig wieder zurückschieben
- evtl. Übelkeit und Erbrechen

Solange sich der Bruchinhalt wieder von allein (oder wenigstens mit der Hand oder mit Hilfe eines sog. Bruchbandes) zurückschieben läßt, ist ein Leistenbruch (noch) nicht weiter gefährlich. Allerdings besteht ständig die Gefahr, daß sich der Bruch einklemmt und dadurch von der

Blutzufuhr abgeschnitten wird. Oder – falls sich Darmanteile im Bruchsack befinden – daß der Darm durch die Einklemmung unterbrochen wird und damit de facto ein Darmverschluß bestünde.

Achtung Einklemmung! – Bitte umgehend den Arzt aufsuchen
- Bruchinhalt läßt sich nicht mehr zurückdrücken
- heftiger Schmerz
- Druckschmerz auch am übrigen Bauch

Bruchinhalt

Ob sich »nur« Bauchfell oder auch Darm im Bruchsack befindet, können Sie mit einem Stethoskop herausfinden. Darmschlingen würden – solange sie noch nicht abgeklemmt sind – hörbar »plätschern«, während das Bauchfell »stumm« bliebe.

Die Lymphknoten der Leiste

In der Leistenregion fließen die Lymphgefäße aus vier Regionen zusammen (s. Abb.):

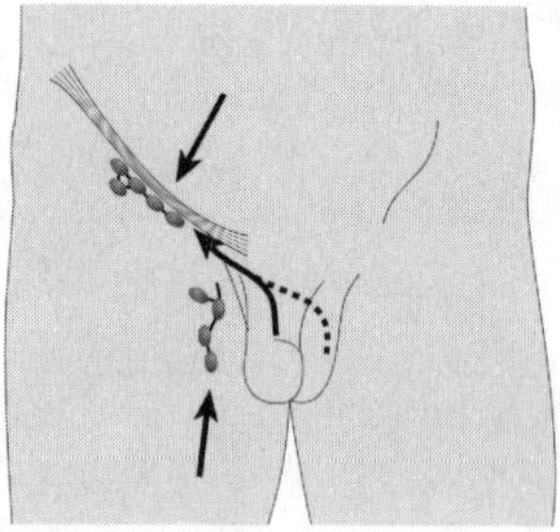

- vom Bauchraum
- vom Bein
- von den äußeren Geschlechtsorganen
- von der Afterregion

Erkrankungen in diesen Gebieten führen deshalb schnell zu vergrößerten Leistenlymphknoten.

Die meisten Leistenlymphknoten liegen in der Nähe des Leistenbandes. Diese ganze Region sollten Sie regelmäßig abtasten – (Näheres dazu s. im Kap. *Lymphbahnen und -knoten*, S. 113).

Auch hier gilt: Gesunde Lymphknoten lassen sich nur sehr vage »erahnen«. Sind die Lymphknoten jedoch gut tastbar, dann sind sie in der Regel vergrößert und damit auffällig!

Die weiblichen Geschlechtsorgane

Auffällige Beschwerden und Symptome:

- Schmerzen
- Schwellungen
- »Warzen«
- Jucken, Brennen
- Ausfluß
- unangenehmer Geruch

Wenn Sie folgende Beschwerden im Intimbereich bemerken, sollten Sie auf jeden Fall Ihre Frauenärztin aufsuchen.
Falls Sie sich gerne vorher selbst untersuchen möchten, ist das im Bereich des äußeren Genitals, mit Hilfe eines Spiegels, gut möglich. (Außerdem können Sie Ihrer Frauenärztin dadurch eine noch genauere Beschreibung Ihrer Beschwerden geben.)

Ausfluß kann zu brennenden Schmerzen, geröteten, wunden Schamlippen, Juckreiz und unangenehmem Geruch führen. Die Farbe kann von weiß-gelblich, bräunlich grünlich oder selten auch blutig variieren, die Konsistenz dünnflüssig, bröckelig oder rahmig-dickflüssig sein.
Völlig normal ist dagegen, wenn Sie bei sich im Zyklusablauf, nahe des Eisprungs, den Abgang von klarem, dünnflüssigem Sekret beobachten. Dieser Schleim von den Drüsen des Gebärmutterhalskanals verliert zum Zeitpunkt des Eisprungs seine Zähflüssigkeit, damit die Spermien leichter hindurch können. Nehmen Sie etwas von diesem Schleim zwischen Daumen und Zeigefinger, und ziehen Sie die Schleimfäden auseinander. Können Sie diese Fäden mehrere Zentimeter lang ziehen, spricht man von der *Spinnbarkeit* des Schleims.
Allergien auf stark parfümierte Seifen, Intimsprays oder Waschlotionen fallen durch Jucken, Brennen, Hautrötung, Schwellung oder sogar Bläschenbildung auf. Bedenken Sie, daß Hygiene im Intimbereich wichtig ist, oft ist jedoch klares Wasser sinnvoller als aggressive Reinigungsmittel.

Abszesse an Drüsenausführungsgängen können große Schwellungen im Bereich einer Schamlippe, verbunden mit starkem Spannungsgefühl und Schmerzen, Rötung und Überwärmung des Areals verursachen.

Wärzchen im Bereich der Schamlippen oder des Afters, wie kleine Blumenkohlröschen aussehend, eventuell brennend, können durch bestimmte Viren hervorgerufen werden. Wichtig ist hier die Mitbehandlung Ihres Partners, da Sie sich sonst immer wieder gegenseitig mit den Erregern anstecken (»*Ping-Pong-Effekt*«)!

> *Achtung:* Alle nicht-heilenden, leicht blutenden, nässenden und/oder wachsenden Hautveränderungen im Intimbereich sollten Sie umgehend Ihrer Frauenärztin vorstellen.

Exkurs: Schwangerschaft

Lexikon:
Fundus: oberer Rand der Gebärmutter
HCG: »Schwangerschaftshormon« (Humanes Choriongonadotropin)
SSW: Schwangerschaftswoche

Schwangerschaft-Fundusstand

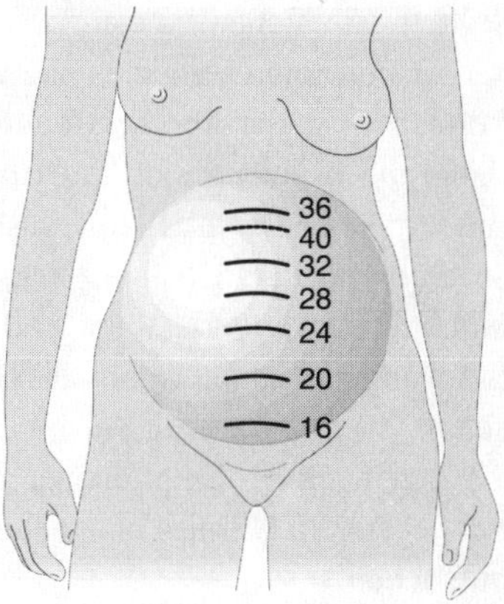

Wenn Sie als Schwangere das Wachstum Ihrer Gebärmutter mitverfolgen wollen, können Sie das am einfachsten überprüfen, indem Sie sich bequem auf den Rücken legen und mit Ihren Handkanten nach dem oberen Ende der Gebärmutter tasten.
Wenn Sie dabei vorsichtig Ihre Bauchdecke mit den Handkanten eindrücken, werden Sie den festen Rand der Gebärmutter fühlen.
Dabei ist auch ganz normal, daß Sie in der ungefähr 36. Schwangerschaftswoche (SSW) die Gebärmutter näher an Ihren Rippen tasten als zum Geburtstermin: Ihr Baby rutscht nämlich zum Ende der Schwangerschaft etwas tiefer in Ihr Becken hinein, so daß zu den Rippen hin wieder etwas mehr Platz frei wird.

Wie errechne ich den Geburtstermin?
Zum Beispiel nach der »Naegelschen Regel«:
Geburtstermin = 1. Tag der letzten Periode – 3 Monate + 7 Tage + 1 Jahr
Aber: Nur ca. 4% der Kinder kommen am errechneten Geburtstermin zur Welt, innerhalb von 7 Tagen ca. 26% und innerhalb von 3 Wochen (!) 66%.

Schwangerschaftstests

Es gibt verschiedene Hinweise für eine eingetretene Schwangerschaft, wobei Sie zwischen sicheren und unsicheren Zeichen unterscheiden sollten. Ein sicheres Zeichen ist der Nachweis des sog. Schwangerschaftshormons (Humanes Choriongonadotropin = HCG). Diesen Test können Sie in der Apotheke kaufen und zu Hause durchführen, es wird dabei die Konzentration des Hormons in Ihrem *Urin* gemessen. Die modernen Tests werden mit Ausbleiben der nächsten erwarteten Menstruation positiv, d. h., sie zeigen eine Schwangerschaft an.
Noch etwas zuverlässiger und schneller sind Bestimmungen des Schwangerschaftshormons aus dem *Blut*. Sie können eine Schwangerschaft bereits vor dem Ausbleiben der nächsten Periode, ca. 10 bis 12 Tage nach der Empfängnis, nachweisen. Grundsätzlich sollten Sie bei negativem Urintest und weiterem Ausbleiben der Periode den Arzt aufsuchen.
Ebenfalls von Ihnen selbst festzustellende, jedoch eher *unsichere Hinweise für das Bestehen einer Schwangerschaft* sind:

- Ausbleiben der Monatsblutung, insbesondere dann, wenn Sie und Ihr Partner nicht (oder nicht sicher) verhütet haben
- Anhaltende Übelkeit/Erbrechen (nicht nur morgens)
- Spannungsgefühl in der Brust, beidseits Größenzunahme
- Verstärkte Pigmentierung der Brustwarzen/der Mittellinie zwischen Bauchnabel und Beginn der Schambehaarung
- Größenzunahme des Bauchumfangs

Die männlichen Geschlechtsorgane

Prostata

Die etwa kastaniengroße **Prostata** (griechisch für *Vorsteher*, daher der deutsche Name *Vorsteherdrüse*) liegt hinter der Harnblase. In der Prostata wird ein Sekret gebildet, das während der Ejakulation der Samenflüssigkeit beigemischt wird. (Dieses Sekret kann u. U. zu Prostatasteinen verkalken.) Nach dem vierzigsten Lebensjahr beginnt ein Umbau v. a. der Innendrüsen der Prostata, der in ca. 50% aller Fälle (!) zur Bildung eines (gutartigen) *Prostataadenoms* führt. Die sich bis zum Zehnfachen ihrer Normalgröße ausdehnende Prostata kann die Harnröhre abdrücken und dadurch den Harnabfluß (die Miktion, »Wasserlassen«) erschweren bzw. unmöglich machen.

Symptome bei Prostatavergrößerung (Prostatahyperplasie)

- häufigeres Wasserlassen (auch nachts!)
- verzögerter »Start« beim Wasserlassen
- schwächerer Harnstrahl (siehe Test unten)
- dadurch länger andauerndes Wasserlassen
- im fortgeschrittenerem Stadium: vollständige Blasenentleerung nicht mehr möglich (Restharn)

Symptome bei entzündeter Prostata

- Druckschmerz besonders im Bereich des Damms
- Spannungs- und Fremdkörpergefühl im Unterbauch
- evtl. schmerzhafter Stuhlgang

Stärke des Harnstrahls

Durch die Größenzunahme der Prostata wird die Harnröhre immer weiter eingeengt, und das führt irgendwann zu einem schwächer

werdenden Harnstrahl. Statt dessen Stärke mit komplizierten Meßverfahren zu bestimmen, reicht für den »Hausgebrauch« die Angabe in »Zentimeter-Schuhspitze« (s. S. 290).
Und dieser Test ist eigentlich nichts anderes als das allen Männern aus Kindertagen bekannte »Weitpinkeln« – nur eben mit »wissenschaftlichem Anspruch«.

Probieren Sie deshalb bei Gelegenheit wieder einmal aus, wieviel Zentimeter Sie noch »schaffen« – eine ungefähre Schätzung reicht völlig.
(Und einmal ehrlich: Stellen Sie – über die Jahre hinweg – fest, daß der Strahl den Schuhspitzen immer näher kommt?)
Die folgende Übersicht faßt außerdem einige Fragen zusammen, die Probleme mit der Prostata offenlegen können. Falls Sie mehrere dieser Fragen mit »Ja« beantworten müssen, sollten Sie das bei Gelegenheit Ihrem Hausarzt/Urologen berichten.

Testfragen zur Prostatavergrößerung (modifiziert nach Sökeland):
- Hatten Sie in der letzten Zeit häufiger das Gefühl, daß Ihre Blase nach dem Wasserlassen nicht ganz entleert war?
- Mußten Sie in der letzten Zeit häufiger innerhalb kurzer Zeitabstände erneut Wasser lassen?
- Mußten Sie in der letzten Zeit beim Wasserlassen mehrmals aufhören und neu beginnen?
- Hatten Sie während der letzten Zeit Schwierigkeiten, das Wasserlassen hinauszuzögern?
- Hatten Sie in der letzten Zeit häufiger einen schwachen Strahl beim Wasserlassen?
- Mußten Sie in der letzten Zeit häufiger (anstrengend) pressen, um mit dem Wasserlassen zu beginnen?
- Mußten Sie in der letzten Zeit häufiger nachts aufstehen, um Wasser zu lassen?

Hoden/Nebenhoden/Samenstrang

Daß der linke Hoden etwas tiefer »hängt« als der rechte, sollte kein Grund zur Besorgnis sein, das ist bei fast allen Männern so. (Theoretisch ist das – wohl – dem Verlauf der Aorta auf der linken Körperseite zu verdanken. Praktisch hat das den Nutzen, daß beide Hoden platzsparender nebeneinander untergebracht werden können.)
Die »eiförmigen« Hoden habe jeweils eine Größe von etwa 3,5 bis 5,5 cm im Durchmesser und eine »gummiartige« Konsistenz.
Auch wenn es letztlich auf ein »paar Millimeter« nicht ankommt, kann die genaue Größe der Hoden doch wichtig sein, um krankhafte Veränderungen feststellen zu können. Beispielsweise bilden sich die Hoden bei Einnahme von sogenannten Anabolika in ihrer Größe zurück (sie »schrumpfen«) und bekommen gleichzeitig eine weichere Konsistenz. (Was allerdings nur schwer durch das Tasten allein festgestellt werden kann. Die Dichteuntersuchung läßt sich mit Ultraschall genauer durchführen.)
Der ca. 4 cm lange **Nebenhoden** liegt »keulenförmig« am Hinterrand des Hodens. Sowohl der Nebenhoden als auch der stricknadeldicke (relativ harte) **Samenstrang** sollten sich deutlich tasten und abgrenzen lassen.

Palpation/Selbstuntersuchung

Die Selbstuntersuchung des Hodens ist eine der einfachsten, wirkungsvollsten und damit wichtigsten Krebsvorsorgeuntersuchungen des Mannes. Die meisten Hodentumore haben eine gute Chance auf Heilung – wenn sie früh genug entdeckt werden.
Zur gründlichen (Selbst-)Untersuchung des Hodens gehört nicht nur das Abtasten der Hoden und Nebenhoden (s. Abb. a und b auf S. 314), sondern auch das Ertasten des Samenstrangs und die Kontrolle der Lymphknoten der Leistenregion (s. dazu auch die Kap. *Exkurs: Die Lymphbahnen* und *-knoten* und *Die Leiste(ngegend),* S. 113 und 301 ff).

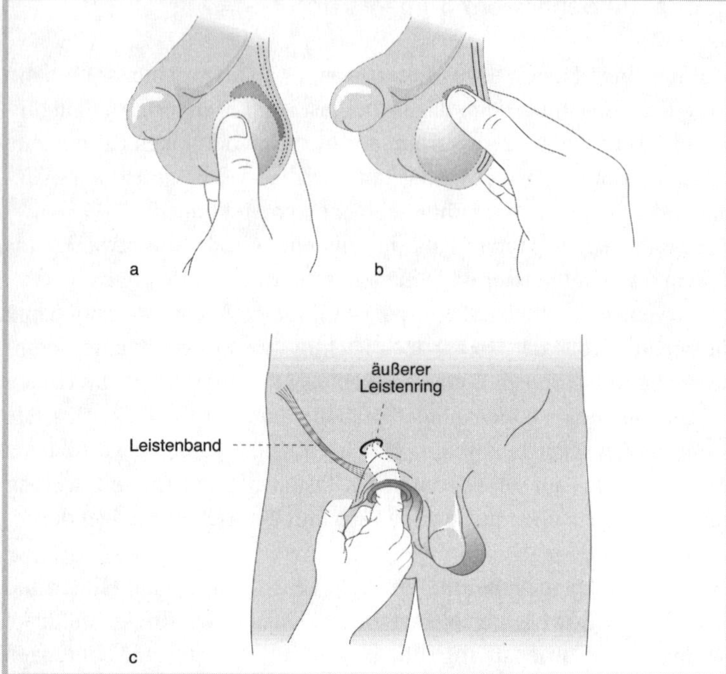

Beim Abtasten des Hodens achten Sie besonders auf folgende Punkte:

- Sind die Hoden prall-elastisch tastbar? (Abb. a)
- Haben die Hoden eine glatte Oberfläche? (Abb. a)
- Lassen sich die Nebenhoden deutlich von den Hoden abgrenzen? (Abb. b)

Hodentumore lassen sich als harte, nicht schmerzhafte (!) Geschwülste am Hoden oder Nebenhoden ertasten.

Falls Sie beim regelmäßigen (!) Abtasten des Hodens irgendwelche Veränderungen feststellen können, sollten Sie diese Ihrem Arzt vorstellen.

Untersuchung des Leistenrings

Um die Öffnung des Leistenkanals ertasten zu können, müssen Sie die Haut des Hodensacks mit einem Finger nach innen »einstülpen« (s. Abb. c).
Versuchen Sie jetzt, dem deutlich tastbaren Samenstrang bis zur Öffnung des Leistenkanals am Leistenring zu folgen. Wenn Sie den Leistenring gefunden haben, lassen Sie Ihren Finger vor der Öffnung und husten Sie ein paar Mal.
Falls sich bereits eine kleine Leistenhernie gebildet hätte, würde sich diese jetzt durch die Druckerhöhung im Bauchraum gegen Ihren Finger drücken.
Versuchen Sie es einfach – und keine Angst, wenn Sie vorsichtig vorgehen, kann auch bei dieser Untersuchung nichts passieren.

Diaphanoskopie

Das »Durchleuchten« des Skrotums ist ein einfacher Test, um eine Hydrozele von einem Leistenbruch zu unterscheiden.

> Als **Hydrozele** (übersetzt: Wasserbruch) bezeichnet man die (krankhafte) Flüssigkeitseinlagerung zwischen den beiden Wandschichten des Skrotums. Diese Flüssigkeitsansammlung führt dazu, daß der Hodensack (schmerzlos!) zu einer prall-elastischen Geschwulst anschwillt.

Zum »Durchleuchten« benötigen Sie lediglich eine Taschenlampe, mit der Sie (im abgedunkelten Raum) den angeschwollenen Hodensack quer durchleuchten.
Läßt sich das Skrotum bei diesem Test sichtbar durchleuchten, so ist der Hodensack – mit ziemlicher Sicherheit – »nur« mit Flüssigkeit gefüllt. Darmschlingen (bei einem Leistenbruch) würden das Licht hingegen nicht durchlassen.

Achtung: Auch eine »harmlose« Hydrozele gehört in ärztliche Behandlung. (Gleich nachdem Sie die Taschenlampe weggelegt haben …)

Sperma-Untersuchung

Die Untersuchung des Spermas wird in der Regel nur dann notwendig, wenn – trotz aller Versuche – Nachkommen ausbleiben.
Die richtige Auswertung der Spermauntersuchung (unter einem Mikroskop) setzt viel Erfahrung voraus, so daß man sie den Fachleuten überlassen sollte.
Einige wenige Eigenschaften kann man auch zu Hause testen:

Menge:	2–6 ml*
Verflüssigungszeit:	<30 min. (bei ≈ 30 Grad Celsius)
Geruch:	»kastanienartig«

* Mindestens fünf Tage »Enthaltsamkeit« vorausgehend.

Falls Sie ein Mikroskop besitzen oder einfach nur Interesse an der Spermauntersuchung haben, so wird das Sperma »professionell« untersucht:
Nachdem das Sperma sich verflüssigt hat, geben Sie einen Tropfen auf den Objektträger. Deckgläschen drauf – und ab unters Mikroskop. Hier eine Zusammenstellung der wichtigsten Normalbefunde:

Gesamtzahl:	>40 Millionen (Wie wollen Sie *das* herausbekommen?)
Anzahl Spermien/ml:	20 Millionen (s.o.)
Sofort »munter« beweglich:	>50 % (schätzen – mindestens jede zweite »schwimmt«)
Bewegliche Spermien nach 4 h:	>15 % (schätzen – mindestens jede siebte »schwimmt«)
pH-Wert:	7,2–7,8 (pH-Teststreifen)

Der After

Den eigenen After (lat.: *Anus*) zu untersuchen ist zwar nicht prinzipiell unmöglich, aber doch zumindest sehr, sehr umständlich.
(Nur zwei Fragen: Haben Sie genügend Spiegel? Und – haben Sie genügend Arme?)
Um aber auch diese wichtige Region des eigenen Körpers kennenzulernen, ziehen Sie besser eine vertrauensvolle Hilfsperson hinzu.
In der folgenden Abbildung ist so ziemlich alles versammelt, was einem bei der Untersuchung des Afters »begegnen« kann. Der obere Abbildungsteil zeigt den After im Querschnitt, der untere Teil in der Draufsicht.

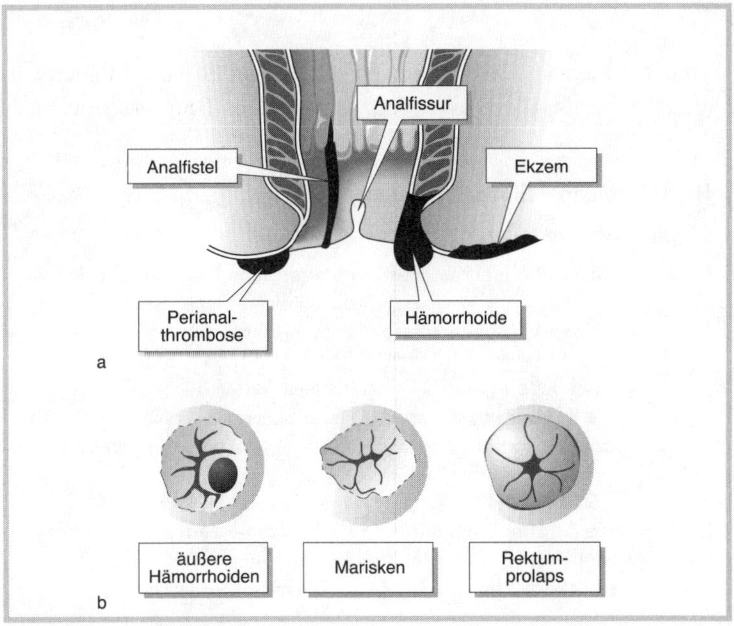

Und hier eine kurze Beschreibung dieser krankhaften (und in der Regel sehr unangenehmen) Veränderungen des Afters:

Als **Analfissuren** bezeichnet man schmerzhafte Einrisse der Analschleimhaut und/oder der umgebenden Haut. Diese Hautrisse können sich unter Umständen sogar bis zum Schließmuskel ausbreiten.

Analfisteln sind »Gänge«, die sich neben dem normalen Darmausgang durch das umgebende Gewebe gebildet haben. Wenn diese Fisteln bis zur Außenhaut reichen, sind sie an der Fistelöffnung mit bloßem Auge erkennbar. Symptome sind Schmerzen (besonders beim Stuhlgang und beim längeren Sitzen) sowie nässende bis eitrige Ausflüsse aus den Gängen. (Besteht eine Verbindung zum Analkanal, kann aus diesen Fisteln auch Stuhl abgegeben werden.)

(*Anal-*)**Ekzeme** sind entzündliche (und juckende) Hautveränderungen.

Hämorrhoiden sind Ausweitungen von Blutgefäßen im Analbereich. Diese Blutgefäße führen vorwiegend arterielles Blut, erkennbar bei

Hämorrhoiden – Stadieneinteilung

Grad	*Beschreibung*	*Symptome*
I	von außen nicht sichtbar	gelegentliche Blutungen; Juckreiz, aber keine Schmerzen
II	wölben sich beim Pressen nach außen, bilden sich anschließend zurück	seltener Blutungen; stärkerer Juckreiz, Brennen, Nässen
III	wie II, aber keine spontane Rückbildung mehr (mit Finger zurückdrückbar)	kaum Blutungen, schleimiger Ausfluß, zunehmende Schmerzen
IV	wie III, aber auch mit dem Finger nicht mehr zurückdrückbar	starke Schmerzen, z.T. Hautdefekte

evtl. auftretenden Hämorrhoidalblutungen an der *hellroten* Farbe (meist erkennbar am Toilettenpapier, seltener als Stuhlauflagerungen). Geschätzt sollen nahezu 3/4 aller Erwachsenen an Hämorrhoiden (unterschiedlichen Schweregrads) leiden.

Marisken kommen als harmlose, weiche, teilweise knotige Hautfalten am Übergang der Analschleimhaut und der normalen Haut vor. Probleme bereiten sie vor allem wegen des Juckreizes, der durch die eventuelle Einschränkung der Körperhygiene noch zusätzlich verstärkt wird.

Zur **Perianalthrombose** kommt es durch einen Verschluß einer der (vielen) Venen im Anusbereich. Liegt dieser Verschluß dicht unter der Haut, bildet sich ein praller, blau-roter Gefäßknoten; liegt der Verschluß tiefer, schwillt der gesamte Analrand an. Charakteristisch sind plötzliche, stechende Schmerzen – nicht nur bei Berührung, aber dann besonders. (Vorsichtig tasten).

Rektumprolaps bezeichnet den (sichtbaren) Vorfall von Rektumschleimhaut. (Ein Vorfall der Analschleimhaut wird entsprechend als Analprolaps bezeichnet.) Ursache ist in beiden Fällen eine Schwäche des Bindegewebes und/oder der Schließmuskeln, die entweder angeboren (selten) oder erworben (häufig) ist. Als Symptome finden sich neben Juckreiz gelegentliches Nässen bis hin zu Blut- oder Schleimabgang.

Stuhl und Stuhlgang

Der Stuhl setzt sich aus unverdauten Nahrungsresten, Sekreten des Verdauungkanals, abgestoßenen Zellen der Darmwand und weiteren Bestandteilen zusammen. (Deshalb wird auch ohne Nahrungsaufnahme weiterhin Stuhl ausgeschieden.) Seine braune Farbe verdankt der Stuhl den über den Darm ausgeschiedenen Gallefarbstoffen. Die tägliche Stuhlmenge ist stark von der Ernährung abhängig. Hierzulande wird allgemein eine Stuhlmenge von >200 g als pathologisch angesehen.

Oft gibt bereits die Farbe des Stuhls einen ersten wichtigen Hinweis auf eine mögliche Erkrankung:

Farbe des Stuhls	**mögliche Ursache**
braun	normal durch abgebaute Gallefarbstoffe
hell/hellgrau/lehmfarben	bei Gallengangsverschluß (durch fehlende Gallenfarbstoffe, s. Kap. *Galle)* oder: durch schlackenreiche, vegetarische Kost
dunkel	evtl. durch Pflanzensäfte (Heidelbeeren), Kohle oder Eisen (Achtung: Medikamente!)
schwarz	Teerstuhl: Blutungen in oberen Darmabschnitten (s.u.)

Übrigens: Natürlich gibt es auch für die *Häufigkeit* des Stuhlgangs wieder eine »Norm«. Zitat aus Lippert, Anatomie: *»Zwischen dreimal täglich und einmal wöchentlich gilt als normal.«*

Blut im Stuhl

Blutiger Stuhl ist immer Ausdruck einer Erkrankung. Dabei kann das Blut bereits mit bloßem Auge sichtbar sein (beispielsweise als schleimig-blutige Auflagerungen) oder auch erst unter dem Mikroskop entdeckt werden. Derartig »verstecktes« Blut wird deshalb auch als *okkultes Blut* bezeichnet.

Achten Sie regelmäßig darauf, ob Ihr Stuhl (oder auch das Toilettenpapier!) blutig ist.

Besonders wichtig ist dabei die Farbe des Blutes. Hellrotes Blut stammt (fast immer) aus Hämorrhoiden (siehe dort), dunkelrotes Blut hingegen aus venösen Gefäßen – und damit aus anderen Blutungsquellen. Stammt das Blut bereits aus der Speiseröhre oder dem Magen, so verfärbt es sich – und den Stuhl – durch die einwirkende Magensäure schwarz. In diesem Fall wird der Stuhl auch als **Teerstuhl** bezeichnet.

Farbe des Blutes im/am Stuhl oder Toilettenpapier:

hellrot:	höchstwahrscheinlich aus verletzten Hämorrhoiden
dunkelrot:	aus dem unteren Darmbereich
schwarz:	aus dem oberen Darmbereich

Aber egal, welche Farbe das Blut auch hat: Die Blutungsursache sollte in jedem Fall von einem Arzt gründlich abgeklärt werden!

Test auf okkultes Blut

Obwohl okkultes (= verborgenes) Blut nicht mit dem bloßen Auge als solches erkannt wird, können dem Körper auf diese Weise trotzdem große Blutmengen verlorengehen. Bei Verdacht auf solche Blutungen wird deshalb immer ein einfacher Test durchgeführt, mit dem auch kleinste Blutmengen chemisch nachgewiesen werden können.

Beim Arzt (oder in der Apotheke) sind verschiedene Tests auf »verstecktes« Blut im Stuhl erhältlich.

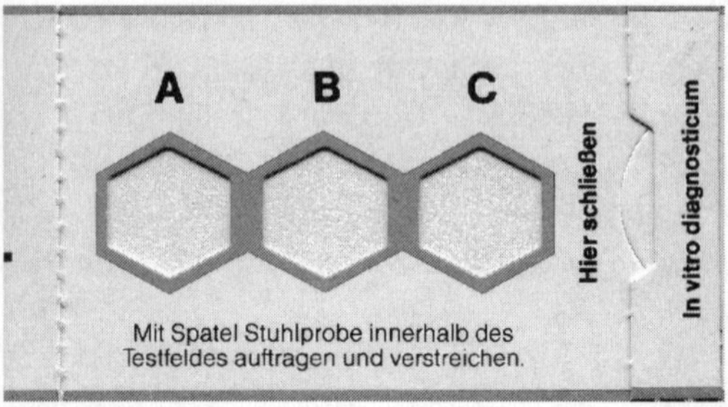

Das Testprinzip ist bei all diesen Tests jedoch das gleiche. Sie bestehen aus einem »Träger« mit vorgegebenen Feldern (in der obigen Abb. A, B und C), auf die jeweils eine kleine Stuhlprobe gegeben (»geschmiert«) werden muß.
Um ein zuverlässiges Ergebnis zu erhalten, wird dieser Test an drei aufeinanderfolgenden Tagen wiederholt.
Anschließend wird der Test wieder beim Arzt abgegeben. (In der Apotheke gekaufte Tests können zur Auswertung auch direkt an den Hersteller geschickt werden.)
Nähere Einzelheiten zu den jeweiligen Tests finden sich auf den beiliegenden Testbeschreibungen.

BEINE
KNIE
FÜSSE

Die Beine

Auch hier zunächst als Einstimmung die wichtigsten Bewegungsmaße:

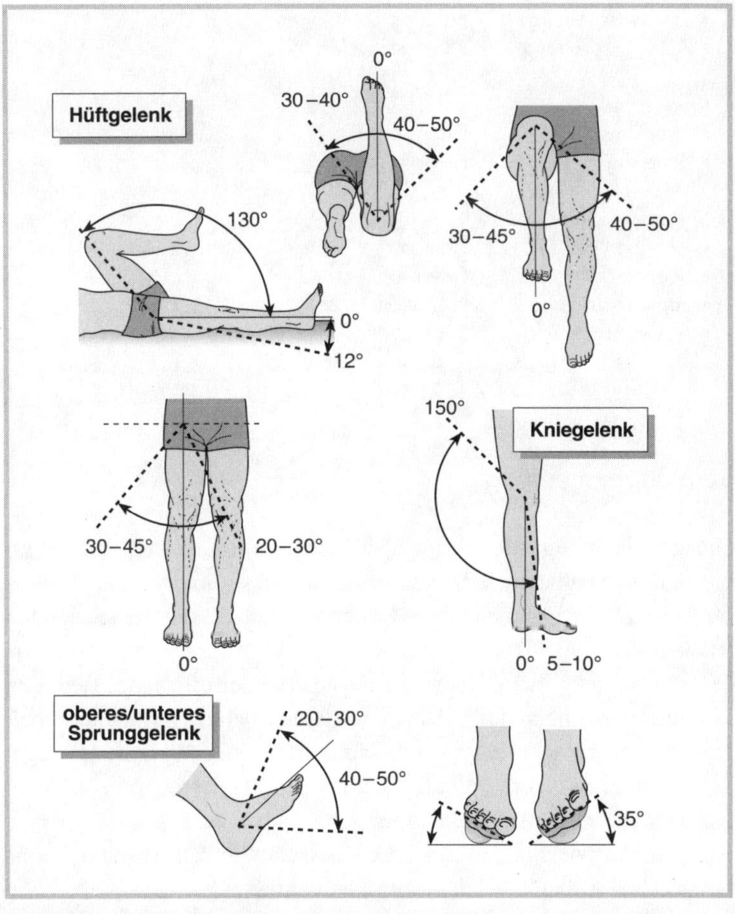

Eigene Werte:

Bewegung	*Fachausdruck*	*Bewegungsmaß in Grad*
Hüftgelenk		
• Abspreizung	Abduktion	....
• Heranführung	Adduktion	....
• Streckung	Extension	....
• Beugung	Flexion	....
• Einwärtsdrehung	Rotation nach innen	....
• Auswärtsdrehung	Rotation nach außen	....
Kniegelenk		
• Streckung	Extension	....
• Beugung	Flexion	....
Sprunggelenk(e)		
• Anheben des Fußes	Flexion	....
• Senken des Fußes	Extension	....
• Einwärtsdrehung	Pronation	....
• Auswärtsdrehung	Supination	....

Beinlängenmessung

Die genaue Länge der Beine läßt sich am einfachsten mit einem biegsamen Maßband (Schneiderbandmaß) bestimmen. Zum Abmessen legt sich der Untersuchte am besten mit gestreckten Beinen auf den Rücken.

Messen Sie jetzt (oder lassen Sie an sich messen) für jedes Bein den Abstand vom Innenknöchel zum vorderen oberen Darmbeinstachel. Der Darmbeinstachel begrenzt das vordere Becken und ist in der Regel gut sichtbar, in jedem Fall aber gut tastbar. Da der Darmbeinstachel außen liegt, verläuft das Bandmaß schräg über ihr Bein – und damit näher an der wirklichen Beinachse, als wenn Sie den Abstand Darmbeinstachel-Außenknöchel bestimmen würden.

Beinlänge (Darmbeinstachel ↔ Innen- oder Außenknöchel)
linkes Bein .... cm
rechtes Bein .... cm

O(h), diese X-Beine!

So ganz gerade Beine hat eigentlich niemand. Insgesamt tendieren Männer jedoch eher zu O-, Frauen eher zu X-Beinen. (Über die Frage, warum das so ist, zerbrechen sich Wissenschaftler schon seit Jahrhunderten den Kopf.)
Falls Sie sich nicht ganz sicher sind, in welche medizinische Kategorie Ihre eigenen Beine gehören, hier die Definitionen:
O-Beine (med.: *Genu varum; Merksatz: Oh, varum habe ich nur solche Beine?*) Trotz gestreckter und geschlossener Beine (die Innenknöchel berühren sich) bleibt zwischen den Innenrändern der Kniegelenke ein Spalt >1 cm. Gerade groß genug, um beispielsweise die Finger hindurchschieben zu können.
X-Beine (med.: *Genu valgum*) In diesem Fall heißt geschlossene Beine, daß die Innenränder der Kniegelenke sich berühren. Von X-Beinen spricht man, wenn der Abstand zwischen den Innenknöcheln dann >5 cm ist.

Die arterielle Durchblutung

Lexikon:
AVK: arterielle Verschlußkrankheit (Unterversorgung mit Blut durch Verengung/Verschluß der Beinarterien)

Die einfachste Methode, den Zustand der arteriellen Durchblutung des Beines zu überprüfen, ist es, in Ruhe *sämtliche* Fußpulse aufzusuchen (wie und wo, s. Kap. *Der Puls*, S. 205 f).

- Sind die Fußpulse an allen Abschnitten deutlich spürbar?
- Sind sie an beiden Beinen/Füßen gleich stark?

Gehprobe – Gehstrecke

Auch wenn die Beinarterien sich zunehmend verschließen, reicht die Durchblutung zunächst noch eine Zeitlang aus, um die Beine zumindest im Ruhezustand ausreichend mit Blut zu versorgen. Erst bei körperlicher Anstrengung (also beispielsweise beim Wandern) kommt es zur Unterversorgung der Beinmuskulatur mit Blut – und das Bein beginnt zu schmerzen.
Ob und wie stark die Arterien des Beines verschlossen sind, läßt sich deshalb (ungefähr) anhand der Strecke einschätzen, die schmerzfrei zurückgelegt werden kann.

Übrigens: Bei zunehmendem Verschluß der Beinarterien ist irgendwann einmal der Punkt erreicht ist, an dem als Gehstrecke nur noch wenige Meter schmerzfrei zurückgelegt werden könnnen. Die Betroffenen müssen deshalb immer wieder nach einer kurzen Strecke eine Pause machen, was bei passender Gelegenheit gerne mit dem Betrachten der Schaufensterauslagen »vertuscht« wird. In diesem Stadium wird die Verschlußkrankheit deshalb auch als »Schaufensterkrankheit« bezeichnet.

Klinische Einteilung der arteriellen Verschlußkrankheit (AVK):

Stadium I: Gefäßverengungen (-verschlüsse) noch ohne Beschwerden
Stadium IIa: beginnende Schmerzen nach einer Gehstrecke >100m
Stadium IIb: beginnende Schmerzen bereits <100 m (sog. »*Schaufenstergang*«, »*Schaufensterkrankheit*«)
Stadium III: Schmerzen auch in Ruhe (und damit auch nachts)
Stadium IV: »offene Beine«, evtl. Geschwüre und Nekrosen

Teilt man das Bein in verschiedene Etagen ein, liegt der Gefäßverschluß in der Regel eine Etage *über* dem Ort der Schmerzen. Das heißt also:

Schmerz-Etage:	*Verschluß-Etage:*
Becken	Aorta
Oberschenkel	Beckenarterie
Unterschenkel (Wade)	Oberschenkelarterie
Fuß	Unterschenkelarterie

Lagerungsprobe nach Ratschow

Auch ein anderer, einfacher Test kann erste Hinweise auf eventuell bestehende Durchblutungsstörungen der Beine geben. (Daß dieser Test auf den ersten Blick an eine Trainingseinheit für Synchronschwimmer erinnert, sollte Sie nicht weiter stören.)

Legen Sie sich für diesen Test bequem auf den Rücken; und heben Sie beide (sockenbefreiten) Beine in die Senkrechte. Falls Sie damit Schwierigkeiten haben, können Sie Ihre Oberschenkel ruhig mit den Händen abstützen.

Beginnen Sie in dieser Lage, Ihre Füße in den Sprunggelenken zu rollen (oder zu kreisen), und versuchen Sie, diese Rollbewegungen ca. fünf Minuten durchzuhalten – wie unser »Modell« im unteren Teil der nebenstehenden Abb. (Durch die senkrechte Stellung und die zusätzlichen Rollbewegungen läuft das meiste Blut aus den Beinen heraus.)

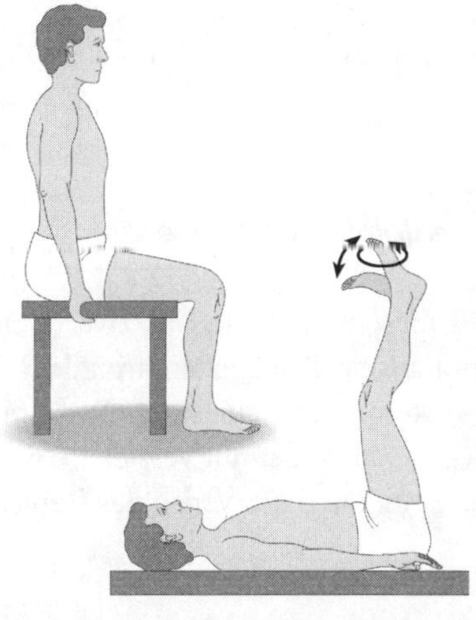

Anschließend setzen Sie sich schnell aufrecht hin und lassen Ihre Beine lose herunterhängen.

Bei ungestörter Durchblutung beginnen sich die Füße innerhalb der nächsten fünf Sekunden zu röten, und nach weiteren zehn Sekunden sollten auch die Hautvenen wieder (sichtbar) aufgefüllt sein.
Jede Verlängerung dieser Zeiten deutet auf eine gestörte Durchblutung hin – je später die Rötung/Venenfüllung erfolgt, desto ausgeprägter ist die Störung.

Eigene Werte:
»Erröten« des Fußes – nach .... Sekunden
Füllung der Hautvenen – nach .... Sekunden

Die Venen des Beines

Lexikon:

Phlebothrombose:	Verschluß der *tiefen* Beinvenen
Thrombophlebitis:	Entzündung der *oberflächlichen* Venen
Varizen:	Krampfadern
Besenreiser:	kleinste, unter der Haut geschlängelte Krampfadern
Stammvarizen:	Krampfadern an einer oder beiden großen Beinvenen
Seitenastvarizen:	Nebenäste der großen Beinvenen betroffen

Anatomie der Beinvenen

In diesem Buch soll es zwar weniger um trockene Theorie als um praktische Tests gehen, trotzdem folgt hier ein kurzer Ausflug in die Anatomie. Die einzelnen Tests zu den Erkrankungen der Beinvenen kann man leider nur verstehen, wenn man eine Vorstellung davon hat, *wie* (und *wo*) die Venen des Beines das Blut (ab-)transportieren.

Das *Venensystem* des Beines besteht aus einer tiefen und einer oberflächlichen »Etage«. Beide Etagen sind jedoch über zahlreiche kleine Verbindungsvenen miteinander »kurzgeschlossen«. Im Normalfall fließen etwa 90% des venösen Blutes über das tiefe Venensystem aus dem Bein in den Körper zurück, während die restlichen 10% den Weg über die dicht unter der Haut gelegenen, oberflächlichen Venen wählen.
Im Stand reicht der Druck in den Beinvenen kaum aus, um das Blut senkrecht (gegen die Schwerkraft) nach oben in den Körper (zurück) zu pumpen. Diese Aufgabe übernehmen deshalb die Beinmuskeln, die jedesmal bei Anspannung das (venöse) Blut ein Stückchen in Richtung des Körpers drücken. (Das wird dann als »*Muskelpumpe*« bezeichnet.)
Damit das Blut nicht sofort wieder zurückfließen kann, besitzen die größeren Venen zahlreiche Venenklappen, die wie ein Ventil – durch den Blutstrom – aufgedrückt werden und sich sofort wieder schließen. Der Blutfluß ist dadurch nur in eine Richtung möglich: über die großen Beinvenen vom Fuß in Richtung Körper und über die Verbindungsvenen nur vom oberflächlichen ins tiefe Venensystem.

Tests auf Funktionstüchtigkeit des Beinvenensystems

Grundsätzlich sollten die Venen des Beines immer *im Stand* beurteilt und untersucht werden. Nur dann sind sie – durch das herabsinkende Blut in den Venen – vollständig aufgefüllt und damit in ihrer ganzen »Pracht« sichtbar.
Im Liegen sollten diese Venen wieder leerlaufen und von der Oberfläche »verschwinden«.

Muskelpumpe

Die Funktion der Muskelpumpe (s. o.) können Sie ganz einfach überprüfen, indem Sie im Stand einige »anstrengende« Fußbewegungen ausführen. (Sie könnten beispielsweise mehrmals hintereinander in den Zehenstand wippen.)
Durch die Tätigkeit der Beinmuskulatur sollten sich die am Fußrücken

gelegenen Hautvenen schneller entleeren – und damit deutlich sichtbar kleiner werden. Wäre der Abfluß des Venenblutes im Bein jedoch gestört, dann würden die Hautvenen sogar noch an Umfang zunehmen.

Hustentest

Ein kräftiger Hustenstoß erhöht den Druck im Bauchraum und löst damit auch in den Venen eine entsprechende Druckwelle aus. Da die Venenklappen des Beines jedoch verhindern, daß sich diese Welle gegen die normale Stromrichtung (in diesem Fall also in Richtung Fuß) fortsetzt, gelangt diese Druckwelle bei funktionierenden Venenklappen erst gar nicht bis in die Beinvenen.
Spüren Sie jedoch beim Abtasten der Venen und gleichzeitigem kräftigem Husten, wie eine solche Druckwelle (von »oben« nach »unten«) durch die Vene läuft, dann sind Ihre Venenklappen höchstwahrscheinlich defekt.

Trendelenburg-Test

Um einen ersten Eindruck von der Funktionsfähigkeit des Venensystems zu erhalten, wird dieser Test nach Trendelenburg durchgeführt. Bitten Sie den Untersuchten, die (nackten) Beine anzuheben, und streichen Sie dann die Venen eines Beines (in Richtung Körper) aus. Nachdem die Krampfadern »leergelaufen« sind, stauen Sie die Venen des ausgestrichenen Beines möglichst hoch am Oberschenkel. (Am einfachsten – und sichersten –, indem Sie die Blutdruckmanschette am Oberschenkel anlegen und diese auf etwa 60 mmHg aufpumpen. Die Fußpulse müssen auch weiterhin tastbar bleiben – bitte überprüfen!)
Danach muß sich der Untersuchte hinstellen und – mit aufgepumpter Blutdruckmanschette – etwa eine Minute stehen bleiben.
Die oberflächlichen Venen füllen sich jetzt von unten (d. h. vom Fuß her) langsam mit Blut auf, während die am Bein höher gelegenen Venen auch weiterhin »verschwunden« bleiben.

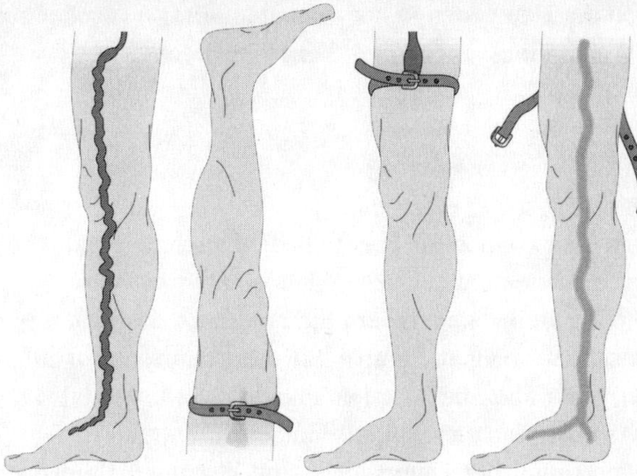

Füllen sich die Venen – trotz bestehender Stauung – schnell von unten nach oben auf, dann sind die Venenklappen der Verbindungsvenen defekt. Das Blut kann jetzt – entgegengesetzt der normalen Flußrichtung – über die Verbindungsvenen aus den tiefen in die oberflächlichen Venen strömen und diese auffüllen. (In der Medizin wird dies als »*Trendelenburg I*« bezeichnet.)
Jetzt öffnen Sie die Venenstauung (Luft aus der Blutdruckmanschette ablassen) und beobachten die Auffüllung der Venen (und Krampfadern) am Bein. Im Normalfall sollten sich die Venen auch jetzt nicht schneller auffüllen.
Füllen sich die Krampfadern jedoch schlagartig (von oben her!) wieder mit Blut, so zeigt das, daß die oberen Venenklappen der großen Beinvenen defekt sind und das Blut – mit der Schwerkraft – aus dem Körper ins Bein zurückströmt. (Und wie nicht anders zu erwarten, heißt dieses Zeichen »*Trendelenburg II*«.)

Und wer es noch genauer wissen will:
Um herauszubekommen, in welcher Höhe die Verbindungsvenen defekt sind, kann man das Bein auch »etagenweise« abbinden.
Hierzu müssen Sie dann allerdings zwei »Stauvorrichtungen« (Blutdruckmanschetten, Hosengürtel, Binden o. ä.) verwenden.

Füllen sich die Hautvenen in der gestauten »Etage« wieder auf, dann sind die Verbindungsvenen auf dieser Höhe defekt.

Perthes-Test

Mit diesem Test können Sie ebenfalls die Durchgängigkeit der tiefen Venen und die Funktion der Venenklappen überprüfen.
Stauen Sie die Beinvenen, indem Sie *unterhalb* des Knies eine Blutdruckmanschette anlegen. Pumpen Sie diese dann so weit auf, daß nur die Venen, nicht aber die Arterien abgedrückt werden, also ungefähr bis auf 60 mmHg (an den Fußpulsen überprüfen!).
Anschließend muß der Untersuchte (mit gestauten Beinvenen) fünf Minuten lang umhergehen (oder Treppen steigen oder Kniebeugen machen). Zum Schluß beurteilen Sie die – immer noch gestauten! – Venen.
Wenn sich die vorher gefüllten Krampfadern am Unterschenkel entleert haben, dann ist das tiefe Venensystem »offen« – und damit funktionstüchtig.
Nehmen die Krampfadern aber sogar noch an Größe zu, dann beweist das, daß das tiefe Venensystem verschlossen ist und das Blut im Moment – da die oberflächlichen Venen ja immer noch gestaut sind – überhaupt nicht mehr abfließen kann.

Schwartz-Test (= Perkussionstest)

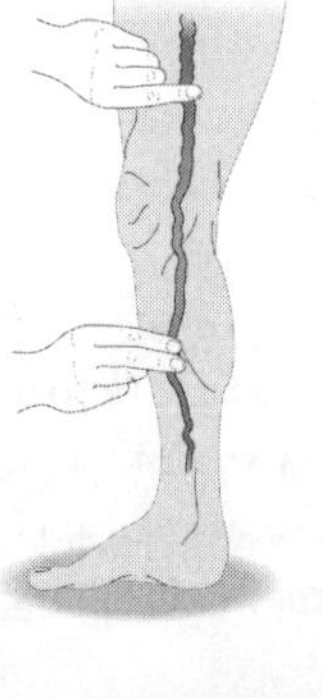

Suchen Sie sich zunächst eine gefüllte Vene am Bein. Ertasten Sie diese Vene mit der einen Hand am Unterschenkel, während Sie mit einem Finger der anderen Hand die gleiche Vene am Oberschenkel (also eigentlich »stromabwärts«!) beklopfen. (Siehe dazu die nebenstehende Abbildung.)
Normalerweise verhindern die vorhandenen Venenklappen zwischen den beiden Abschnitten, daß

sich die Klopfwelle »rückwärts« in Richtung des Fußes ausbreiten kann.
Sind diese Venenklappen jedoch defekt, dann spüren Sie jedes Beklopfen der Vene am Oberschenkel – mehr oder weniger deutlich auch am Unterschenkel – als einzelne »Welle«.

Varizen – »Krampfadern«

Als Krampfadern bezeichnet man krankhaft erweiterte und meist geschlängelt verlaufende Venen.
Krampfadern können sich zwar aus allen Venen des Körpers bilden, am häufigsten findet man sie jedoch an den Beinen. (Einige typische Krampfadern sind in der Abb. dargestellt.)
Das gehäufte Auftreten von Krampfadern an den Beinen wird mit dem Begriff **Varikosis** bezeichnet.

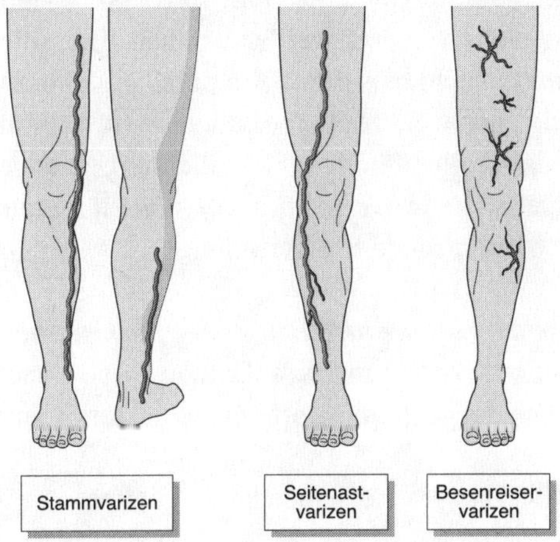

Ursachen der Varikosis

- familiäre Belastung
- (Bindegewebs-)Schwäche der Venenwände
- chronische Verstopfung (Pressen!)

- starkes Übergewicht, Fettsucht
- Schwangerschaft

Allgemeine Symptome bei Varikosis
- Schweregefühl im betroffenen Bein (bes. beim Gehen/Laufen)
- Schmerzen im Bereich der Krampfadern (im Stehen)
- nächtliche Wadenkrämpfe (daher der Name »Krampfadern«!)
- Knöchelschwellung
- Beschwerdenzunahme bei Wärme
- Besserung durch Hochlagerung

Thrombose

Der Begriff Thrombose beschreibt die Bildung eines Blutgerinnsels an einer Gefäßwand. Das wachsende Blutgerinnsel (Thrombus) verschließt allmählich die Gefäßöffnung, so daß die dahinterliegenden Gebiete nicht mehr versorgt werden können. Ein solcher *Abscheidungsthrombus* entsteht beispielsweise durch eine Verletzung der Gefäßwand, an die sich weitere Blutbestandteile (u. a. Fibrin als Gerüst) anlagern und damit allmählich die Gefäßlichtung einengen. Im Gegensatz dazu bildet sich ein *Gerinnungsthrombus* inmitten des Gefäßes durch plötzlich einsetzende Blutgerinnung.

Häufige Ursachen für eine tiefe Bein- oder Beckenvenenthrombose
- Immobilisation (z. B. im Krankenhaus oder nach Liegegips) oder auch langes Sitzen mit stark abgeknickten Beinen (Auto, Bus u. ä.)
- Übergewicht, vorwiegend stehende Tätigkeiten
- Schwangerschaft
- Krampfaderleiden
- Zustand nach Herzinfarkt
- langjährige Einnahme bestimmter Medikamente (u. a. die »Pille«)
- krankhafte Gefäßeinengungen oder -verschlüsse
- große Operationen im Gebiet (v. a. Hüft-Op's)

Allgemeine Symptome einer Thrombose

- ziehende Schmerzen im gesamten Bein – Besserung im Liegen
- besonders spürbar als »Muskelschmerz« in der Wade
- Schweregefühl im Bein
- »festere« Konsistenz der betroffenen Wade
- Ödeme im Knöchelbereich, später: Stauungsödem im gesamten Bein (»geschwollene Beine« – Umfangsdifferenz!)
- Zyanose (s. S. 370 f)
- schmerzhafte Venenentzündung über dem Fußrücken (»Warnvenen«)

Umfangsmessung

Das wichtigste Erkennungsmerkmal einer Thrombose ist die langsame Zunahme des Beinumfangs der betroffenen Seite. Da aber auch gesunde Beine nur selten den gleichen Umfang haben – bei Rechtshändern ist meist auch die rechte Beinmuskulatur stärker entwickelt –, sollten Sie deshalb immer wieder einmal Vergleichswerte notieren.

Messen Sie den Umfang Ihrer Beine an folgenden Stellen:

Meßort	**Umfang in cm**	**Datum**
Linkes Bein	....	....
Ferse	....	....
Wade (Handlänge unter Kniescheibe)	....	....
Knie	....	....
Handbreit über Kniescheibe	....	....
Rechtes Bein		
Ferse	....	....
Wade	....	....
Knie	....	....
Handbreit über Kniescheibe	....	....

Lowenberg-Test

Dieser Test bestätigt (oder besser: erhärtet) den Verdacht auf eine bestehende, tiefe Beinvenenthrombose. Wickeln Sie dazu die Blutdruckmanschette um das betroffene Bein, und pumpen Sie diese bis auf etwa 200 mmHg auf. Eine Entzündung der tiefen Beinvene würde bereits ab etwa 150 mmHg einen starken Schmerz auslösen.

Einige weitere – speziellere – Thrombosezeichen

Meyer-Druckpunkte: Druckschmerz über dem gesamten Verlauf der großen Beinvene (s. Abb.), besonders an den »Kreuzungen« mit den Verbindungsvenen. Diese liegen jeweils in Gruppen dicht beieinander: eine Gruppe einige Zentimeter über dem Innenknöchel, die nächste Gruppe unterhalb des Kniegelenks und die dritte Gruppe an der Innenseite des Oberschenkels – wie aus der Abbildung ersichtlich.

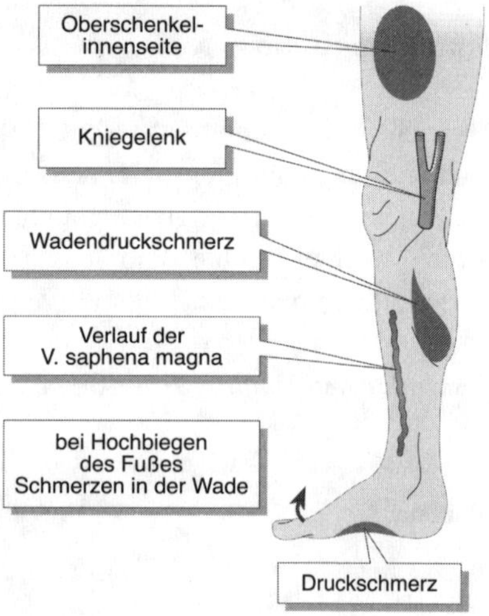

Homans-Zeichen: Wadenschmerz beim »Hochbiegen« (Dorsalflexion) des Fußes.
Payr-Zeichen: Druckschmerz in der gesamten Wadenmuskulatur und außerdem Druckschmerz an der Fußsohle (auch beim Auftreten!)
Pratt-Zeichen: Druckschmerz in der Kniekehle (und um die Kniekehle herum).
Bisgaard-Zeichen: Druckschmerz hinter den Knöcheln.

Thrombophlebitis

Als **Thrombophlebitis** wird eine Entzündung (Endung »-itis«) der oberflächlichen Venen bezeichnet, die durch Blutgerinnsel oder durch Infektionen mit Keimen (v. a. Bakterien) entsteht.

Symptome einer Thrombophlebitis

- Vene ist als verhärteter »Strang« tastbar
- Druckschmerz bereits bei vorsichtigem Tasten
- Haut über betroffener Vene ist gerötet und überwärmt
- wenn Schwellung, dann nur in direkter Umgebung der entzündeten Vene (im Gegensatz zur allg. Schwellung bei Thrombose!)

Das Knie(gelenk)

Das **Kniegelenk** ist das größte Gelenk des menschlichen Körpers. Es setzt sich aus den Gelenkflächen dreier Knochen zusammen: des *Oberschenkelknochens*, des *Schienbeins* und der *Kniescheibe* (die wegen der besseren Übersicht in der Abb. fehlt). Da jeweils nur ein sehr kleiner Anteil der knöchernen Gelenkflächen miteinander in Kontakt stehen, sind es vor allen die verschiedenen Bänder, die für die Stabilität des Knies verantwortlich sind.

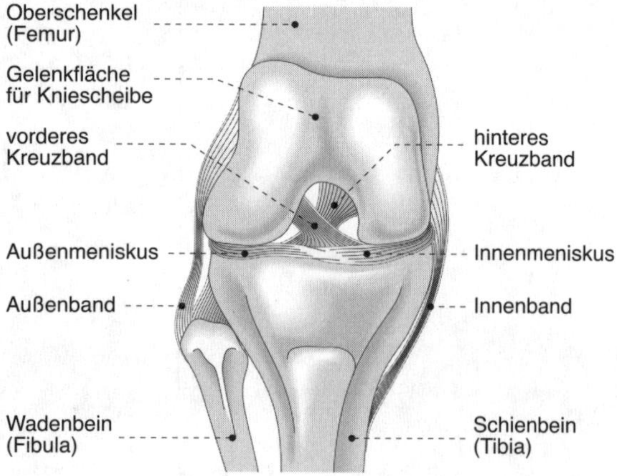

Ausgehend von den möglichen Bewegungen bezeichnet man das Knie auch als *Drehscharniergelenk*. Zum einen ist das Knie zur *Streckung* und *Beugung* in der Lage, gleichzeitig aber auch zur leichten *Drehung* (eher eine »Rutschung« der Gelenkflächen übereinander) des Unterschenkels gegen den Oberschenkel. Allerdings ist diese Drehbewegung nur bei abgewinkeltem Knie möglich, da im durchgestreckten

Als wichtigste Haltebänder des Knies verlaufen:

	vom/von	*zum/nach*
• das *Außenband*	Oberschenkelknochen	Wadenbein
• das *Innenband*	Oberschenkelknochen	Schienenbein
• das *vordere Kreuzband*	vorn/unten/innen	hinten/oben/außen
• das *hintere Kreuzband*	vorn/unten/außen	hinten/oben/innen

Und dann gibt es auch noch:
- den *Innenmeniskus*: halbmondförmig, relativ festsitzend – bei Verletzungen deshalb fast immer als erster betroffen
- den *Außenmeniskus*: nahezu kreisförmig, leicht verschiebbar
- das *Kniescheibenband*: schließt als Sehne des Oberschenkelstreckmuskels die Kniescheibe ein

Zustand die – dann angespannten – Seitenbänder eine Drehbewegung verhindern würden.
Im Gegensatz zu einem handelsüblichen Scharnier verlaufen die Gelenkflächen im Knie nicht völlig gleichmäßig. Und so kommt es, daß sich der Unterschenkel bereits bei der Streckung des Knies um bis zu 10 Grad nach außen dreht. *Überprüfen Sie das auch einmal an Ihrem Fuß!*

Bewegungsumfang des Knies (in Grad):

Bewegung	*Normwerte*	*eigene Bewegungsmaße*
• Streckung:	0 (bzw. 180)	....
• Beugung:	130	....
• Außenrotation:	30–40	....
• Innenrotation:	10	....

Wissen Sie noch, wie diese Bewegungsmaße nach der Neutral-Null-Methode angegeben werden? (Falls nicht, s. im Kap. *Weitere Bewegungsmessungen,* S. 167.)

Die Bänder des Knies

Die Verletzungen eines oder beider Kreuzbänder (s. Abb. S. 340) ist fast immer die Folge plötzlicher Drehungen des Körpers/Oberschenkels bei fixiertem Unterschenkel. (Beispielsweise, wenn der Unterschenkel mit dem noch dranhängenden Ski eine andere Richtung einschlagen will als der restliche Körper.)

Und weil ein Unglück selten allein kommt, reißen häufig gleich mehrere Bänder gleichzeitig ein: besonders gerne das Innenband zusammen mit dem vorderen Kreuzband und dem Innenmeniskus. Kein Wunder also, wenn diese Verletzung im englischsprachigen Raum als »*unhappy triad*« bezeichnet wird.

Um die Stabilität der Bänder des Knies zu testen, gibt es verschiedene Möglichkeiten. Allerdings sind diese Tests in der Praxis nur äußerst bedingt durchführbar. Zum einen ist eine frische Bandverletzung in der Regel so schmerzhaft, daß kaum jemand »freiwillig« solch einen Test mit sich machen ließe. Und zum anderen verkrampft sich die Beinmuskulatur aufgrund des Schmerzes so stark, daß die Tests – im »nüchternen« Zustand – kaum möglich sind. *(Das Gegenteil von »nüchtern« bedeutet hier ausnahmsweise nicht alkoholisiert, sondern narkotisiert.)*

Alte, bereits abgeheilte Bandverletzungen lassen sich jedoch auch zu Hause gut untersuchen, deshalb hier einige Vorschläge:

Kreuzbänder

Wenn Sie sich den Verlauf der beiden Kreuzbänder vorstellen (s. Abb. S. 340), wird schnell klar, welche Folgen der Riß eines dieser beiden Bänder hat. Das vordere Kreuzband stabilisiert den Unterschenkelanteil des Kniegelenks nach vorn und das hintere Kreuzband entsprechend nach hinten.

Schubladen-Test

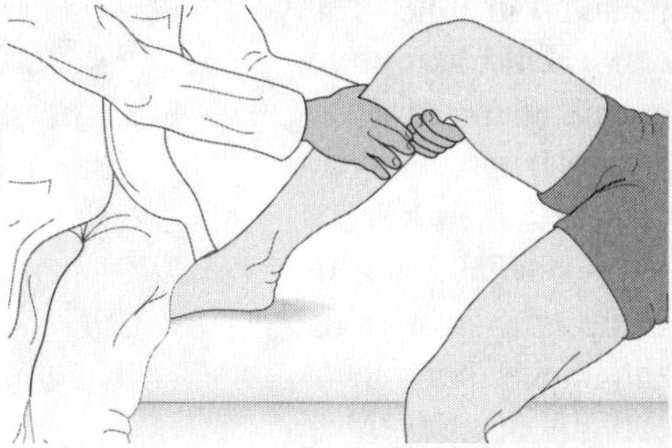

Die Intaktheit der Kreuzbänder wird am einfachsten mit dem sogenannten »Schubladen-Test« untersucht.
Dazu muß der Untersuchte sein Knie ungefähr 90 Grad abwinkeln und den Fuß fest auf der Unterlage aufsetzen. (Der Fuß wird am einfachsten fixiert, wenn sich der Untersucher draufsetzt – s. Abb.)
Der Untersucher versucht jetzt – wie ebenfalls aus der Abbildung ersichtlich –, den Unterschenkel unterhalb des Knies nach vorn zu ziehen. Bewegt sich dabei der Unterschenkel im Kniegelenk ein bis drei Zentimeter in Zugrichtung, dürfte das vordere Kreuzband defekt sein.
(Und weil diese Bewegung einige Mediziner vage an die Öffnung einer Schublade erinnert hat, kam dieser Test zu seinen Namen.)
Analog zum Zug am Unterschenkel läßt sich durch den entgegengesetzten *Druck* das *hintere* Kreuzband testen. Auch hier würde bei gerissenem (hinterem) Kreuzband der Unterschenkelanteil des Knies ein wenig nach hinten »rutschen«.

Die Seitenbänder – außen und innen

Für den Seitenhalt des Unterschenkels sind – wie der Name schon sagt – die Seitenbänder des Kniegelenks verantwortlich. Um diese zu testen, kann man versuchen, das Kniegelenk in seitlicher Richtung etwas »aufzuklappen«.
Der zu Untersuchende legt sich dabei am besten bequem auf den Rücken und winkelt das zu untersuchende Knie nur ganz leicht an. Der Untersucher steht seitlich neben seinem »Opfer« und hält mit der

linken Hand das Knie des Untersuchten fest, während er mit der anderen Hand das Sprunggelenk ganz vorsichtig zu sich heranzieht. (Bitte wirklich sehr vorsichtig, sonst läßt sich der Unterschenkel plötzlich zur Seite »klappen«, obwohl die Seitenbänder *vorher* intakt waren.) Um das Außenband auf die gleiche Weise zu testen, muß der Untersucher das Sprunggelenk des untersuchten Beines diesmal von sich weg – und damit in Richtung zum anderen Bein des Untersuchten – schieben.

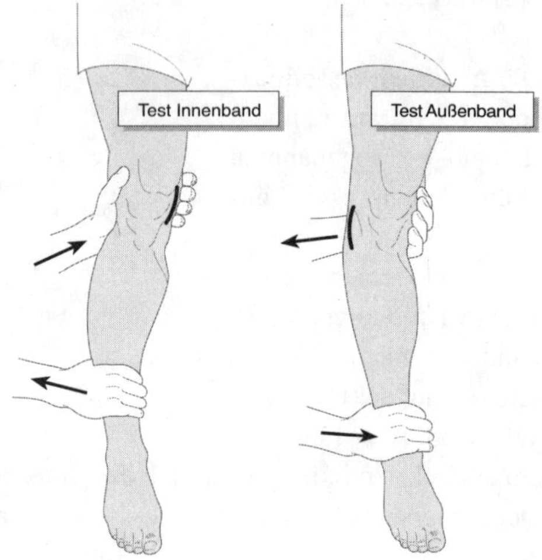

Normalerweise läßt sich das Kniegelenk bei diesem Test nicht bewegen. Ist jedoch eines der Seitenbänder gerissen, spürt der Untersucher mit der Hand, die das Kniegelenk festhält, den sich leicht öffnenden Gelenkspalt. Über die Verlängerung Unterschenkel wird das Kniegelenk dabei sozusagen »aufgehebelt«.
Das klappt (im wahrsten Sinne des Wortes) aber wirklich nur bei alten Verletzungen. Bei einem frischen Bänderriß würde auch dieser Test den Untersuchten von der Liege springen lassen.

Der Innen- und der Außenmeniskus

Die beiden Menisci bilden eine Art Gelenkpfanne, in der sich die knöchernen Gelenkanteile des Oberschenkelknochens und des Schienbeins (relativ frei) bewegen können. Allerdings werden die beiden Gelenkpfannen dadurch bei jeder Bewegung etwas hin und her geschoben. Und weil der Innenmeniskus relativ fest verankert ist, kann er bei

plötzlichen Dreh-Streck-Bewegungen ziemlich leicht eingeklemmt werden. Ob der Meniskus dabei auch einreißt, hängt von den einwirkenden Kräften und von möglichen Vorschäden ab.
Typisch für eine frische Meniskusverletzung sind der ins Knie einschießende Schmerz und eine plötzlich auftretende Streckhemmung des Gelenks. (Streckhemmung bedeutet, daß das Knie nicht mehr durchgestreckt werden kann.) Etwas später – oft erst am nächsten Tag – bildet sich dann auch ein deutlich sicht- und tastbarer Kniegelenkserguß (siehe unten »tanzende Patella«).
Um zu unterscheiden, ob es sich um eine Verletzung des Innen- oder des Außenmeniskus handelt, gibt es zahlreiche verschiedene Tests. Allen ist gemein, daß ein verstärkter Druck auf die jeweilige Gelenkseite (innen/außen) erzeugt wird – und dabei auf eine mögliche Schmerzzunahme zu achten ist.
So läßt sich beispielsweise auch durch die bei den seitlichen Kniebändern beschriebenen »Aufklapptests« eine Innen- von einer Außenmeniskusverletzung unterscheiden. (Nimmt der Schmerz bei dieser Bewegung zu, spricht man vom sog. *Böhler-Zeichen*).

Drucktest

Wie aus der Abb. des Knies (s. S. 340) ersichtlich, sitzen die beiden Menisci im Kniegelenk ziemlich weit außen. Oft reagiert ein verletzter Meniskus deshalb schon bei Fingerdruck von außen auf den jeweiligen Gelenkspalt mit entsprechender Schmerzzunahme.
Eine Meniskusverletzung ist zwar meist mit Schmerz, aber ein (Druck-)Schmerz nicht immer mit einer Meniskusverletzung verbunden. Neben diesem sehr allgemeinen Test gibt es aber andere, spezifischere.

Payr-Test

Diesen Test auf eine mögliche Innenmeniskusverletzung hat sich vor nahezu hundert Jahren der Leipziger Chirurg Payr ausgedacht.

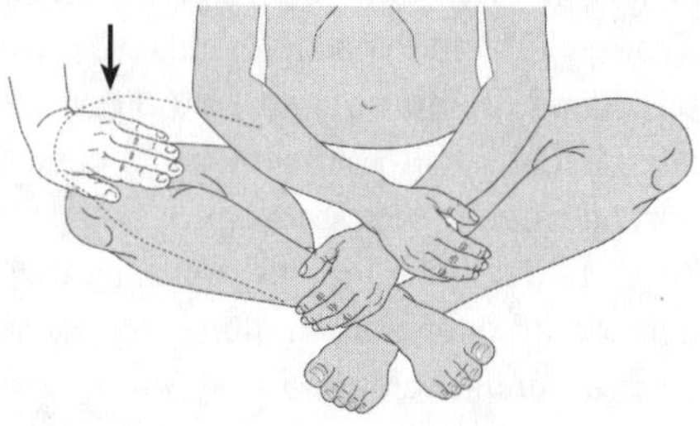

Der Betroffene muß sich dazu in den Schneidersitz begeben und – wie in der nebenstehenden Abbildung – federnd seine Knie nach unten drücken (oder drücken lassen). Handelt es sich dabei wirklich um eine Verletzung des Innenmeniskus, drückt man garantiert nur ein einziges Mal. *(Ein typischer Chirurgen-Test …)*

Ein weiterer Meniskus-Test ist der sog. **Steinmann-Test**: hier wird der Unterschenkel bei gebeugtem Knie vom Untersucher vorsichtig in beide Richtungen gedreht. Nimmt der Schmerz bei der *Außendrehung* zu, handelt es sich um eine Verletzung des *Innenmeniskus*, nimmt der Schmerz bei der *Einwärtsdrehung* zu, um eine Verletzung des *Außenmeniskus*.

Zusammengefaßt:
*Außen*rotationsschmerz = *Innen*meniskusschaden
*Innen*rotationsschmerz = *Außen*meniskusschaden

Vom gleichen Steinmann ist auch noch ein weiteres Meniskuszeichen überliefert (praktischerweise als **Steinmann II** bezeichnet): Wandert der Schmerz beim Abwinkeln des Knies von der Vorderseite nach hinten zur Rückseite des Gelenks, spricht das ebenfalls für eine Meniskusverletzung.

Die Kniescheibe (Patella)

Die Kniescheibe ist als »freischwebender« Knochen in die Sehne des kräftigen Oberschenkel(streck)muskels eingelagert. Bei abgewinkeltem Knie – und zusätzlicher Anspannung des Oberschenkelmuskels – läßt sich diese Sehne gut unter der Haut tasten.
Bei durchgestrecktem Bein liegt die Kniescheibe locker in der Sehne und läßt sich leicht mit der Hand seitlich hin und her schieben. *Probieren Sie auch das gleich einmal aus!*
Um die nötige Gleitfähigkeit zu gewährleisten, ist die Kniescheibe an der Oberfläche mit einer Knorpelschicht überzogen. Um den Zustand dieser Knorpel- bzw. Gleitschicht zu untersuchen, eignet sich der folgende Test, benannt nach einem Mediziner namens Zohlen.

Das Zohlensche Zeichen

Setzen Sie sich für diesen Test so hin, daß Sie Ihr Bein strecken können, ohne daß die Beinmuskulatur verkrampft. Schieben Sie dann Ihre Kniescheibe mit der Hand so weit wie möglich in Richtung Fuß (nach *distal* – s. S. 14) und drücken Sie anschließend auf das Kniegelenk. Durch die langsame Anspannung des Oberschenkelstreckmuskels (das ist der starke Muskel auf der Vorderseite des Oberschenkels) gleitet die Kniescheibe langsam wieder nach oben. Die gesamte Gleitbewegung sollte – obwohl Sie die Kniescheibe gegen das Kniegelenk drücken – schmerzlos sein.
Ist dieser Test der Kniescheibe jedoch schmerzhaft, spricht das für eine Abnutzung der Knorpelschicht, beispielsweise im Rahmen einer *Arthrose* (Näheres zu dieser Erkrankung s. S. 173).

Die »tanzende« Kniescheibe

Um zu testen, ob es sich bei einem angeschwollenen Kniegelenk um einen echten Erguß (mit Gelenks- oder Gewebeflüssigkeit, Blut

und/oder Eiter) handelt, kann man versuchen, die Patella »tanzen« zu lassen.
Bei gestrecktem Bein drückt man dazu von oben (senkrecht) auf die Kniescheibe, die dadurch auf den Erguß (wie auf ein Wasserkissen) gedrückt wird. Auf diesem Kissen »schwabbelt« die Kniescheibe dann in alle Richtungen, was man mit etwas (Chirurgen-)Phantasie durchaus als *Tanzen* bezeichnen kann.
Eine andere Ursache für die Schwellung des Knies (beispielsweise eine Kapselschwellung oder ein Tumor) würde die Patella dabei nicht zum »Tanzen« bringen.

Der Patellarsehnenreflex (PSR)

Die Durchführung dieses eindrucksvollen Reflextests (*Sie wissen, schon, der mit dem »ausschlagenden« Unterschenkel*) finden Sie – mit der dazugehörenden Abb. – im Kap. *Die Nerven/Reflexe,* s. S. 131 f.

Hier deshalb nur die Kurzfassung:
Die Patellarsehne ist die deutlich unter der Kniescheibe tastbare Verlängerung der Sehne des Oberschenkelmuskels. Beim Schlag mit einem Reflexhammer auf die Patellarsehne direkt unterhalb der Kniescheibe schnellt der Unterschenkel blitzartig nach vorn. (»*PSR positiv*« würde in diesem Fall in Ihrer Krankenakte stehen.)

Patellarklonus

Als Klonus (Plural: Kloni) bezeichnet man in der Medizin eine reflexartige Muskelzuckung. Solche Kloni können eigentlich an jedem Muskel auftreten, am bekanntesten (am augenfälligsten) sind die rhythmisch auftretenden Zuckungen des Lidmuskels. Dahinter verbirgt sich nicht immer eine Erkrankung im eigentlichen Sinn, oft ist der Betroffene einfach nur »*fertig mit den Nerven*«, d. h. abgespannt,

gereizt und/oder übermüdet. In einem solchen Zustand sind dann meist auch alle anderen Reflexe etwas stärker als sonst ausgeprägt.
Ein solcher Klonus läßt sich *künstlich* provozieren – am einfachsten an der Patellarsehne. (Der gleichen Sehne, die auch für den Patellarsehnenreflex herhalten muß – siehe oben.)
Allerdings müssen auch diesen Test wieder zwei Personen durchführen, ein Untersucher und ein »Opfer«.
Letzterer setzt oder legt sich so hin, daß er die Beine locker ausstrecken kann. Der Untersucher greift mit seiner Hand von oben (also vom Oberschenkel her kommend) vor die Kniescheibe und schiebt diese dann ruckartig in Fußrichtung (des Untersuchten). Durch diese ruckartige Bewegung wird die vom Oberschenkelmuskel kommende Patellarsehne stark gedehnt.
Nicht immer, aber sehr oft, kommt es jetzt zu ein oder zwei rhythmischen Kontraktionen des Muskels, so daß die Patella unter der haltenden Hand spürbar zu zucken beginnt.
Erst wenn die Kniescheibe »ewig« weiterzucken würde (man nennt das dann einen *»unerschöpflichen Klonus«*), wäre dies ein wichtiges Zeichen für eine neurologische Störung. (Die sich dann natürlich der Spezialist anschauen muß.)

Die Kniekehle

Abtasten

Innerhalb der Kniekehle verlaufen die Blutgefäße und Nerven in verschiedenen Etagen. Am dichtesten unter der Haut verlaufen die Äste des Ischiasnervs, etwas tiefer verläuft die Kniekehlenvene (Vena poplitea) und ganz unten folgt dann die Kniekehlenarterie (Arteria poplitea). Diese Arterie eignet sich (an dieser Stelle) gut, um den Puls zu tasten. Falls Sie vergessen haben, wie Sie den Puls hier finden, schlagen Sie noch einmal im Kap. *Der Puls* nach, dort finden Sie auch die entsprechende Abb.

Baker-Zyste

Selten, dann aber eindrucksvoll, läßt sich in der Kniekehle auch ein prall-elastischer »Fremdkörper« ertasten. Dabei handelt es sich in der Regel um eine flüssigkeitsgefüllte Zyste (die sog. *Baker-Zyste),* die an sich harmlos ist. Allerdings kann diese Zyste so große Ausmaße annehmen (u. U. bis in die Wade hinein), daß sie dadurch andere Gefäße oder Nerven abdrückt. Spätestens dann muß diese Zyste in einer kleinen, unkomplizierten Operation vollständig entfernt werden.

Kniegelenksarthrose (Gonarthrose)

Die Gonarthrose gehört zu den häufigsten degenerativen Veränderungen des Körpers. Im Alter sind schätzungsweise 50% aller Menschen von diesen »Verschleißerscheinungen« betroffen.

Gonarthrose

Ursache:	Gelenkverschleiß durch chronische Überbelastung
Symptome:	anfänglich: Schmerz am Ende der Bewegung später: kontinuierlicher Bewegungsschmerz, schließlich ständiger Schmerz (z. T. auch Ruheschmerz)

Noch mehr Informationen zum Thema *Arthrose/Arthritis* finden Sie im Kap. *Exkurs: Gelenke* (s. S. 173).

Die Füße

Lexikon:

OSG	Oberes Sprunggelenk
USG	Unteres Sprunggelenk
Varusstellung	X-förmige Gelenkstellung (vgl. »X-Beine«)
Valgusstellung	O-förmige Gelenkstellung (vgl. »O-Beine«)

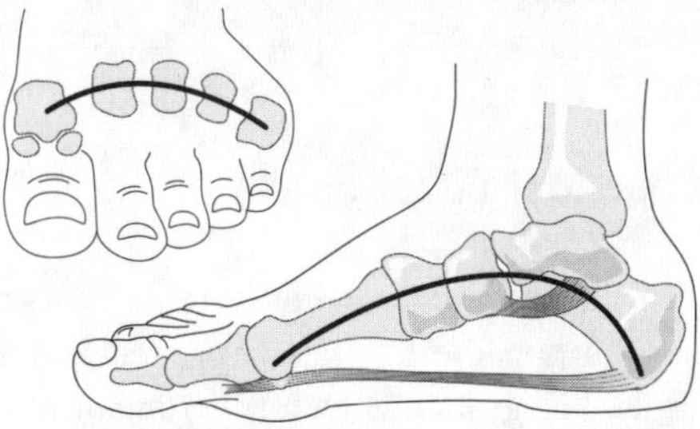

Der Fuß ist wieder einmal ein schönes Beispiel dafür, welche Schwierigkeiten der Begriff »normal« in der Medizin machen kann. Bedenkt man, daß sich in den »zivilisierten« Ländern mittlerweile die Mehrzahl aller Erwachsenen leichtere bis schwerere Fußdeformitäten erworben hat, wäre eigentlich ein solch veränderter Fuß der »Normalfuß«. Betrachtet man hingegen die »letzten Mohikaner« (womit hier die Minderheit der Gesundfüßler gemeint sein soll), bemerkt man schnell, daß der »normale« Fuß wohl doch etwas anders aussehen sollte.
Wie dem auch sei, die häufigsten Fußdeformitäten sind hier einmal zusammengestellt.

Häufig zu beobachtende Fußdeformierungen:

Knickfuß	Obere Sprunggelenke (OSG) beider Füße stehen X-förmig zueinander (analog zu X-Beinen)
Senkfuß	Abflachung des Fußlängsgewölbes (der Fuß wird dadurch etwas länger)
Spreizfuß	Abflachung des Fußquergewölbes (der Fuß breiter)
Knick-Senk-Fuß	häufige Kombination, besser bekannt als Plattfuß (oder *Knick-Senk-Spreiz-Fuß*)
Hohlfuß	Verstärkung des Fußlängsgewölbes (hoher Rist)

seltener (und gravierender):

Spitzfuß	Fersenhochstand (mit sich verkürzender Achillessehne)
Klumpfuß	Kombination aus Spitzfuß + Hohlfuß + Sichelfuß + Varusstellung

Das Podogramm (der Fußabdruck)

Wenn Sie sich in die Hand eines »Fuß-Profis« (also beispielsweise eines Orthopäden, Orthopädie-Mechanikers oder -Schuhmachers) begeben, wird dieser bei größeren Deformierungen des Fußes einen Abdruck ihres Fußes, ein sogenanntes *Podogramm*, anfertigen. Nicht mehr auf die klassische Art im Gipsbad, sondern heutzutage in einer Kunststoffmasse, in der die Füße durch das Körpergewicht ihren Abdruck (Stempel) hinterlassen.

Aber auch ohne diese Errungenschaften der Kunstoffchemie läßt sich der Abdruck des Fußes relativ einfach abnehmen – und damit evtl. auch auswerten. Gehen Sie einfach wieder einmal barfuß durch den Sand (am besten an einem idyllischen Sandstrand), und beobachten Sie, welche Form Ihre Fußabdrücke haben. Ähneln sie vielleicht einer der hier abgebildeten Formen?

Alternativ gibt es weitere einfache Möglichkeiten, einen aussagekräftigen Fußabdruck zu erhalten.

Sie könnten sich beispielsweise nach schweißtreibender Arbeit mit den nackten Füßen auf eine Glasplatte (Tischplatte?) stellen. (Beachten Sie anschließend die wunderschönen Abdrücke!)

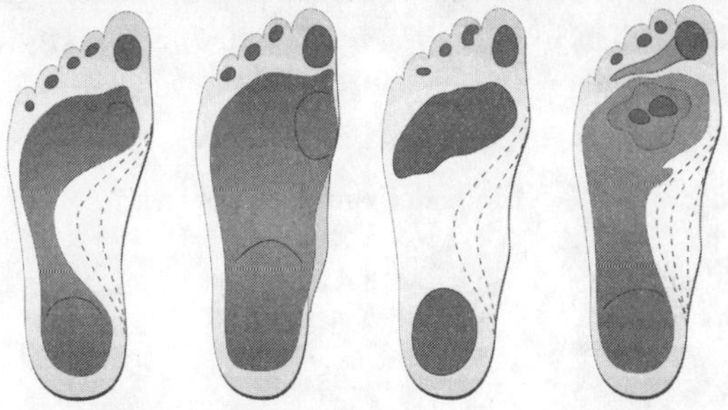

Oder renovieren Sie gerade Ihre Wohnung mit abwaschbarer Farbe? Dann treten Sie doch ruhig einmal barfuß in etwas Farbe und anschließend auf ein Zeichenblatt. Auf diese Weise können Sie Ihren Fußabdruck sogar »konservieren« und mit denen vergleichen, die Sie bei der nächsten Renovierung anfertigen. (Fast alle der oben beschriebenen Deformitäten entwickeln sich über einen Zeitraum von vielen Jahren.)

Übrigens: Immer mehr geburtshilfliche Abteilungen (in den Krankenhäusern) nehmen den dort Neugeborenen auf die zuletzt beschriebene Art Fußabdrücke zur »Erinnerung« ab. Wundern Sie sich bitte nicht, daß auf diesen Abdrücken fast immer ein »Plattfuß« abgebildet sein wird. In der Regel bildet sich die endgültige Fußform nämlich erst nach dem Kleinkindalter aus.

Kleine Pause – oder: Der Vorfuß in »klassischer Vollendung«

Der letzte »Test« hat zwar kaum medizinische Relevanz, ist dafür aber ganz amüsant. Haben Sie sich schon einmal Gedanken darüber gemacht, welche der »klassischen« Formen ihr Vorfuß hat?
Andere Menschen haben sich diese Frage schon vor langer Zeit gestellt

(natürlich nicht, welche Form *Ihre* Zehen haben, sondern ganz allgemein) und die Zehen in eine *griechische*, eine *rechteckige* und eine *ägyptische* Form eingeteilt.

Bezeichnung:	**Länge der einzelnen Zehen**
»Griechische Form«	$1 < 2 > 3 > 4 > 5$
»Rechteckige Form«	$1 = 2 \geq 3 \geq 4 \geq 5$
»Ägyptische Form«	$1 > 2 > 3 > 4 > 5$

Doch zurück von der (harmlosen) »angewandten Anthropologie« zu den störenden und unter Umständen krank machenden Veränderungen des Fußes.

Vorfuß – Zehen

Seitliche Kompression

Nachdem Sie Ihren Vorfuß ausgiebig betrachtet (und eingeordnet) haben, drücken Sie Ihn doch einmal mit der Hand kräftig seitlich zusammen. Verspüren Sie dabei zunehmende Schmerzen, deutet das evtl. auf eine beginnende *Arthritis* hin.

»Hühneraugen«

Daß der Fuß anatomisch korrekt in den Schuh hineinpaßt, ist zwar wünschenswert, aber allgemein doch wohl eher die Ausnahme.
Untersuchen Sie Ihren Fuß deshalb regelmäßig auf Druckstellen, d. h. am Fuß besonders auf Verhornungen und »Hühneraugen«. Ein solches – meist schmerzhaftes – »Hühnerauge« (lat.: *Clavus*) ist ein Hornpfropf, der sich als Folge langanhaltender Druckbelastung entwickelt.

Hallux valgus und varus

Genau wie der Daumen hat auch die Großzehe (lat.: *Hallux*) nur zwei Gelenke – im Unterschied zu den anderen (dreigelenkigen) Fingern/Zehen. Stehen die Grundgelenke beider Großzehen X-förmig zueinander (die große Zehe ist dabei nach innen, zur Kleinzehenseite hin, abgeknickt), bezeichnet man diese Veränderung als *Hallux valgus*, (Ursache sind meist zu enge/spitze Schuhe).
Neben dieser relativ häufig vorkommenden Veränderung ist die Abknickung der Großzehe nach außen (der sog. *Hallux varus*) relativ selten. (Varus, weil hier die beiden Großzehen ein O bilden. Erinnern Sie sich noch an den Spruch: *Oh, Varum habe …* Falls nicht, s. S. 327)

> Die **Gicht** ist eine Erkrankung *des Harnsäurestoffwechsels*, bei der es zu Ablagerungen von (Harnsäure-)Salzen in Knorpeln, Sehnen, Sehnenscheiden, Schleimbeuteln und Nieren kommt. In den meisten Fällen ist diese Krankheit angeboren, nur in seltenen Fällen liegt die Ursache in einer *vermehrten Harnsäurebildung* oder einer *verminderten Harnsäureausscheidung*. (Während der Gesamtgehalt der Harnsäure im Körper etwa 1 g beträgt, kann dieser bei der Gicht auf das über 30fache ansteigen.)

Gichtanfall

Oft tritt die Erkrankung *plötzlich*, d. h. aus voller Gesundheit heraus auf, besonders häufig nach Eß- oder Trinkgelagen. Ein typisches Erstsymptom der Gicht ist die schmerzhafte Schwellung des Großzehengrundgelenkes (*Podagra*, s. S. 356.). Im weiteren Verlauf kann dieser Gichtanfall dann auch auf andere Gelenke übergreifen.

Podagra

Der akute Gichtanfall betrifft fast immer zunächst das Großzehengrundgelenk. Typische Symptome am »Großen Zeh« – die in kürzester Zeit auftreten können – sind beispielsweise:

- Schwellung der gesamten Großzehe
- Überwärmung und Rötung
- starke Bewegungs- und Druckschmerzen (so stark, daß der Betroffene u. U. nachts aufwacht, weil die Bettdecke »zu schwer« ist).

HAUT
HAARE
NÄGEL

Die Haut

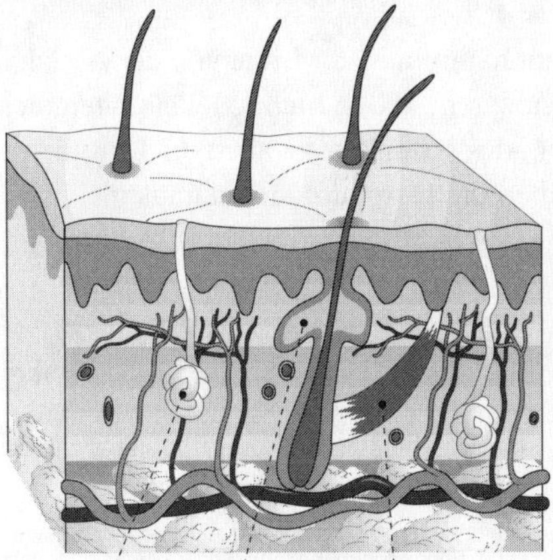

Größe: entspricht der Körperoberfläche (wie diese berechnet wird, siehe im Kapitel *Körper*) – im Normalfall 1,5 – 2 m^2

Farbe: abhängig vom Pigmentgehalt und der Durchblutung

Einteilung: Leistenhaut (Hand- und Fußsohlen) und Felderhaut (übrige Haut)

Schichten/Aufbau: Oberhaut (Epidermis), Lederhaut (Corium), Unterhaut (Subcutis)

Aufgaben:

- mechanischer Schutz (wobei die Dicke der Haut durch die mechanische Beanspruchung zunimmt)
- Wärmeschutz und Temperaturregulierung (z.B. durch Schwitzen)
- Flüssigkeitsschutz und -regulierung (nicht zuviel rein, nicht zuviel raus);
- Sinnesorgan: meldet ans Gehirn: Temperatur, Druck, Schmerz, Berührung und Vibration; Strahlenschutz (v. a. vor UV-Strahlung durch »Bräunung«)

Die Untersuchung der Haut

Pigmentierung – Einteilung nach Hauttypen

Die Farbe der Haut hängt in erster Linie von der Anzahl der Pigmentzellen (der Melanozyten) ab. Je mehr Melanozyten sich in der Haut versammelt haben, desto dunkler ist auch die Hautfarbe.
Und natürlich haben die Dermatologen daraus gleich eine Einteilung nach »Hauttypen« gemacht:

	Hautrötung (Sonnenbrand)	**Sonnenbräune**
Hauttyp I	immer	nie
Hauttyp II	immer	manchmal
Hauttyp III	manchmal	immer
Hauttyp IV	nie	immer
Hauttypen V–VI	entsprechen dunkel- und schwarzhäutigen Rassen	

Verschiedene »Hautfarben«

Farbe	*mögliche Ursache*
rot:	• gesteigerte Durchblutung • Einblutungen (Indianer ?)
blau:	• tiefer gelegene Einblutungen • Hautpigmente
weiß:	• mangelhafte Durchblutung • Verdickung der Hornschicht (z.B. bei Schuppenflechte) • selten: Hauterkrankungen (»Weißfleckenkrankheit«)
braun:	• vermehrte Pigmentierung • seltener: nach Medikamenteneinnahme (Hautpflegemittel)
gelb:	• zuviel Möhrensaft (Vit.-A-Vorstufe) getrunken
gelber:	• »Gelbsucht« (Ikterus) • Fetteinlagerungen (Xanthelasmen)
grau:	• Silbereinlagerung (Argyrie)

Neben den normalen Hautpigmenten bewirken auch zahlreiche andere (oft krankhafte) Faktoren eine Verfärbung der Haut. Einige Beispiele dafür sind in der Übersicht auf S. 362 zusammengestellt.

Effloreszenzen

Als Effloreszenzen (frei übersetzt *Aufblühungen*) bezeichnet man die (krankhaften) Veränderungen der Haut, die sog. *Hautblüten.* Diese bilden sich entweder als direkte Krankheitserscheinungen der Haut (sog. *Primäreffloreszenzen*) oder durch Weiterentwicklung bereits bestehender Veränderungen (*Sekundäreffloreszenzen*). Zur Einteilung siehe die folgende Abbildung.

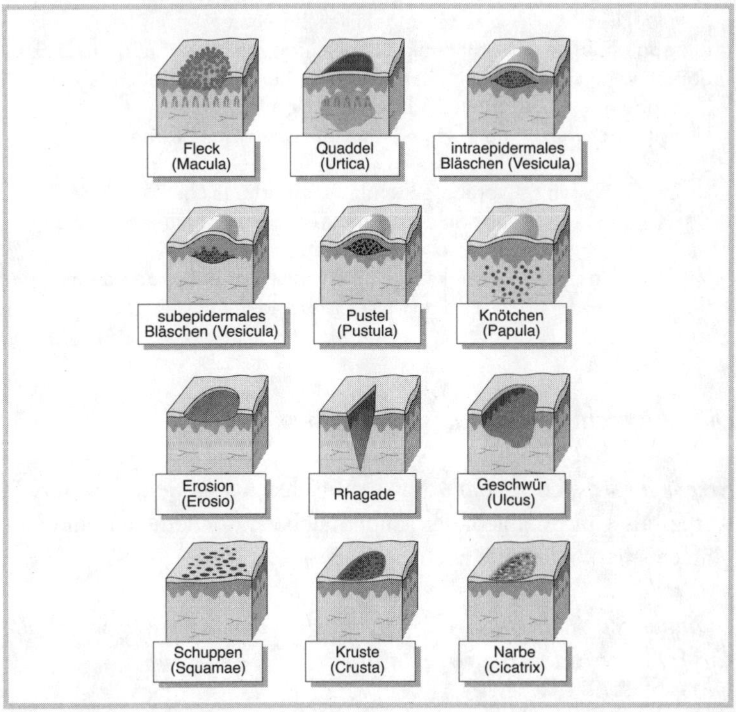

Lexikon:

Cicatrix (Narbe)	unvollständiger Hautersatz durch Bindegewebe
Crusta (Kruste)	eingetrocknete Sekrete, Blut und/oder Eiter
Effloreszenzen	frei übersetzt: Hautblüten, Bezeichnung für alle krankhaften Veränderungen der Haut
Erosio (Erosion)	Epithelverletzung (heilt immer ohne Narbenbildung ab)
Erythem	flächenhafte Rötung der Haut
Erythrodermie	Rötung der gesamten Hautoberfläche
Macula (Fleck)	reine Farbveränderung der Haut, nicht übers Hautniveau erhaben
Nekrose (Schorf)	Wundabschluß aus geronnenem/getrocknetem Blut und Sekreten
Nodus (Knoten)	umschriebene Hautverdickung (>erbsengroß)
Ödem	Flüssigkeitsansammlung im Gewebe
Papula (Knötchen)	wie Knoten, nur kleiner (<erbsengroß)
Pustula (Pustel)	mit Eiter angefülltes Bläschen
Rhagade (Riß)	spaltförmiger Hauteinriß, heilt meist narbenlos ab
Squamae (Schuppen)	durch übermäßige Verhornung entstehende Hautschichten bzw. Hornlamellen
Ulcus (Geschwür)	tiefer Hautdefekt, der immer mit Narbenbildung abheilt
Urtica (Quaddel)	vorübergehende, unscharfe, leicht übers Hautniveau erhabene Veränderung, früher auch als »Nessel« bezeichnet
Vesicula (Bläschen)	flüssigkeitsgefüllter Hohlraum in (intraepidermal) oder direkt unter (subepidermal) der Haut

Die »Albrecht-Dürer-Hau(s/t)aufgabe«

Erkennen Sie sich wieder? Auf den nächsten vier Seiten ist Ihr (!) Körper als Umriß abgebildet. (Individuelle Besonderheiten und Geschlechtsmerkmale bitte noch ergänzen.)

Beginnen Sie damit, Ihre ganz persönliche »Landkarte« (bzw. »Hautkarte«) Ihrer Effloreszenzen zu erarbeiten.

Betrachten Sie ihre gesamte Haut noch gründlicher als bisher, und zeichnen Sie (fast) alle Hautveränderungen ein, die Sie entdecken können – Flecken, Verfärbungen, Narben usw., wenn auch nicht unbedingt jede Sommersprosse. Vergessen Sie dabei auch nicht die »normalen« und Ihnen seit langem vertrauten Hautveränderungen (die Leberflecken beispielsweise). Daneben notieren Sie sich dann die Besonderheiten dieser Hautveränderungen – Größe, Farbe und ähnliche Eigenschaften.

Und vor allem: Aktualisieren Sie diese »Hautkarte« regelmäßig. Veränderungen lassen sich oftmals nur auf diese Weise feststellen.

Wichtige Fragen, die Sie (nur!) durch regelmäßige Wiederholung beantworten können, sind beispielsweise:

- Haben sich »Flecken« vergrößert?
- Hat sich die Farbe geändert?
- Hat sich die Form oder der Umriß geändert?
- Sind neue »Flecken« hinzugekommen?

Falls Ihnen bei dieser Untersuchung ungewöhnliche Veränderungen an Ihrer Haut auffallen, zeigen Sie diese Ihrem Hau(s/t)arzt. (Und nehmen Sie zum »Beweis« Ihre »Hautkarte« mit.)

Niemals sollte Eile des Untersuchers Grund sein, eine Inspektion der gesamten Haut und der angrenzenden Schleimhäute zu unterlassen.

G.-K. Steigleder

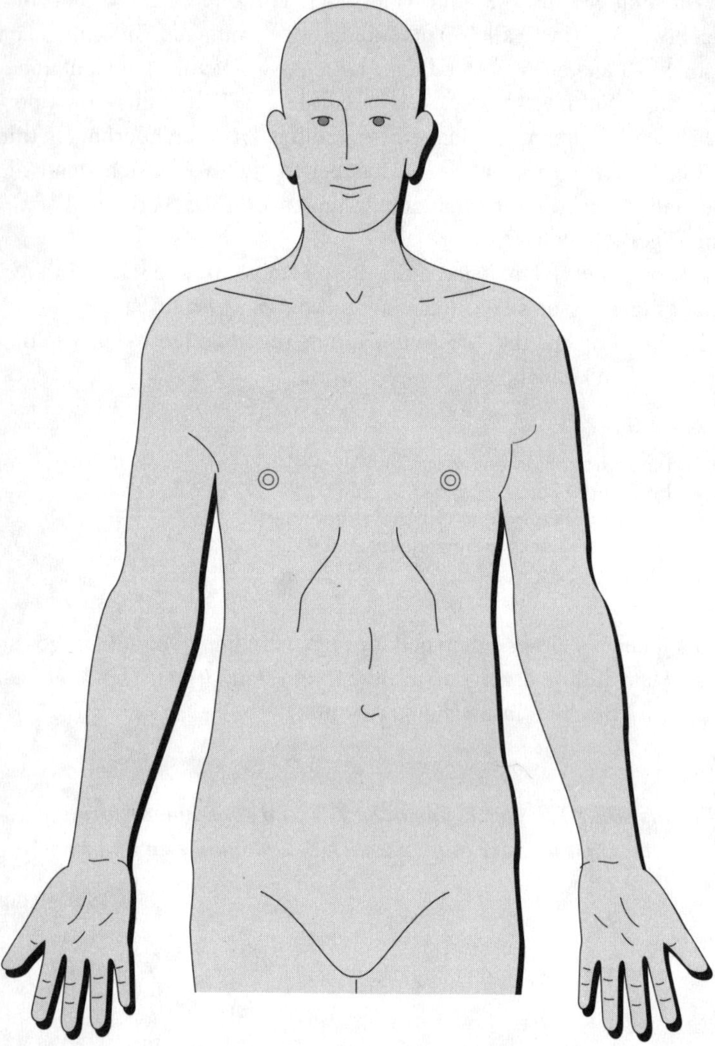

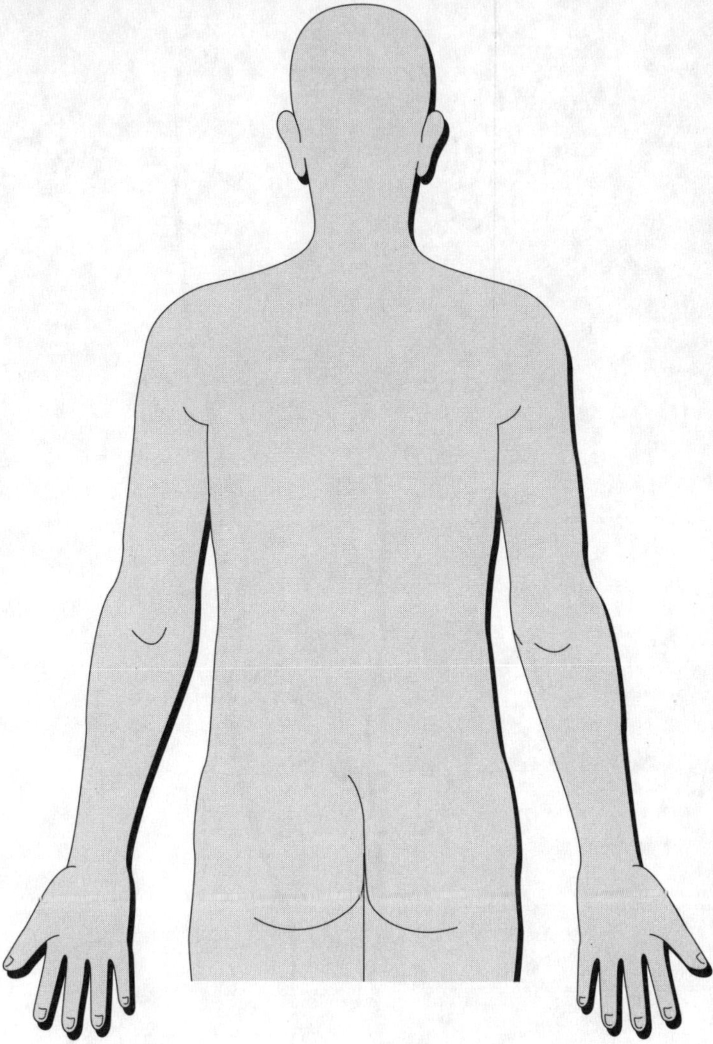

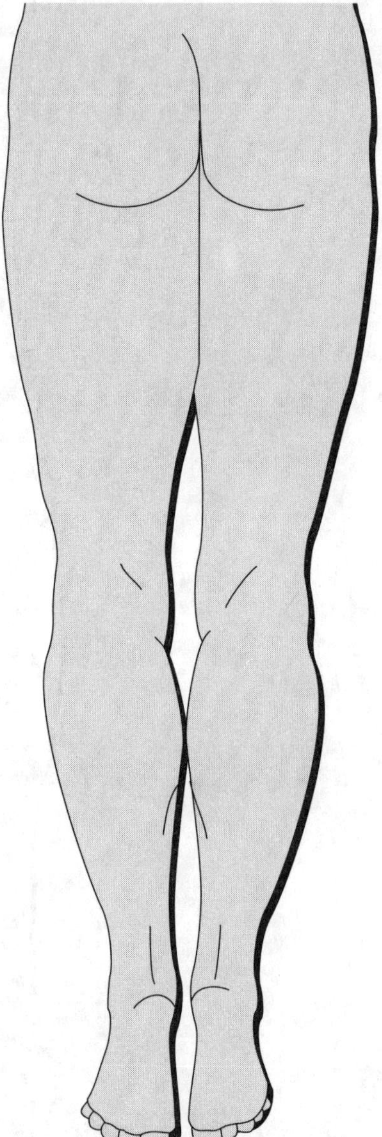

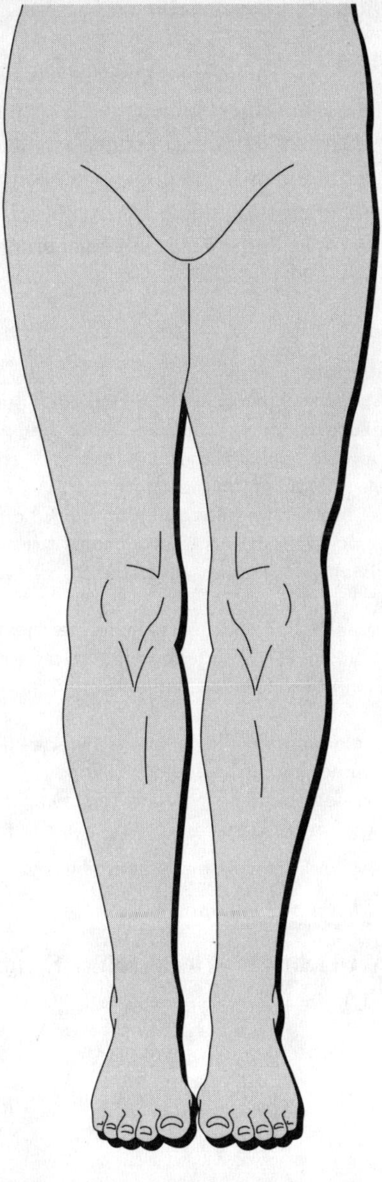

Farbbeurteilung der Effloreszenzen

Um die Eigenfarbe einer solchen Effloreszenz besser beurteilen zu können, muß man diese mit einer kleinen (durchsichtigen) Glasscheibe herunterdrücken. (Dermatologen bezeichnen das als *Diaskopie* und verwenden dafür extra einen kleinen Glasspatel). Durch den Druck entleeren sich die kleinen Blutgefäße innerhalb der Effloreszenz, so daß erst jetzt die *wirkliche* Farbe der Hautveränderung unter dem Glas hervorscheint.

Das maligne Melanom

Das bösartige Melanom gehört nicht nur zu den Tumoren mit den schlechtesten Heilungschancen, sondern leider besitzt dieser Tumor gleichzeitig die höchste Zuwachsrate, d. h., weltweit erkranken gegenwärtig immer mehr Menschen an diesem Tumor.

Die meisten dieser Melanome bilden sich an der Oberfläche der Haut und dehnen sich im Verlauf aus. Ein sicheres Merkmal, um diese Melanome bereits im Frühstadium zu erkennen, ist bisher noch nicht gefunden worden.

Wichtige Anhaltspunkte bei der Untersuchung der Haut kann aber die sog. ABCD-Regel bieten. Diese Regel beschreibt, auf welche Punkte Sie bei der Untersuchung besonders achten müssen:

Asymmetrie:	kein »runder« Fleck, sondern vielgestaltiger
Begrenzung:	unregelmäßig verlaufender Rand
Colorierung:	verschiedene Farben und Farbstufen nebeneinander
Durchmesser:	größer als 6 mm

Achtung: Jeden verdächtigen »Fleck« sollten Sie umgehend Ihrem Hautarzt vorstellen!

Hautkrankheiten und ihre »Muster«

Viele Hautkrankheiten lassen sich bereits am »Verteilungsmuster« erkennen, nach dem die Haut befallen wird. Einige Muster relativ häufig vorkommender Hauterkrankungen sind in der folgenden Abb. schematisch dargestellt.

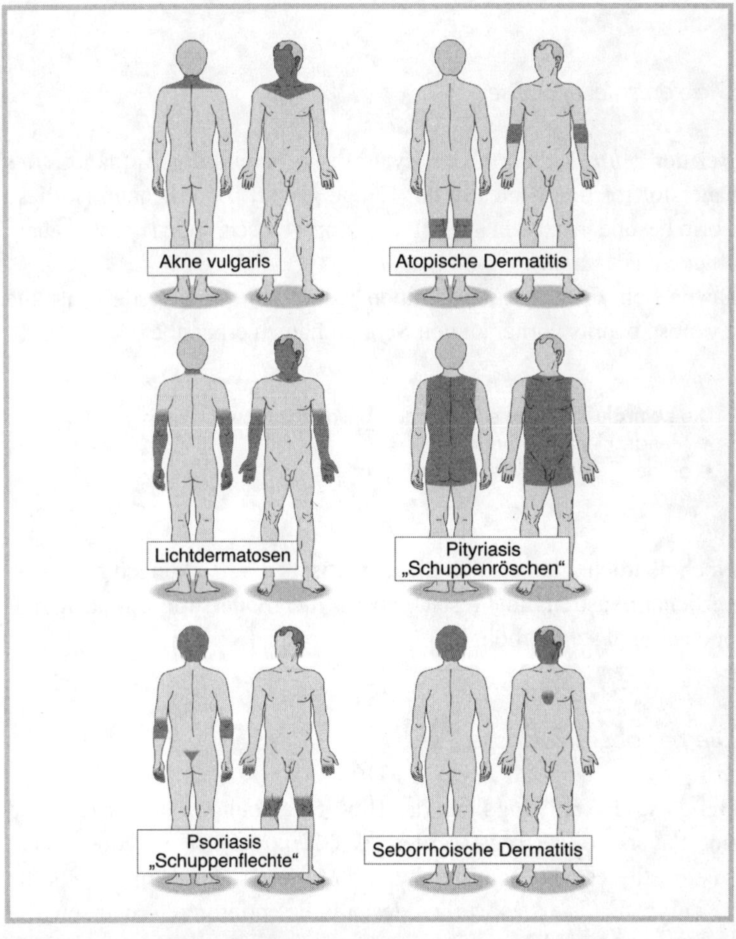

Zyanose (»Blausucht«)

Als **Zyanose** (abgeleitet vom griechischen Wort für blauschwarz) bezeichnet man die krankhafte *Blauverfärbung der Haut.*
Ursache einer solchen Zyanose ist entweder ein verminderter Sauerstoffgehalt des arteriellen Blutes (= *zentrale Zyanose*) oder eine Unterversorgung der »abgelegenen« Körperbereiche mit sauerstoffreichem Blut (= periphere Zyanose).

Die zentrale Zyanose

Bei der *zentralen* Form der Zyanose ist bereits die Aufnahme des sauerstoffreichen Blutes in der Lunge gestört. Zu erkennen ist diese Form besonders an den »zentralen« Körperabschnitten (Brust, Bauch, Rücken, Hals usw.).
Bevor sich an diesen Abschnitten jedoch die Haut verfärbt, ist die Zyanose bereits vorher an den Schleimhäuten erkennbar.

Die **zentrale Zyanose** erkennt man besonders deutlich an der:
- Mundschleimhaut und
- an der Bindehaut des Auges

Noch deutlicher lassen sich die zyanotischen Verfärbungen nach körperlicher Anstrengung feststellen, da der Sauerstoffverbrauch hier noch einmal stark erhöht ist.

Die periphere Zyanose

Bei dieser Erkrankung kann das Blut in der Lunge zwar ausreichend mit Sauerstoff versorgt werden, das Herz schafft es jedoch nicht (mehr), dieses Blut in ausreichender Menge in alle Körperabschnitte zu pumpen. Als erstes werden deshalb die entfernteren (und sowieso schlechter durchbluteten) Körperabschnitte vom Sauerstoffmangel betroffen.

Die periphere Zyanose erkennen Sie an der Blauverfärbung der:
- Finger (Nagelbett!)
- Zehen
- Ohrläppchen
- Lippen

Dermographismus

Die Haut ist nicht nur »Spiegelbild unserer Seele«, sondern häufig auch ein Spiegelbild unseres Nervensystems. Eine Veränderung des Nervensystems bewirkt deshalb in vielen Fällen auch eine veränderte Reaktion der Haut.

Dermographismus heiß aus dem Griechischen übersetzt etwa: *Schreiben auf der Haut.* Testen Sie das einmal, indem Sie mit dem Fingernagel (bzw. einem Streichholz o. ä.) mit schnellen Strichen kreuz und quer über die Haut an Brust oder Rücken fahren. Statt »kreuz und quer« können Sie auch Zahlen oder Buchstaben auf die Haut »schreiben«. *(Drücken Sie dabei aber bitte nicht so stark auf, daß Sie bei diesem Test eine Blutspur hinterlassen!)*

Normalerweise sollte sich die Haut von diesen Reizen nicht aus der Ruhe bringen lassen – bildlich gesprochen. Ist das Nervensystem jedoch etwas übererregt, dann reagiert die Haut einige Sekunden nach dem Darüberstreichen mit einer Rötung der Strichspuren

Diese »Abdrücke« werden innerhalb der nächsten Minuten zunächst breiter, bis sie schließlich wieder verschwinden.

Übrigens: Bei **atopischem Ekzem**, einer allergisch bedingten Hauterkrankung, kann es sogar zu einer entgegengesetzten Reaktion der Haut kommen. Hier werden die Spuren nach dem Darüberstreichen oft *heller* als die Umgebung – und sind damit fast ebenso deutlich zu erkennen.

Normale Altersveränderungen der Haut

- Abnahme des Unterhautfettgewebes
- Haut wird dünner und »durchscheinend«, dadurch: höhere Verletzbarkeit (Folge: fleck- und streifenförmige Blutungen)
- dünne, farblose (streifen- oder sternförmige) Narben
- herabgesetzte Schweiß- und Talgproduktion und dadurch vermehrte Schuppung (v. a. an den Beinen/Füßen)
- scharf begrenzte Pigmentflecken (»Altersflecken«)

Ödeme

Als Ödem (griech. *Schwellung*), wird die Anreicherung von Flüssigkeit im Gewebe bezeichnet.

Das **venöse Ödem** bildet sich durch eine Abflußstörung innerhalb einer Vene (z. B. wegen einer bestehenden Thrombose oder bei ausgeprägter Venenschwäche mit Krampfadern). Durch die entstehende Druckerhöhung wird Flüssigkeit in das umliegende Gewebe abgepreßt.

Weil auch die Flüssigkeit der Schwerkraft folgt, finden sich diese Ödeme in der Regel zuerst an den Beinen (»Wasser in den Beinen« – v. a. Knöchel, Schienbein; die Zehen sind allerdings nur selten betroffen).

Typisches Erkennungszeichen:
Drücken Sie mit Ihrem Daumen kräftig für 10 Sekunden die Haut ein – bei einem (venösen) Ödem bleibt diese Delle noch mindestens eine halbe Minute lang sichtbar.

Das **Lymphödem** bildet sich durch eine Abflußstörung im lymphatischen System (z. B. wegen einer Fehlanlage der Lymphgefäße oder durch Verletzung nach Operation, Bestrahlung, Entzündung). Dadurch staut sich die Lymphe, im Unterschied zum venösen Ödem, oft zuerst an den Zehen (erkennbar an den tiefen Querfalten) und/oder am

Fußrücken. Die Haut über dem Lymphödem ist spürbar fester, so daß keine »Delle« eingedrückt werden kann.
Das (eher seltene) **Myxödem** kann sich bei einer bestehenden Unterfunktion der Schilddrüse (Hypothyreose, s. S. 124 f) ausbilden. Hier sind die typischen Entstehungsorte: das Gesicht, der Hand- und Fußrücken und das Schienbein. Die Haut über dieser »teigigen« Schwellung fühlt sich meist trocken und kühl an. Und genau wie das Lymphödem hinterläßt auch das Myxödem *keine* »Delle« nach längerem Fingerdruck (s. o.).

Wenn's juckt …

Wenn die Haut juckt, kann dafür so ziemlich *alles* als Ursache in Frage kommen, was die Medizin zu bieten hat. *(Übrigens:* auch alles, was krabbeln und kriechen kann …)
In der Tabelle sind einige innere Erkrankungen aufgeführt, die ebenfalls zum Juckreiz der Haut führen können. (Was aber letztlich nur zeigt, daß vom Symptom »Juckreiz« allein noch keine Diagnose gestellt werden kann.)

Krankheiten, die Juckreiz auslösen können:
- Diabetes mellitus
- Eisenmangel
- Urämie
- Leukämie
- Krebs
- chron. Nierenerkrankung
- chron. Lebererkrankung (s. Kap. *Die Leber*)

Haare

»Als natürlicher Schmuck erfreuen sich die Haare einer besonderen Pflege bei allen gebildeten und ungebildeten Nationen, insbesondere bei den Frauen, und man ist darauf bedacht, den Verlust derselben durch die Kunst zu verbergen.«
(Hyrtl: *Lehrbuch der Anatomie des Menschen*, 1889 – zitiert in Rössl.)

Lexikon:

Alopezie:	Haarlosigkeit
Alopecia areata:	»kreisrunder Haarausfall«
Hirsutismus:	verstärkte Behaarung bei Frauen (nach männlichem Wachstumsmuster – s. S. 25)
Hypertrichose:	verstärkte Körperbehaarung (Arme, Beine, Brust, Rücken usw.)

Durchschnittliches Haarwachstum (ca.) in mm pro:

	Tag	*Woche*	*Monat*	*Jahr*
Achsel:	0,04	0,3	1,2	15
Augenbraue:	0,15	1	4	55
Arm:	0,2	1,5	6	75
Oberschenkel:	0,2	1,5	6	75
Kopfhaar:	0,35	2,5	10	130
Barthaar:	0,4	3	12	150

(Quelle: modifiziert nach Kunsch)

Die Haare wachsen allerdings nicht unbegrenzt weiter, sondern fallen nach einer gewissen Zeit aus und werden durch neue ersetzt. Die Kopfhaare halten es etwa vier Jahre aus, die Wimpern werden hingegen bereits nach vier Monaten ausgetauscht.

Das Wachstum der Haare ist letztlich von vielen Faktoren abhängig, die Hauptrolle soll dabei dem männlichen Sexualhormon Testosteron zukommen. (Wie dieses Hormon das Haarwachstum in einzelnen beeinflußt, ist auch heute noch mit vielen Fragezeichen versehen.)

Haarverlust

Der normale Haarverlust beträgt pro Tag bei:

Jugendlichen:	≈ 40
Erwachsenen:	≈ 90
alten Menschen:	≈110

Machen Sie sich einmal die Mühe, und zählen Sie die Haare, die Sie über einen Tag in Ihrer Bürste/Ihrem Kamm vorfinden. Solange es weniger als 100 Haare/Tag sind, brauchen Sie sich (noch?) keine Sorgen zu machen, Ihre Haare zu verlieren.
Und wenn Sie (irgendwann einmal …) ein paar Haare mehr finden, dann sollten Sie sich die folgende Aufstellung durchlesen.

Mögliche Ursachen für Haarausfall und/oder Abbrechen der Haare:

altersbedingt:
- altersbedingt zunehmender Haarverlust ab etwa dem 30. Lebensjahr (*Im Alter wird's kalter* – aber nicht nur, weil die Haare ausgehen, sondern v. a., weil das Unterhautfettgewebe abgebaut wird …)

physikalische Ursachen:
- beispielsweise durch ständigen Zug (Pferdeschwanz u. ä.)

Erkrankungen:

- Eisenmangel
- Schilddrüsenerkrankungen (v. a. Unterfunktion – Hypothyreose)
- Lebererkrankungen
- Stoffwechselstörungen

Medikamente:

- Blutgerinnungsmittel
- Hormone
- Chemotherapie

sonstige Ursachen:

- andere Allgemeinerkrankungen
- Vitamin-A-Überdosierung
- psychische Ursachen

Zum Haareausreißen – das Trichogramm

Wenn es eine Rangfolge von Untersuchungen gibt, die wirklich nur ganz hartgesottenen TesterInnen zu empfehlen ist, steht die ärztliche Haarwurzeluntersuchung sicherlich weit oben. Damit Sie einmal eine Vorstellung davon bekommen, was Sie alles erwarten kann, folgt hier eine kurze Beschreibung:

Vor der Haarwurzeluntersuchung werden Sie gebeten, sich (mindestens) fünf Tage lang nicht die Haare zu waschen. Derart in der Klinik angekommen, werden Ihnen dann mit einer Klemme, deren Backen der besseren Haftung (!) wegen mit Gummi überzogen sind, an drei verschiedenen Stellen des Kopfes Haare entnommen (so noch vorhanden). »Entnommen« bedeutet in diesem Fall, daß jeweils bis zu 100 (!) Haare mit einem beherzten Ruck herausgerissen (!) werden. Die (Aus-)Beute wird anschließend unter dem Mikroskop beurteilt. Als Ergebnis erhält man dann eine als Trichogramm (Trich- = griech. für Haar) bezeichnete quantitative und qualitative Auswertung.

Ungefähre Zahl der Kopfhaare:

Blondes Haar:	150 000
Braunes Haar:	110 000
Schwarzes Haar:	100 000
Rotes Haar:	90 000

Nägel

Genau wie die Haare lassen sich auch die Nägel viel Zeit beim Wachsen. Durchschnittlich wachsen Fingernägel ≈ 0,1 mm/Tag; Zehennägel sogar < 0,05 mm/Tag (und Nacht, versteht sich).
Und so dauert es verständlicherweise eine Weile, ehe sich Krankheiten an Nagelveränderungen ablesen lassen. In der folgenden Übersicht sind einige dieser Nagelveränderungen zusammengefaßt.

Nagelveränderungen und ihre (möglichen) Ursachen:

Brüchige und dünne Nägel:
- Eisenmangel
- Vitamin-A-Überdosierung

Tüpfelnägel (viele, kleine Einziehungen der Nageloberfläche):
- Zeichen für Schuppenflechte

Querfurchen:
- Medikamenteneinnahme (z. B. bestimmte Antibiotika oder Medikamente zur Krebstherapie)

Längsrillen
- Raynaud-Syndrom (krankhafte Verengung der Fingerarterien bei Kälte)
- Hypoparathyroidismus (Schädigung der Nebenschilddrüse)

»Löffelnägel«
- Eisenmangel
- normale Formvariation

Onycholyse (Abheben des Nagels)
- Schuppenflechte
- Mykosen (Pilzerkrankungen)
- Allergien

Splitterförmige Hautblutungen unter dem Nagelende:
- Schuppenflechte
- Gefäßerkrankungen
- Leberzirrhose

»Krümelige« Nagelveränderungen:
- Schuppenflechte

Verfärbungen
- Dunkelbraun:
  M. Addison (»Bronzehautkrankheit«)
  Hyperthyreose (Schilddrüsenüberfunktion)
  Vitamin-B_{12}-Mangel
- Graublau:
  Silbereinnahme
- Gelb:
  Raucher
  Ikterus (»Gelbsucht«)
  bestimmte Antibiotika
- Weiß:
  Leberzirrhose (»Weißnägel«, s. auch S. 270)
  Schuppenflechte
  familiär bedingt

Übrigens: Erinnern Sie sich noch an die am Anfang des Buches illustrierten »Kleinen Unterschiede« (s. S. 25)? Fast hätten wir die »geschlechtstypischen« Nägel vergessen: Frauen haben längselliptische, stärker gewölbte Nägel; die der Männer sind eher rechteckig, flacher und kräftiger, zumindest in der Theorie.

Schlaf(en Sie gut)

Nachdem Sie jetzt so viele Tests über sich ergehen lassen mußten, kann es sicherlich nicht schaden, das Ganze etwas ruhiger ausklingen zu lassen.

Apropos ruhig ausklingen lassen:

Gehören Sie eigentlich auch zu den Menschen, die »eher schlecht« schlafen? Die morgens gerädert aus dem Bett und abends (immer noch) gerädert ins Bett steigen? Die ständig das Gefühl haben, zuwenig Schlaf zu bekommen?

Schlafmangel ist wohl die häufigste beim Arzt – auf Nachfrage – angegebene Beschwerde überhaupt. Auf die Vielzahl der möglichen Ursachen kann hier nicht näher eingegangen werden – Literatur zu diesem Thema füllt schließlich ganze Bibliotheken.

Deshalb hier nur ein kleines Diagramm, das zeigt, daß es auch mit dem

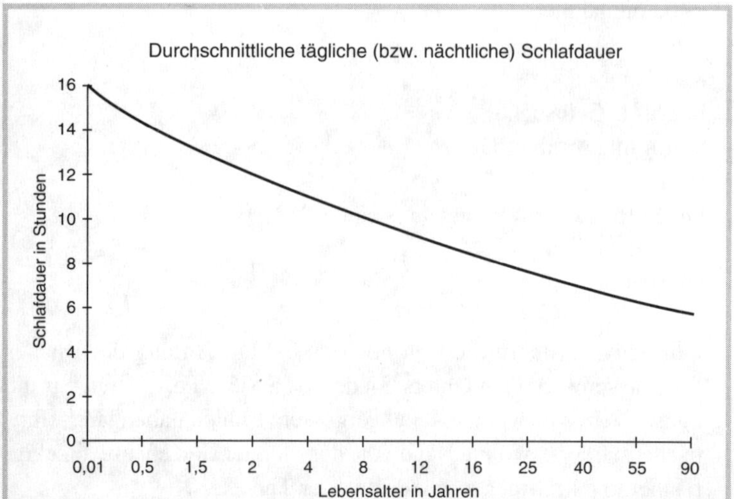

Schlafbedürfnis im Alter »bergab« geht. Und daß es in den meisten Fällen ganz normal ist, wenn sich der Körper im Alter mit wenigen Stunden Schlaf zufriedengibt. (Und stellen Sie sich einmal vor, Sie würden wie gewohnt um 22.00 Uhr ins Bett gehen. Dann lägen Sie ab 3.00 oder 4.00 Uhr schlaflos »munter« im Bett ...)

Auflösungen des Intelligenztests von S. 65 f.

Test 1: Muster erkennen

Aufgabe	*richtige Lösung*
1	A
2	E
3	E

Test 2: Räumliches Vorstellungsvermögen (Würfel)

Würfel	*richtige Lösung*
1	E
2	D
3	A
4	C
5	B
6	B
7	D
8	C

Test 3: Wahrnehmung

2. Teil

Erinnern Sie sich noch an die Originalfiguren mit den geschwärzten Teilen S. 71? Hoffentlich, denn hier sind die acht Figuren in veränderter Reihenfolge wiedergegeben.

Ihre Aufgabe ist es jetzt, zu jeder Figur das Teil anzugeben, das im Original geschwärzt war.

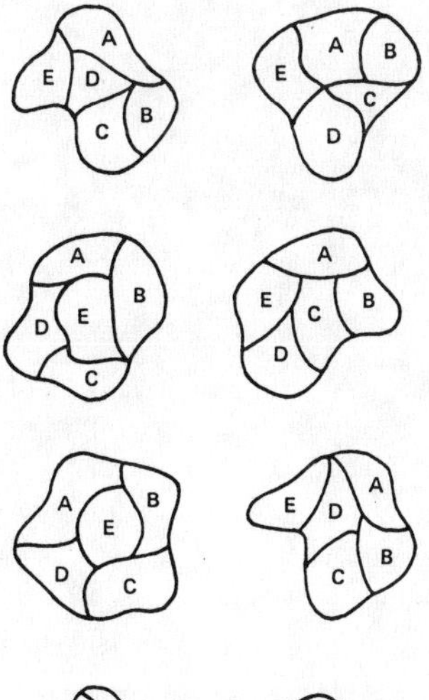

Figur	**Lösung**
1	______
2	______
3	______
4	______
5	______
6	______
7	______
8	______

Literaturverzeichnis

Alken/Walz (Hrsg.): *Urologie*, VCH, 1992

Badtke, G. (Hrsg.): *Lehrbuch der Sportmedizin,* UTB, 1995

Becker, W. /Naumann H.-H. /Pfaltz, C.-R.: *Hals-Nasen-Ohren-Heilkunde*, Thieme, Stuttgart 1989

Chusid, J. G.: *Funktionelle Neurologie*, Springer, Berlin 1978

Dahmer, J.: *Anamnese und Befund*, Thieme, Stuttgart 1994

Debrunner/Hepp: *Orthopädisches Diagnostikum*, Thieme, Stuttgart 1994

Dvorak, J./Dvorak, V.: *Checkliste Manuelle Medizin*, Thieme, Stuttgart 1990

Frisch, H.: *Programmierte Untersuchung des Bewegungsapparates*, Springer, Berlin 1995

Fritze, E. (Hrsg.): *Lehrbuch der Anamneseerhebung und allgemeinen Krankenuntersuchung*, Edition Medizin, Weinheim 1983

Griephan, K.: *Faktenlexikon Medizin*, Heyne, München 1998

Gröbner, W./Zöllner, N.: *Die körperliche Untersuchung*, Urban & Schwarzenberg, München 1989

Herold, G.: *Innere Medizin*, Köln 1993

Holldack, K./Gahl, K.: *Auskultation und Perkussion, Inspektion und Palpation*, Thieme, Stuttgart 1990

Jung, E.-G. (Hrsg.): *Dermatologie*, Hippokrates, Stuttgart 1991

König, B. (Hrsg.): *Die Allgemeinmedizin*, perimed-Fachbuch, Erlangen 1988

Kunsch, K.: *Der Mensch in Zahlen*, Gustav Fischer, Stuttgart 1997

Leydhecker, W.: *Augenheilkunde*, Springer, Berlin 1990

Lippert, H.: *Lehrbuch Anatomie*, Urban & Schwarzenberg, München 1990

Masuhr, K.-F./Neumann, M.: *Neurologie*, Hippokrates, Stuttgart 1992

McRae, R.: *Klinisch-orthopädische Untersuchung*, Gustav Fischer, Stuttgart1995

Moll, K.-J./Moll, M.: *Anatomie*, Jungjohann, Neckarsulm 1991

Möller, H.-J./Laux, G./Deister, A.: *Psychiatrie*, Hippokrates, Stuttgart 1992

Müller, M.: *Chirurgie – für Studium und Praxis*, Breisach, 1995

Niethard, F.-U./Pfeil, J.: *Orthopädie*, Hippokrates, Stuttgart 1992

Pschyrembel Klinisches Wörterbuch, Walter de Gruyter, Berlin 1990

Rassner, G. (Hrsg.): *Dermatologie*, U&S, München 1992

Riede, U.-N./Schaefer, H.-E.: *Allgemeine und spezielle Pathologie*, Thieme, Stuttgart, 1993

Roche Lexikon Medizin, Urban & Schwarzenberg, München 1993

Schettler, G./Greten, H.: *Innere Medizin*, Thieme, Stuttgart 1998

Schmidt,/Thews, (Hrsg.): *Physiologie des Menschen*, Springer, Berlin 1990

Schmidt/Thews (Hrsg.): *Physiologie des Menschen*, Springer, Berlin 1995

Schott, H.: *Die Chronik der Medizin*, Chronik Verlag, Dortmund 1993

Siegenthaler, W.: *Differentialdiagnose innerer Kranheiten*, Thieme, Stuttgart 1988

Siewert, H.: *Intelligenztests*, mvg, Landsberg 1995

Sökeland, J.: *Urologie*, Thieme, Stuttgart 1993

Speckmann, E.-J./ Wittkowski, W.: *Bau und Funktion des menschlichen Körpers*, U&S, München 1994

Steigleder, G.-K.: *Dermatologie und Venerologie*, Gustav Thieme, Stuttgart 1979

Straub, W./Kroll, P./Küchle, H.J.: *Augenärztliche Untersuchungsmethoden*, Enke, Stuttgart 1995

Test für Medizinische Studiengänge – Testinfo, Herbst 1996, ZVS Dortmund (Hrsg.)

Wissenschaftliche Tabellen Geigy, Ciba-Geigy, 1977

Abbildungsverzeichnis

Für die Bereitstellung von Fotografien und Informationsmaterial danken wir folgenden Firmen/Institutionen:

	Abb. auf Seite
Alcon Pharma GmbH	77
Bayer Diagnostics GmbH	279, 291
Boehringer/Hestia GmbH	279
Drägerwerk AG	271, 300
Kirchner & Wilhelm GmbH	19, 20
Klinik für Physikalische Medizin, Großhadern	165

Stichwortverzeichnis